W9-BIH-292

Prevention

EL SABOR
DE LA SALUD

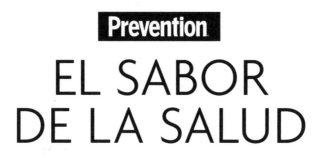

Prevention

EL SABOR DE LA SALUD

Más de 200 deliciosas recetas para equilibrar el azúcar en la sangre de forma natural

por las editoras de **Prevention** magazine con
Ann Fittante, MS, RD

RODALE

Acerca de los libros de salud de *Prevention*

Las editoras de los libros de salud de *Prevention* nos dedicamos a brindarle consejos autorizados, confiables e innovadores para que pueda llevar un estilo de vida saludable y activo. En todos nuestros libros, el objetivo que perseguimos es presentarle información completa acerca de los más importantes descubrimientos recientes en áreas como la curación natural, las investigaciones médicas, los métodos alternativos de curación, las hierbas curativas, la nutrición, la buena forma física y la pérdida de peso. Eliminamos la confusión generada por los reportajes de salud actuales —que en muchas ocasiones resultan contradictorias— con el fin de brindarle información clara, concisa y definitiva en la que usted pueda confiar. Y le explicamos en términos prácticos lo que cada nuevo descubrimiento significa para usted, de modo que pueda tomar medidas prácticas de inmediato para mejorar su salud y bienestar.

Todas las recomendaciones que se presentan en los libros de salud *Prevention* se basan en fuentes fidedignas, entre ellas entrevistas con autoridades cualificadas en cuestiones de salud. Además, nuestro consejo de asesores está formado por profesionales de la salud de primer nivel. Comprobamos de manera minuciosa la exactitud de todos los datos que se incluyen en nuestros libros y hacemos todos los esfuerzos necesarios para verificar las recomendaciones, las dosis y las advertencias.

Los consejos que se ofrecen en este libro lo ayudarán a mantenerse bien informado con respecto a sus decisiones personales en materia de salud, con la finalidad de ayudarle a disfrutar una vida más feliz, saludable y larga.

Aviso

Este libro sólo debe utilizarse como volumen de referencia, no como manual de medicina. La información que se ofrece en el mismo tiene el objetivo de ayudarle a tomar decisiones con conocimiento de causa con respecto a su salud. No pretende sustituir ningún tratamiento que su médico le haya indicado. Si sospecha que tiene un problema de salud, le exhortamos a buscar la ayuda de un médico competente.

Las menciones que en este libro se hagan de empresas, organizaciones o autoridades específicas no significa que la casa editorial las avale. La mención de empresas, organizaciones o autoridades específicas no significa que estas avalen el contenido del presente libro.

Las direcciones de internet y los números de teléfono que se proporcionan en este libro eran correctos cuando se mandó a la imprenta.

© 2008 por Rodale Inc.

Fotografías © 2008 por Rodale Inc.

Se reservan todos los derechos. Esta publicación no deberá reproducirse en su totalidad ni en ninguna de sus partes por ningún medio o forma, ya sea electrónico o mecánico, lo cual incluye el fotocopiado, la grabación o cualquier otro sistema de almacenaje y recuperación de información, sin haber obtenido previamente la autorización por escrito de la casa editorial.

Los libros de Rodale pueden comprarse para uso promocional, para fines empresariales o para ventas especiales. Para más información, favor de dirigirse a: Special Markets Department, Rodale Inc., 733 Third Avenue, New York, NY 10017.

Prevention es una marca registrada de Rodale Inc.

Impreso en los Estados Unidos de América
Rodale Inc. hace el máximo esfuerzo posible por usar papel libre de ácidos ∞ y reciclado ♲.
Fotografías de Mitch Mandel/Rodale Images
Estilismo de alimentos de Diane Vezza
Diseño del libro de Christina Gaugler

Library of Congress Cataloging-in-Publication Data

[Prevention's the sugar solution cookbook. Spanish] El sabor de la salud : mas de 200 deliciosas recetas para equilibrar el azucar en la sangre de forma natural / por las editoras de Prevention magazine con Ann Fittante.
    p.   cm.
Includes bibliographical references and index.
ISBN-13 978–1–60529–944–0 hardcover
ISBN-10 1–60529–944–8 hardcover
ISBN-13 978–1–60529–945–7 paperback
ISBN-10 1–60529–945–6 paperback
    1. Sugar-free diet—Recipes.   2. Reducing diets.   3. Glycemic index.   4. Weight loss.   I. Fittante, Ann.   II. Prevention (Emmaus, Pa.)
RM237.85.F5818   2008
641.5'63837—dc22   2008023894

Distribuido en las libreriás por Macmillan

2   4   6   8   10 9 7 5 3 1 rústica
2   4   6   8   10 9 7 5 3 1 tapa dura

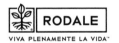

RODALE
VIVA PLENAMENTE LA VIDA™

Todos los días nuestras marcas sintonizan con millones de personas, inspirándolos a vivir una vida de la mente, el cuerpo y el espíritu — una vida plena.

R0423938488

ÍNDICE

EL BUEN SABOR
Y LA BUENA SALUD

Unas dulces tostadas francesas (torrejas), fajitas de res, pollo frito, minipizzas, flan, pastel (torta, bizcocho, *cake*) de chocolate: todos son ricos para comer pero no vienen a la mente cuando uno piensa en estar a dieta. Sin embargo, se pueden comer todos estos —más muchos otros manjares— y bajar de peso sin privarse, pasar hambre o sufrir de antojos. ¿Cómo será posible? Al aprender de qué se trata el sabor de la salud.

El sabor de la salud es un concepto basado en un principio básico: sí es posible comer de manera sana y disfrutar lo que se come, todo sin privarse, sin resignación, sin muecas y sin sentirse condenado a una pena de comida sin sabor.

Para lograr esto hay que empezar con el azúcar... no el de mesa sino el de la sangre, también conocido como glucosa. Al comer ciertos alimentos se dispara nuestro nivel de glucosa bruscamente, lo cual conduce a un proceso biológico en que almacenamos más calorías y engordamos.

Sin embargo, al saber comer usted podrá mejorar la capacidad de su cuerpo para convertir el azúcar en la sangre —la principal fuente de energía del organismo— en carburante, en lugar de almacenarla como grasa. Por lo tanto, evitará que se produzcan los dramáticos altibajos en el azúcar en la sangre que causan los antojos. Dado esto, es probable que se sienta satisfecho con menos comida y que sus ganas de comer alimentos azucarados y grasosos vayan desapareciendo.

En este libro aprenderá todo eso y más. Por ejemplo:

- Se enterará de la relación entre el azúcar en la sangre, la insulina y el peso corporal
- Conocerá cuáles alimentos tienden a disminuir el apetito y los antojos... y por qué otros lo mantienen continuamente hambriento
- Aprovechará un plan de 30 días con sabrosos menús que lo ayudarán a deshacerse de estas libras de más
- Descubrirá cómo equilibrar su azúcar en la sangre con actividades y técnicas de manejo del estrés que son divertidas y fáciles de hacer

Ahora bien, la piedra angular de todo esto es la comida. Por eso en este recetario encontrará más de 200 deliciosas recetas para ayudarle a incorporar los principios de esta satisfactoria manera de comer a su vida diaria. ¿Piensa que quizá no tendrá tiempo de cocinar una comida diferente para usted todos los días? Todas las recetas son adecuadas para toda la familia y muchas se pueden preparar en menos de 15 minutos, mientras que otras se pueden preparar en 20 minutos o menos. Y lo mejor de todo es que nuestro programa le ayudará a disfrutar los alimentos que le encantan mientras se deshace de las libras de más. Hojee las recetas de este libro y encontrará muchos de sus platos favoritos: pasta, papas, pan, arroz e incluso galletitas.

Pues bien, ¿está preparado para comenzar? Pruebe los consejos y recetas de este libro y muy probablemente se verá recompensado con un cuerpo más esbelto y saludable... para siempre.

CAPÍTULO 1

LOS FUNDAMENTOS
DEL SABOR DE LA SALUD

Si usted es como la mayoría de personas, habrá probado dietas bajas en grasa, dietas altas en proteínas y las dietas de adelgazamiento rápido que se encuentran en las revistas populares. ¿Pero le han ayudado a perder peso y a no volver a subirlo? De hecho, si usted es como la mayoría de las personas que acaba dejándolas por frustración, puede que incluso haya ganado *más* peso después de seguir una de estas dietas.

¿Le suena familiar? No se sienta culpable. Puede que el problema esté en su sangre... concretamente, en su azúcar en la sangre. Afortunadamente, hay una solución.

Comencemos con un resumen de lo que sucede en el torrente sanguíneo cuando uno come. Es el primer paso para comprender exactamente cómo puede ayudarle a perder peso nuestro programa, El Sabor de la Salud.

Los principios en los que se basa el programa

Todo el mundo tiene glucosa en la sangre. La glucosa es el combustible que alimenta a todas las células del cuerpo. Al comer, el cuerpo descompone los alimentos y los convierte en glucosa, la cual se introduce al torrente sanguíneo. Entonces ese proceso activa el páncreas para que produzca la hormona insulina. La insulina es como una llave que abre las células para permitir que entre la glucosa. Una vez en el interior de las células, la glucosa se utiliza como combustible o bien se almacena en el hígado o en los músculos para utilizarse más adelante.

La cantidad de insulina necesaria para abrir las células depende de lo que comemos. Algunos alimentos tardan más tiempo que otros en descomponerse y convertirse en glucosa. Aquellos que se descomponen lentamente proporcionan una menor cantidad de glucosa para que el cuerpo la absorba a lo largo de un período de tiempo mayor; a su vez, el páncreas responde al liberar insulina más lentamente. Y lo que es incluso mejor, cuando el azúcar en la sangre se eleva de manera gradual, baja igual de lentamente a lo largo del tiempo. Esta suave subida y bajada en realidad pone freno a los antojos de comida. Por contraste, cuando los alimentos se descomponen y se introducen en el torrente sanguíneo rápidamente, el páncreas tiene que fabricar rápidamente mucha insulina para transportar la glucosa desde la sangre hasta las células. Y una vez que la insulina ha extraído la glucosa de la sangre, el nivel de ésta baja tanto que provoca antojos, comilonas y aumento de peso.

Básicamente, entre más rápido se introduce la glucosa en la sangre, más rápidamente se eleva la insulina… y más rápidamente cae en picada el nivel de azúcar en la sangre cuando la insulina comienza a actuar. Este patrón de altibajos rápidos en los niveles de azúcar en la sangre representa un problema, tanto para la salud general como para el peso.

Con el tiempo, se come en exceso y se puede acumular una excesiva grasa corporal, la cual puede hacer que las células ignoren la señal de la insulina para que saque la glucosa de la sangre. En esta afección (resistencia a la insulina), la glucosa se queda afuera de las células sin poder entrar y se convierte en grasa, la cual termina depositada en las caderas, cintura y trasero.

Muchos defensores de los planes de adelgazamiento bajos en carbohidratos culpan a los "carbohidratos" como los causantes de la epidemia de obesidad del país. Pero en realidad, nadie sube de peso por comer demasiadas manzanas o demasiada avena.

Es más exacto decir que los diferentes tipos de carbohidratos afectan de manera diferente el azúcar en la sangre y la liberación de insulina. Y esos carbohidratos que provocan la mayoría de los altibajos en los niveles de glucosa nos dejan con unas terribles punzadas de hambre. Además, el exceso de calorías que consumimos debido a las fluctuaciones del azúcar en la sangre, que como hemos visto producen hambre, es lo que hace que subamos de peso.

Dos categorías de carbohidratos y su impacto en nuestra figura

Para comprender mejor qué alimentos se descomponen y se convierten en glucosa más rápidamente que otros, hablemos de los carbohidratos. Existen dos categorías fundamentales de carbohidratos: los no refinados y los refinados. Si bien ambos se convierten en glucosa y elevan el azúcar en la sangre, no lo hacen a la misma velocidad. Qué tan rápido se absorben —y cuánto— es lo que afecta el peso.

Los carbohidratos *sin refinar* —que se encuentran en alimentos vegetales como las legumbres, las verduras feculentas y los cereales integrales— son ricos en fibra y tardan más tiempo en digerirse, lo cual a la larga ayuda a retardar la absorción por parte del cuerpo de los carbohidratos que contienen estos alimentos. Por lo tanto, son *carbohidratos de absorción lenta*, los cuales retardan la conversión de los carbohidratos en glucosa.

5 RESULTADOS DEL SABOR DE LA SALUD

Los beneficios para su salud al seguir el programa El Sabor de la Salud pueden ser casi tan espectaculares como rápidos. Si sigue el programa al pie de la letra, puede esperar lo siguiente:

- Una pérdida de peso de ½ a 2 libras (de 250 g a 1 kg) por semana
- Menos antojos de los alimentos azucarados y grasos que engordan
- Una mayor energía que durará a lo largo de todo el día

- Mayores niveles de bienestar emocional, confianza en sí mismo y autoestima
- Un menor riesgo de sufrir enfermedades cardíacas, diabetes y cáncer; los investigadores calculan que solamente al perder del 5 al 10 por ciento del peso corporal se puede reducir el riesgo de sufrir una cardiopatía porque disminuye la presión arterial y los niveles de colesterol

Los carbohidratos *refinados* —que se encuentran en el pan blanco, la pasta blanca, las galletas y los productos panificados— son totalmente diferentes. Estos alimentos carecen de la fibra que se eliminó cuando los granos se molieron. Por lo tanto, al uno ingerirlos pasan a toda velocidad por el intestino e inundan de glucosa el torrente sanguíneo, haciendo que se eleven muchísimo los niveles de insulina. Si se consumen demasiados de estos *carbohidratos de absorción rápida* el cuerpo obtiene más glucosa de la que necesita y ese exceso se convierte en grasa corporal.

Y aún peor es esa subida de insulina seguida de una caída del azúcar en la sangre, que provoca un "hambre" falsa que con demasiada frecuencia se satisface con todavía más carbohidratos de absorción rápida. Se trata de un círculo vicioso: comemos alimentos con carbohidratos de absorción rápida porque tenemos hambre; el azúcar en la sangre y la insulina suben por las nubes; luego el azúcar en la sangre cae en picada y nos entran unos antojos repentinos bien fuertes, de modo que ingerimos más carbohidratos de absorción rápida porque tenemos hambre... y empezamos a subir, subir y subir de peso.

Sin embargo, no tiene que ser así. El Sabor de la Salud es un programa que logrará que dejemos los carbohidratos perjudiciales, que son los causantes de su hambre insaciable. Aprenderá cómo y qué comer para manejar el azúcar en la sangre a fin de que se sienta satisfecho, no atiborrado.

Elecciones sensatas

El plan El Sabor de la Salud es tan saciante que nunca experimentará los sentimientos de privación que pueden aparecer con las dietas que restringen los carbohidratos o las grasas. Esto se debe a que este programa está constituido en torno a un hecho irrefutable: una pérdida de peso duradera no se basa en eliminar *todos* los carbohidratos o en suprimir cada gramo de grasa que encuentre. Se basa en realizar elecciones sensatas.

En este programa se limitan los carbohidratos de absorción rápida y se consumen cantidades moderadas de carbohidratos de absorción lenta, proteínas magras (bajas en grasa) y grasas saludables. También se vigila el tamaño de las porciones y se toman

Conocedora del sabor de la salud

BETH SHAW

La instructora de yoga de 38 años, Beth Shaw, era flaca como Vitola hasta que cumplió los 16. "Tenía un trabajo sedentario después del colegio y una buena parte de mis ingresos los gastaba en hamburguesas, comida china y pizza", dice la residente de Hermosa Beach, California. En cuestión de meses, Beth había subido 25 libras (11 kg).

Con dieta y ejercicio, esta mujer de 5'11" (1,80 m) perdió esas libras —y más— y se mantuvo esbelta durante unos cuantos años. "En la universidad, pesaba 135 libras (61 kg). Era casi anoréxica", comenta. No obstante, al final, la báscula (pesa) volvió a apuntar hacia el norte.

Beth alcanzó su peso más alto —185 libras (84 kg)— en 1989, cuando se trasladó desde su ciudad natal, Nueva York, a Los Ángeles. Sola en un lugar desconocido, trabajando arduamente en un empleo estresante, la comida era su consuelo. "Me sentaba desde las 6:45 a.m. hasta las 5 p.m. pero estaba constantemente cansada y estresada", dice. "Me sentía gorda, desamparada y deprimida. Mi peso —y mi vida— estaban descontrolados".

Beth comenzó a practicar yoga para aliviar el estrés. En seguida notó su impacto. "Me puse en contacto con mi cuerpo, redujo mi estrés y mejoró mi estado de ánimo". Comenzó a estudiar yoga y en 1993 empezó a enseñarlo. Poco tiempo después, creó YogaFit, un estilo de yoga híbrido que enfatiza la buena forma física.

No obstante, si bien su negocio fue un éxito fantástico, Beth continuaba luchando contra sus libras de más. Su peso osciló hasta 1995 cuando conoció a un entrenador personal en uno de sus retiros de yoga. Siguiendo sus consejos, Beth, quien en ese momento pesaba 175 libras (80 kg), comenzó un plan de alimentación que enfatizaba los carbohidratos con valores bajos en el índice glucémico.

Su desayuno consistía en 2 huevos con avena o una bebida de proteínas. A media mañana, tomaba una barrita de merienda (refrigerio, tentempié) baja en carbohidratos. Almorzaba sushi o una ensalada de verduras de hoja verde con atún o pollo. A media tarde, Beth tomaba una pieza de fruta con un puñado de frutos secos o una bebida de proteínas. Para cenar, disfrutaba pescado, pollo o bistec; una ensalada y una batata dulce (camote) pequeña. Beth también levantaba pesas y hacía ejercicio cardiovascular junto con su yoga.

"Comencé a bajar de peso instantáneamente", dice. Un año más tarde, pesaba 20 libras (9 kg) menos.

En la actualidad Beth pesa entre 150 y 153 libras (68 y 70 kg) y tiene una talla 6–8. Levanta pesas dos veces por semana, camina con sus perros y practica alguna forma de yoga 5 días a la semana. El pasado otoño, corrió una media maratón. "Me sentía tranquila y en control", dice Beth.

comidas más pequeñas y más frecuentes. Todas estas estrategias ayudan a que la "llave" (es decir, la insulina) lleve a cabo eficazmente su trabajo de abrir las células, dejando así poco excedente de glucosa rondando por ahí para ser almacenado como grasa. Y por si todo esto fuera poco, al normalizarse los niveles de glucosa e insulina, la energía aumenta. Tendrá más aliciente para hacer ejercicio de manera regular y le apetecerá menos comer dulces a media tarde.

Ann Fittante, MS, RD, una instructora certificada en nutrición para diabéticos, ha aplicado los principios de El Sabor de la Salud para crear un programa a seguir durante 30 días, el cual utiliza muchas de las 200 recetas que aparecen en estas páginas. Y lo mejor de todo es que no tendrá que soportar 2 semanas sin ingerir carbohidratos para comenzar a bajar de peso… a menudo esto sucede durante la primera semana.

Todas las recetas y los planes de comidas de este recetario se basan en el índice glucémico (IG), el cual clasifica los alimentos según qué tan rápido y cuánto elevan el azúcar en

DUERMA MÁS PARA DESHACERSE DE LAS LIBRAS DE MÁS

Si duerme usted menos de 8 horas cada noche, dormir más tal vez le ayude a perder peso. La falta de sueño afecta la capacidad normal del cuerpo para procesar y controlar diversas hormonas relacionadas con el peso, entre ellas la glucosa y el cortisol. Este desequilibrio hace que las células almacenen un exceso de grasa, reduce la capacidad del cuerpo para quemar grasa y tal vez haga que resulte más difícil controlar los antojos.

Pero sólo 9 horas de sueño durante 3 noches consecutivas puede revertir esta tendencia, facilitando la pérdida de peso. Lea atentamente estos tres consejos para dormir bien.

Dé un paseo después de cenar a paso rápido. El ejercicio regular —30 minutos la mayoría de los días de la semana— reduce el estrés y eleva la temperatura corporal, lo cual lo prepara para el sueño.

Cada noche, prepárese para dormir. Dése un baño, escuche música relajante y asegúrese de que su recámara (dormitorio, cuarto) está oscuro, fresco y silencioso.

Tome una siesta para acabar con los antojos. Si ha soportado una noche sin dormir, tome una siesta de 10 minutos al día siguiente. Mejorará tanto su estado de ánimo como su capacidad para seguir la dieta.

LAS CARACTERÍSTICAS DE SEGURIDAD DE NUESTRA DIETA

¿Alguna vez ha perdido el cabello junto con las libras al intentar seguir una dieta baja en carbohidratos? ¿O se ha sentido como un zombi al seguir una de esas dietas de moda de 800 calorías diarias? A diferencia de estos planes de adelgazamiento llenos de desequilibrios alimenticios y demasiado estrictos, el programa El Sabor de la Salud fue diseñado teniendo en cuenta su salud y su satisfacción. A continuación explicamos por qué es así:

- **No se trata de una moda pasajera.** El Sabor de la Salud se basa en las recomendaciones actuales sobre literatura médica y alimentación. No excluye ninguno de los principales grupos de alimentos (es decir: los carbohidratos) ni recomienda suplementos caros.

- **Realmente alimenta.** En este programa se obtienen los nutrientes necesarios para tener energía y buena salud... al contrario de lo que sucede con muchas dietas bajas en carbohidratos o en calorías. Cada comida está retacada de vitaminas, minerales, fibra y compuestos vegetales saludables procedentes de una combinación de carbohidratos complejos, proteínas magras y grasas beneficiosas.

- **Contiene suficientes calorías.** Consumirá entre 1.400 y 1.600 calorías al día. Este rango es lo suficientemente bajo como para favorecer un adelgazamiento seguro pero no tan bajo como para ralentizar el metabolismo o hacer que uno se sienta enfermo o agotado.

- **No provocará una pérdida de cabello.** Algunas mujeres que siguen dietas bajas en carbohidratos se quejan de que pierden su cabello junto con sus libras de más, quizás porque estas dietas escatiman nutrientes. Con este programa, su cabello no se le caerá.

- **No provocará cálculos biliares.** Las dietas muy bajas en calorías (de 800 o menos) provocan cálculos biliares. Estos pedazos sólidos de material se forman en la vesícula biliar —el órgano con forma de pera que produce la bilis, la cual ayuda en la digestión— y pueden quedar atorados en el conducto de la vesícula, causando dolor e infección. (Se piensa que una pérdida de peso rápida reduce la capacidad de la vesícula para contraerse y enviar bilis al intestino). En el programa El Sabor de la Salud se adelgaza lentamente, lo cual reduce el riesgo de sufrir cálculos biliares.

- **Es seguro para los diabéticos.** Las dietas bajas en carbohidratos pueden causar cetosis, en la cual el cuerpo quema grasa para obtener combustible en vez de carbohidratos. La cetosis es peligrosa para algunas personas con diabetes. Al seguir este plan, usted nunca tendrá cetosis, porque al menos la mitad de la dieta está compuesta por carbohidratos. (No obstante, las personas con diabetes que sigan *cualquier* plan de adelgazamiento deberían controlar su glucosa mucho más a menudo y consultar a su médico si experimentan hipoglucemia o niveles bajos de azúcar en la sangre).

la sangre. Los planes de comidas también son relativamente bajos en calorías (1.400–1.600 calorías al día) y contienen proporciones equilibradas de carbohidratos, proteínas y grasa, que ayudarán a retardar la absorción de los carbohidratos.

Los alimentos con valores bajos en el IG —los cuales normalmente contienen carbohidratos saludables de absorción lenta— se convierten en glucosa más lentamente que los que tienen valores medianos o altos en el IG, ya que estos contienen carbohidratos de absorción rápida. Al comer alimentos con valores más bajos en el IG, mejoran nuestros niveles de insulina y azúcar en la sangre, lo cual a su vez evita el almacenamiento de grasa. Y puesto que los alimentos ricos en fibra y con valores bajos en el IG permanecen en el organismo durante más tiempo, nos mantienen llenos. A su vez, evitan que comamos en exceso y por lo tanto, que subamos de peso. Las recetas de este libro están preparadas con ingredientes que tienen valores bajos en el IG, entre ellos frijoles (habichuelas), cereales, harinas y pastas integrales. Si usted sigue los menús durante 30 días, gracias a las 6 sabrosas y llenadoras comidas y meriendas (refrigerios, tentempiés) diarias nunca se sentirá privado. He aquí algunas de las deliciosas recetas que disfrutará.

- Fajitas de res (página 300)
- Carne asada (página 280)
- Pasta Primavera esbelta (página 383)
- Pudín de chocolate negro (página 418)
- Pollo "frito" al horno (página 325)
- Pastel de chocolate y frambuesas (página 407)
- Sándwich cubano a lo saludable (página 175)
- Sopa latina de pollo y arroz (página 158)

Los tres pilares del plan

A menos que sea usted un experto malabarista que hace girar platos como medio de vida o una bailarina de ballet que puede permanecer *en pointe* durante horas seguidas, sabrá que es difícil mantener el equilibrio con una sola pierna durante mucho tiempo. Pues lo mismo sucede cuando se intenta perder peso: si espera obtener resultados duraderos solamente al realizar cambios en las comidas lo más probable es que tropiece de vez en cuando. Por eso El Sabor de la Salud está diseñado para que funcione como un taburete apoyado por tres patas: un plan de comidas que ayuda a normalizar los niveles de azúcar en la sangre e insulina, actividad física regular y manejo del estrés. Los tres tienen efectos beneficiosos sobre la insulina y el peso y, al utilizarse juntos, pueden mejorar sus probabilidades de conseguir bajar de peso de manera duradera.

El ejercicio cardiovascular —como caminar a paso rápido— y los ejercicios de fortalecimiento —o levantar pesas— queman calorías, ayudan a reducir la grasa corporal y aumentan la masa muscular, todo lo cual ayuda a que las células sean más sensibles a la

ARRÁNQUELO CON AGUA

Arrancar su metabolismo para quemar calorías es más sencillo de lo que uno piensa: tan sólo hay que tomar más agua, según aconseja Ann Fittante, MS., RD. Al parecer los líquidos —sobre todo el agua sola— realmente pueden apoyar sus esfuerzos por adelgazar. Unos investigadores de Alemania midieron el metabolismo en reposo de 14 hombres y mujeres antes y después de beber algo más de 16 onzas (500 ml) de agua. A los 10 minutos, su metabolismo comenzó a acelerarse, y después de 40 minutos, su índice promedio de quema calórica era un 30 por ciento más alto. Y permaneció elevado durante más de una hora.

Los investigadores no comprenden por qué, pero calculan que beber 8 tazas (64 onzas/2 l) de agua al día —la cantidad que normalmente se recomienda— puede quemar casi 35.000 calorías al año, o cerca de 10 libras (5 kg).

No obstante, no hace falta inundarse. Un reciente informe de la Academia Nacional de Ciencias observó que la mayoría de mujeres necesitan 11 tazas (88 onzas/2,5 l) de líquidos al día, pero no todo tiene que ser agua. Una taza de té cuenta, al igual que el jugo o la gaseosa de cola de dieta que se toma de vez en cuando. (Limite o elimine las gaseosas y los jugos azucarados. Los estudios revelan que las calorías líquidas no se registran en nuestro radar del hambre y pueden pegarse a su cintura sin que se dé cuenta). Es seguro beber un total de 8 a 12 tazas diarias. Y bébala fría: parte del aumento de la quema calórica se produce cuando el cuerpo calienta el líquido a la temperatura corporal.

insulina. Levantar pesas también contribuye a formar músculo, que quema más calorías por libra que la grasa. En el capítulo "30 días del sabor de la salud", busque el recuadro "Muévase". Esta sección contiene una manera sencilla de hacer que se mueva más durante el día. Al agregar una o más de estas sencillas actividades a su vida, podrá quemar 100 calorías adicionales al día o más. Esto asciende a más de 10 libras (casi 5 kg) al año.

El estrés también afecta el modo en que el cuerpo utiliza el azúcar en la sangre y la insulina. Cuando el cuerpo está sometido a estrés crónico libera unas cantidades mayores de lo normal de una hormona del estrés llamada cortisol. Estos mayores niveles de cortisol no solamente le indican al cerebro que necesita comida sino que también le dicen al cuerpo que almacene toda la grasa posible... y que la conserve. Un estudio dirigido por un investigador de la Universidad Estatal de Pensilvania descubrió que las mujeres que segregaban niveles superiores de cortisol como reacción a un suceso estresante tenían más probabilidades de comer alimentos altos en grasa que las que producían menos cortisol como reacción a ese mismo acontecimiento. Puesto que la reducción del estrés puede compensarnos con una cintura más delgada, cada día de nuestro plan de 30 días ofrece una manera sencilla pero eficaz de reducir el estrés.

Para sentirse en mejor forma física y más saludable que nunca, acompañe los sabrosos menús y recetas de estas páginas con una actividad física regular y de intensidad moderada —como una caminata a paso rápido de 30 minutos todos los días— y tácticas para controlar el estrés. Siga los consejos y las estrategias del capítulo 5, "30 días del sabor de la salud" (vea la página 50), y comenzará a progresar rápidamente.

(*Nota*: si encuentra en este capítulo términos que no entiende o que jamás ha visto, favor de remitirse al glosario en la página 435).

CAPÍTULO 2

4 PRINCIPIOS SENCILLOS Y 16 CONSEJOS FÁCILES PARA GUIARSE

Ahora que comprende los principios en los que se basa El Sabor de la Salud, es hora de poner en práctica el plan. Siga el plan durante 30 días (vea la página 50) y tendrá un comienzo inmejorable. ¿Aún necesita perder más peso después de 30 días? Pues repita el programa o simplemente viva y cocine según los sencillos principios que encontrará en este libro. Si sigue los consejos básicos que componen el núcleo de nuestro plan, continuará deshaciéndose del peso de más, junto con los antojos de comida y la fatiga.

Principio Nº 1: consuma carbohidratos de calidad

¿Se le antoja una jugosa manzana o una tostada caliente y crujiente de cereal integral? Disfrútelas. El Sabor de la Salud no se trata de eliminar los carbohidratos, sino de consumir los que sean de mejor calidad. Es decir, se cambian los carbohidratos de absorción rápida, los cuales favorecen el aumento de peso, por los carbohidratos de absorción lenta, que reducen el apetito y a su vez evitan que se acumule un exceso de grasa corporal. Si sigue este principio al pie de la letra y cuida el tamaño de las porciones, descubrirá que es fácil no solamente perder peso, sino también mantenerse en un buen peso y no volver a subir. Además, comerá bien y sin ninguna de las privaciones que imponen la mayoría de los menús bajos en carbohidratos. Su cuerpo también obtendrá las vitaminas, los minerales y las demás sustancias esenciales para gozar de una buena salud.

Como verá, hemos mejorado los carbohidratos en nuestras recetas con deliciosos resultados. Nuestro Pastel de chocolate (página 407) y los Polvorones (página 390) están hechos con harina pastelera integral. Por su parte, nuestro Sándwich cubano a lo saludable es una interpretación de un plato clásico con el fin de ajustarlo a nuestro plan (página 175). Y si le encantan los postres, vaya a la página 386 para ver cómo hemos adaptado ciertas recetas para volverlas más saludables pero al mismo tiempo conservar el buen sabor.

Comer más alimentos con carbohidratos de buena calidad es más fácil de lo que se piensa. A continuación le proponemos 4 formas sencillas de hacerlo. Tal como verá, algunas veces el valor en el índice glucémico (IG) de un alimento en concreto importa menos que su contenido de vitaminas, minerales y sustancias químicas vegetales que protegen la salud.

- Cambie las papas blancas por batatas dulces (camotes). Desde luego que puede comer una papa pequeña de vez en cuando. Pero hay buenas razones para consentirse de manera regular con este tubérculo de pulpa anaranjada y húmeda. Además de que la batata dulce tiene un valor mucho más bajo en el IG que una papa normal (54 frente a 85), está retacada de betacaroteno, vitaminas C y E y fibra. Pruebe una batata dulce pequeña al horno, espolvoreada con canela y un edulcorante artificial. También puede "freír" en el horno algunas batatas dulces. Precaliente el horno a 450°F. Rocíe una bandeja de hornear con aceite en aerosol. Pique 2 batatas dulces medianas (con todo y piel, para obtener más fibra) en trozos de ½" (1 cm) de grosor. Combine las papas, 1 cucharada de aceite de oliva, ¼ de cucharadita de sal y ⅛ de cucharadita de pimienta en un tazón (recipiente) y mezcle bien. Disponga las papas en una sola capa sobre la bandeja de hornear. Hornee de 30 a 45 minutos, volteándolas a mitad del proceso. Sirva inmediatamente.

- Cambie las pastas blancas por pastas integrales. Su valor en el IG es casi idéntico (41 para los espaguetis blancos, 37 para los integrales). No obstante, los últimos contienen más fibra y nutrientes vegetales saludables que los primeros. Además, tienen más sabor; muchas personas llegan a adorar las espesas pastas de trigo integral, cuyo sabor evoca el de los frutos secos. Si usted no es de esas personas, la marca *Eden Foods* ofrece una pasta híbrida que combina un 60 por ciento de harina de cereal integral con harina refinada. La encontrará en tiendas de productos naturales o en algunos supermercados (colmados) grandes; también puede visitar www.edenfoods.com. Revise también las tiendas para encontrar otras pastas de cereales integrales como arroz integral, maíz (elote, choclo), espelta y trigo sarraceno.

- Cambie el pan blanco por pan integral. De nuevo, ambas variedades de pan tienen valores similares en el IG, ya que cuando la fibra se muele finamente, como sucede a menudo con la harina de trigo integral, no presenta un reto digestivo lo suficientemente difícil como para reducir los valores en el IG de los alimentos hechos con ella. Sin embargo, el pan de trigo integral es una elección más saludable gracias a su fibra extra y otros nutrientes. Las mejores opciones son las marcas *Pepperidge Farm 100% Stone Ground Whole Wheat Bread, Wonder Stone Ground 100% Whole Wheat Bread y Thomas' Sahara 100% Whole Wheat Pita Bread*. ¿Los ha probado y no le gustan o no logra acostumbrarse a ellos? Cuando prepare un sándwich (emparedado), haga una trampita: ponga una rebanada de su pan favorito arriba y utilice pan integral abajo. También puede preparar pan rallado (pan molido) con la variedad integral.

Descubra un nuevo cereal integral cada mes. Desde el amaranto hasta el arroz salvaje, hay una impresionante selección de cereales integrales de todas las partes del mundo que puede llevar a su mesa. La quinua cocida, por ejemplo, es excelente en cacerolas (guisos), sopas, guisos (estofados) y sofritos (y se cocina en unos 15 minutos). Puede cocinarla incluso en jugo de fruta y disfrutarla como cereal frío para el desayuno o utilizarla fría en ensaladas. Por otra parte, el trigo *bulgur* es delicioso como guarnición y no es necesario cocinarlo en la hornilla. Podrá encontrarlos todos en su tienda de productos naturales local. Para probar sobre el terreno estos estupendos cereales, coma nuestra deliciosa Ensalada de cuscús al *curry* (página 224), la Quinua con papas, albaricoques y pacanas (página 265) y el Cuscús al estilo mediterráneo (página 270).

Principio Nº 2: Coma menos, más a menudo

Muchos crecimos con la idea de que debemos tomar tres comidas al día, pero esta estrategia no promueve el adelgazamiento. Las investigaciones han descubierto que las mujeres que toman comidas grandes tal vez quemen 60 calorías menos al día que las que ingieren cantidades más pequeñas de comida cada pocas horas. Y si bien 60 calorías al día quizás no parezca mucho, es el equivalente a 6 libras (3 kg) al año.

Al seguir nuestro programa usted comerá pequeñas cantidades con más frecuencia; cada 3 horas, más o menos. Estas minicomidas pueden mantener equilibrado su azúcar en la sangre, lo cual reduce los antojos de alimentos y evita las elevaciones de los niveles de insulina que promueven el almacenamiento de grasa. Además, hay muchas pruebas convincentes que indican que funciona esta estrategia de comer menores cantidades más a menudo. Unos investigadores de la Universidad de Massachusetts, en Worcester, observaron que las personas que comen cuatro veces al día o más —generalmente 3 comidas y una o dos meriendas (refrigerios, tentempiés)— tienen menos probabilidades de ser obesas que aquellas que toman menos comidas.

Si usted es de las personas que se saltan las comidas o se matan de hambre para adelgazar, tal vez no crea que comer cada pocas horas vaya a ahorrarle calorías… hasta que comprenda que estos métodos en realidad vuelven más lento su metabolismo. Es cierto. Cuando pasa hambre, el cuerpo siente que escasean los alimentos y conserva sus reservas, ralentizando el metabolismo para conservar lo que tiene hasta que llegue la próxima gran comida.

Para tener éxito con el plan El Sabor de la Salud, siga las siguientes normas acerca de las minicomidas.

Vigile el tamaño de las porciones. La idea es alimentar su cuerpo lo suficiente para mantener el hambre a raya y el metabolismo acelerado. Si come en exceso, iría en contra del propósito de tomar comidas pequeñas. Para asegurarse de que sus minicomidas sean pequeñas, utilice un plato de ensalada para servirse el almuerzo y la cena y una taza de café para servirse sopas o guisos (estofados). Como verá, las comidas del plan casi nunca contienen más de 600 calorías, y las meriendas aportan como máximo 150 calorías.

MÁS ALLÁ DE LA FUERZA DE VOLUNTAD

Cuando se trata de bajar de peso, no es simplemente cuestión de fuerza de voluntad y disciplina estricta. Uno también necesita astucia para identificar las situaciones que pueden descarrilarlo del plan e improvisar una solución para que eso no suceda. La fuerza de voluntad es como el motor de un auto; gracias a este salimos acelerados con el empeño de cumplir nuestra meta. Pero hace falta cierta astucia, la cual sirve como volante, para navegar... sobre todo cuando se presentan obstáculos y tentaciones. He aquí algunos consejos para ayudarle a actuar con astucia.

Propóngase metas más pequeñas y realistas. Al principio, la idea de aplicar nuestra fuerza de voluntad es muy llamativa y empezamos con mucho entusiasmo. Pensamos que haremos todo a la perfección: evitaremos los dulces, haremos ejercicio una hora diaria y cuidaremos las porciones, todo para quedar con cuerpo de modelo en unos cuantos meses. Pero si empleamos la astucia, no pensaremos en convertirnos en modelitos por ahora, sino simplemente

en llegar al punto en que nos sirvan los pantalones de mezclilla (mahones, pitusa) que nos servían perfectamente hace unos años atrás. Premiarse por cumplir estas metas sencillas alimenta nuestra astucia y nos mantiene motivados.

Planifique para evitar las zonas de peligro. Pasar un rato agradable en un café con amigos requiere una voluntad de hierro, ya que tientan los pastelitos de chocolate y todas las demás delicias. Ser astuto significa reconocer esto, pedir un café para llevar y pasar el rato con los amigos dando una caminata juntos.

Vuelva rápidamente al buen camino. Si a las 4 p.m. se encuentra delante de la máquina expendedora de su trabajo, tal vez no pueda resistir la tentación de unas galletitas. Bien, pero utilice la astucia para volver a estar bien encaminado y tomar una cena saludable cuando llegue a casa. Un estudio de la Universidad Brown que abarcó a 142 personas observó que si se regresa a la dieta y al ejercicio inmediatamente después de comer sin control, nuestros esfuerzos por perder peso no se resentirán.

Siga la fórmula. Cada minicomida debería contener una proporción equilibrada de nutrientes, entre ellos carbohidratos de absorción lenta, proteínas y grasas saludables. No se preocupe por buscar pautas nutricionales para calcular las proporciones exactas… sólo asegúrese de que los tres nutrientes se incluyen en los alimentos que escoja. Por ejemplo, una minicomida saludable podría ser medio sándwich (emparedado) de pavo (chompipe) sin queso hecho con pan integral untado con $\frac{1}{2}$ cucharadita de mayonesa *light*, acompañado por una pieza de fruta. Otra opción sería un pan árabe (pan de *pita*) pequeño (*mini pita bread*) untado con 1 cucharada de *hummus* y acompañado por 5 zanahorias cambray.

Comience el día con una minicomida. Los estudios demuestran que las personas que toman el desayuno tienden a perder más peso cuando hacen dieta que las que se saltan el desayuno. No obstante, eso no significa que debe comerse un desayunón de huevos, tocino, tostadas y más. En cambio, debe aplicar la estrategia de las minicomidas en esta situación también. Por ejemplo, puede comer dos claras de huevo revueltas con espinaca y envolverlas en una tortilla integral o disfrutar $\frac{1}{2}$ taza de avena con media naranja (china) y un palito de queso.

Escoja minicomidas ricas en maxinutrientes. No se deje tentar por los pequeños paquetes que llenan el pasillo de las meriendas o las máquinas expendedoras. Una diminuta bolsa de papitas fritas o media barra de confitura tal vez parezcan minis, pero estará privándose de nutrientes… y volviendo a sufrir altibajos en el azúcar en la sangre. Lo mismo cabe decir de los nuevos productos de merienda que ofrecen sólo 100 calorías por porción. No siempre son las calorías lo que importa: tendrá que sopesar sus elecciones también según la cantidad de carbohidratos de absorción rápida que contengan.

Principio Nº 3: coma un plato de un cereal de caja alto en fibra todos los días

A quienes les encantan los cereales de caja les agradará el hecho que forman parte del programa El Sabor de la Salud. De hecho, le deseamos un buen provecho con su cereal, siempre y cuando elija una marca saludable. De ser así, sólo 1 ración diaria de cereal puede brindar nada menos que 15 gramos de fibra, lo cual es la mitad o más de los 25 a 30 gramos diarios que los expertos en nutrición recomiendan consumir.

Desde luego que agregar más fibra a la dieta es una elección saludable, pero también es una medida inteligente si desea bajar de peso. Los investigadores a cargo de un estudio realizado en 2003 en la Escuela de Salud Pública de la Universidad Harvard relacionaron las dietas altas en cereales integrales con un menor aumento de peso.

Los investigadores realizaron un seguimiento durante un período de 12 años a los hábitos alimenticios de más de 74.000 mujeres a fin de estudiar la relación entre el consumo de cereales integrales y el aumento de peso a lo largo del tiempo. Observaron que entre más cereales integrales consumían las mujeres, menos solían pesar. Además, las mujeres que más fibra consumían tenían un riesgo un 49 por ciento menor de subir de peso que las mujeres que ingerían las menores cantidades de fibra. Puede que los cereales integrales fomenten el adelgazamiento gracias a que aportan esa sensación de saciedad tan satisfactoria o porque influyen en la utilización de la insulina por parte del cuerpo.

Si va a seguir nuestro plan durante 30 días (véase la página 50), siéntase libre de cambiar cualquiera de las meriendas sugeridas por su plato diario de cereal. También puede optar por tomar cereales para desayunar tantas veces por semana como desee. E intente seguir los consejos listados a continuación.

CEREALES SOBERANOS

Encontrar un cereal integral se volvió más fácil en 2004, cuando General Mills anunció que iba a fabricar todos sus cereales de caja con granos integrales. Opte por una marca que contenga al menos 7 gramos de fibra. Las siguientes marcas son bajas en calorías y azúcar y son buenas fuentes de carbohidratos de absorción lenta que sacian el apetito.

- *All-Bran with Extra Fiber* (1 taza) 100 calorías, 15 gramos de fibra
- *Fiber One* ($^1/_2$ taza) 118 calorías, 14 gramos de fibra
- *Kashi Seven Whole Grains & Sesame* ($^3/_4$ de taza) 90 calorías, 8 gramos de fibra
- *General Mills Multi-Bran Chex* (1 taza) 200 calorías, 8 gramos de fibra

Conocedor del sabor de la salud
CARSON REDWINE

Carson Redwine, un asistente social de Muncie, Indiana, comenzó a subir de peso después de cumplir los 30 años. "Era menos activo que antes y no cambié mis hábitos alimenticios", cuenta Carson, que ahora tiene 53 años. Mientras continuaba engordando, intentó reducir los donuts (donas), el pan, las papitas fritas y las galletitas. Desgraciadamente, fracasó. En el año 2000, Carson, que mide 6'1" (1,85 m), pesaba casi 300 libras (140 kg).

"Sabía que tenía un problema", dice. "Me despertaba por la noche sin aliento. Dar el paseo diario con mi esposa, Anna, era cada vez más difícil. Cuando me inclinaba para atarme las agujetas (cordones), me resultaba difícil respirar. Mi peso me hacía sentir acomplejado y estaba disgustado conmigo mismo por haberme puesto tan gordo". Juró que perdería peso para siempre.

En marzo de 2003, cambió totalmente sus hábitos alimenticios y dejó los carbohidratos de absorción rápida que contribuían a su aumento de peso y sus bajos niveles de energía. "Al principio me sentía fatal", dice Carson. Pero poco después comenzó a sentirse mejor, tanto física como mentalmente.

Carson comenzaba el día con carbohidratos de absorción lenta: una taza de avena con un puñado de nueces o pacanas o rodajas de fruta fresca. Algunas veces, disfrutaba dos huevos orgánicos preparados con aceite de oliva y una tostada de pan de trigo integral lleno de fibra que él mismo hacía en casa. Su almuerzo consistía en una pieza de fruta, una lonja (lasca) de queso, una rebanada de su pan con crema de cacahuate y un vaso de leche, o un plato de sopa de frijoles (habichuelas) o de pollo con verduras que él mismo preparaba. Para cenar, disfrutaba pescado o pollo asado en el asador (broiler) del horno o en el horno, una batata dulce (camote) al horno, ensalada y una verdura verde. Entre comidas, Carson tomaba frutos secos y fruta como merienda (refrigerio, tentempié) y bebía mucha agua y té verde.

A lo largo de un período de 20 meses, Carson perdió casi 50 libras (23 kg) y ahora pesa 247 libras (112 kg). Le gustaría bajar hasta 170 libras (77 kg) —su peso cuando se casó a los 19 años— y está "persiguiendo esa meta de manera activa".

Carson ha continuado con sus caminatas diarias, que ahora son mucho más fáciles. "Anna y yo caminados de 2 a 3 millas (de 3 a 5 km) diarias", dice. "También seguimos el programa de Leslie Sansone llamado Walk Away the Pounds. Sus rutinas de ejercicio son excelentes para personas de todas las edades".

Carson dice que su vida ha cambiado para mejor. "Ya no me quedo dormido cuando me siento", comenta. "Duermo mejor. Estoy más activo. Y soy yo quien controla la comida, ya no me controlan las papitas fritas y las gaseosas. Ahora estoy consciente de lo que como".

Sírvase la ración correcta. Para poder adelgazar es necesario comenzar con los tamaños correctos de las porciones. Coma 1 porción de cereales para desayunar, ½ porción para una merienda (con ½ taza de leche descremada o leche de soya). Utilice una taza de medir durante una semana hasta que esté seguro de que sabe lo que es realmente 1 porción.

Endulce su cereal con bayas. Aumente a lo grande el sabor y la fibra de su cereal con bayas. Sólo ½ taza de frambuesas frescas contiene 4 gramos de fibra; ½ taza de arándanos congelados ofrece 2 gramos de fibra. (También puede utilizar un sustituto del azúcar).

Sírvase soya. Tanto la leche de soya normal como la baja en grasa sabor vainilla son alternativas deliciosas a la leche descremada normal y una buena opción si uno es intolerante a la lactosa o alérgico a la leche de vaca. Busque marcas enriquecidas con calcio y vitamina D que tengan las mismas cantidades que la leche de vaca: 300 miligramos de calcio y 100 UI de vitamina D por 8 onzas (240 ml). Unas cuantas marcas que puede probar son: *Silk Vanilla, 8th Continent Vanilla* o *WestSoy Plus Vanilla*.

Opte por el lino. Mezclar 1 cucharada de semillas de lino (linaza) molidas altas en fibra con su cereal puede ayudarle a controlar el apetito y eliminar calorías. La semilla de lino también es una rica fuente de ácido alfalinoleico (o *ALA* por sus siglas en inglés), una importante grasa omega-3 que nos protege contra el colesterol alto, la diabetes y la presión arterial alta (hipertensión). Encontrará semillas de lino en las tiendas o en los supermercados de productos naturales. Guárdelas en el refrigerador rápidamente porque el delicado aceite de las semillas de lino se vuelve rancio con facilidad.

Principio Nº 4: no escatime las grasa saludables

Si ha probado las populares dietas altas en proteínas, quizás a estas alturas le cueste trabajo comer tocino, bistecs y chicharrones. Eso es bueno porque mucha de la grasa de estas dietas proviene de las poco saludables grasas saturadas, que se encuentran en la mantequilla, las carnes rojas grasas y los lácteos de grasa entera. Muchos carbohidratos de absorción rápida —galletitas, pasteles y galletas— contienen transgrasas, las cuales son igual de perjudiciales que las grasas saturadas, si no más. Las transgrasas —creadas cuando el gas hidrógeno reacciona con el aceite— elevan el perjudicial colesterol LBD, al igual que las saturadas, pero también acaban con el colesterol LAD que protege el corazón. Además, estas grasas artificiales se han relacionado con el cáncer y la diabetes.

No obstante, una dieta sin grasa alguna tampoco es saludable. Nuestro cuerpo necesita grasa para funcionar correctamente. La grasa dietética también estabiliza los niveles de azúcar en la sangre, lo cual nos ayuda a sentirnos llenos y satisfechos durante horas.

Con el plan El Sabor de la Salud, un 25 a un 30 por ciento de sus calorías diarias totales provendrán de la grasa. Pero la mayoría serán procedentes de las grasas saludables como el aceite de oliva, la crema de cacahuate natural y otras cremas de frutos secos, así como los aguacates (paltas). Los pescados de aguas frías como el salmón, las nueces, las almendras, las semillas de lino y el aceite de *canola* contienen ácidos grasos omega-3 saludables para el corazón.

Tal como verá en las recetas, cambiamos la mantequilla por aceite de oliva, renunciamos al queso de grasa entera y la crema agria y optamos por las versiones de grasa reducida y utilizamos los cortes más magros de la carne de res y cerdo. Por lo tanto, podrá disfrutar con gusto nuestro Bistec a la parrilla con tostada multigrano (página 278). Consumirá sólo 5 gramos de grasa por porción.

Durante el programa de 30 días hemos calculado para usted su presupuesto de grasa. No obstante, cuando vaya por su cuenta, hay maneras sencillas de escoger grasas saludables en vez de perjudiciales. Cambie su bistec o hamburguesa a la parrilla por salmón a la parrilla una vez por semana y no use los trocitos de tocino de sus ensaladas; en cambio, agrégueles frutos secos o semillas para hacerlas crujientes y sabrosas.

Tenga presentes las siguientes recomendaciones y podrá estar seguro de que obtiene las grasas beneficiosas que necesita.

Coma un entremés que contenga grasas saludables para acabar con los antojos. El Dr. Marshall Goldberg, un endocrinólogo del Colegio de Medicina de la Universidad Thomas Jefferson de Filadelfia, observó que tomar media rebanada de pan rociada con 2 cucharaditas de aceite de oliva de 15 a 20 minutos antes de una comida ayudaba a sus pacientes a controlar sus antojos. Se sabe que el aceite de oliva estimula la liberación de

Conocedora del sabor de la salud

MARY KONIZ ARNOLD

Mary Koniz Arnold, de 43 años, subió de peso después de casarse y tener hijos. "Mis elecciones de comida cambiaron. Pasé de escoger pollo sin pellejo a salchichón, de arroz integral a panecillos", dice Mary. Su estresante trabajo en una agencia sin fines de lucro incluía comida en cada acontecimiento especial y reunión (junta).

Mary se sentía en forma y permanecía activa: "Caminaba o trotaba todos los días, nadaba en el gimnasio, andaba en bicicleta y bailaba". Pero en el año 2000, Mary, que mide 5'1" (1,55 m), pesaba 217 libras (99 kg). Por esa época, antes de ir a una fiesta, se compró unos pantalones de la talla 20 y se vio obligada a usar una faja para hacer que les sirvieran.

Mary comenzó a bajar de peso cuando realizó pequeños cambios en su dieta y empezó a enseñar gimnasia a tiempo parcial. "Un día llevé a mi hija a su clase y estaban faltos de personal", explica. "De niña hice gimnasia y aún recordaba los movimientos, así que me ofrecí para ayudar".

Durante su primer año enseñando gimnasia, bajó 10 libras (4,5 kg). Cambiar de trabajo en 2002 —Mary ahora es escritora/fotógrafa en una universidad comunitaria de Poughkeepsie, Nueva York— la ayudó a perder otras 10 libras. "Caminaba más y tenía menos acceso a la comida", explica.

Mary estuvo libre de esas 20 libras e incluso participó y completó una media maratón en 2003. En la primavera de 2004, antes de entrenarse para una maratón completa, desarrolló un problema de rodilla. Un traumatólogo le recomendó fisioterapia… y perder peso. "El ejercicio ya no era suficiente. Tenía que cambiar mi dieta drásticamente", dice. Pesaba 197 libras (89 kg).

Se inscribió a un programa de adelgazamiento que ofrecía reuniones de apoyo y orientación sobre elecciones alimenticias. Su desayuno típico consistía en avena con fruta, ½ taza de leche descremada y ⅓ de taza de requesón sin grasa. Almorzaba arroz integral y frijoles (habichuelas) con salsa y queso sin grasa o bien una carne magra (baja en grasa) y una ensalada. Cenaba unas 2 onzas (56 g) de carne magra, 1 taza de pasta integral o arroz integral, ensalada y verduras cocidas. Las meriendas (refrigerios, tentempiés) incluían fruta, queso sin grasa, verduras crudas y cereal integral con fruta y leche descremada.

En 8 meses, adelgazó otras 60 libras (27 kg) y ahora pesa 137 libras (62 kg). "Ayer compré unos pantalones… ¡de la talla 2!", dice.

Está trotando de nuevo y al perder 80 libras (36 kg) ha logrado ser mejor en la gimnasia que cuando era una niña. "Siempre me encantó la barra de equilibrio, pero ahora hago las barras asimétricas también", dice. Y hasta está tratando de agregar todavía más maniobras a su repertorio, entre ellas los saltos hacia atrás.

colecistoquinina, una hormona que se produce en el intestino y que le indica al cerebro cuándo dejar de comer. Tal vez se deba a que el aceite de oliva también retarda las contracciones estomacales, lo cual crea sensación de saciedad. (Por supuesto, el pan debe ser integral).

Coma pescado graso dos veces por semana. Comer salmón es una manera sencilla de obtener ácidos grasos omega-3, llamados ácido eicosapentaenoico (EPA) y ácido docosahexaenoico (DHA). Una porción de salmón del tamaño de una baraja (unas 3 onzas/ 84 g) le proporcionará casi 2 gramos de EPA y DHA. Otra buena idea es tomar un sándwich de ensalada de atún. Compre atún blanco albacora en agua (el atún claro contiene menos omega-3). Utilice mayonesa baja en grasa o mayonesa hecha con aceite de *canola*.

Tome frutos secos. Espolvoree su cereal integral, yogur bajo en grasa, ensaladas o sofritos con 2 cucharadas diarias de frutos secos tostados y picados. Y siéntase libre de permitirse 1 porción (2 cucharadas) de crema de cacahuate totalmente natural, que no contenga transgrasas ni azúcar adicional.

Cambie a las margarinas sin transgrasas. Puede probar las siguientes marcas: *Land O Lakes Light Country Morning Blend, I Can't Believe It's Not Butter with Yogurt!, Promise Ultra Spread* y *Spectrum Naturals Spread*; esta última marca se vende en las tiendas de productos naturales.

(*Nota*: si encuentra en este capítulo términos que no entiende o que jamás ha visto, favor de remitirse al glosario en la página 435).

CAPÍTULO 3

CÓMO SURTIR SU COCINA PARA QUE TENGA EL SABOR DE LA SALUD

El estilo de vida que propone el concepto del sabor de la salud es que no sólo transformará su cuerpo, sino también su cocina. Puesto que pasará menos tiempo en la ventana del autoexprés y más preparando sus propias comidas saludables y sabrosas, es muy probable que su despensa (alacena, gabinete), refrigerador y congelador necesiten una revisión drástica. Afortunadamente, con la ayuda de nuestras estrategias remozadoras —las cuales sólo toman unos minutos para emplear— le resultará mucho más fácil perder peso y adoptar hábitos alimenticios más saludables.

¿Cuál es el beneficio más importante? Tener los alimentos correctos a la mano evita deslizes y comilonas que pueden retardar su pérdida de peso o arruinar totalmente sus esfuerzos. Si no guarda alimentos con carbohidratos de absorción rápida ni grasas perjudiciales en su casa, no podrán socavar sus buenas intenciones. Del mismo modo, si llena su cocina de comidas con carbohidratos de absorción lenta y grasas beneficiosas, no le entrará a las papitas fritas de su esposo ni a las meriendas (refrigerios, tentempiés) de la loncheras de sus hijos porque no hay otra cosa que comer.

Además, cocinar y comer en casa toma mucho menos tiempo de lo que piensa. Puede que pase 5 minutos planificando el menú semanal, 30 minutos a la semana en el supermercado (colmado) y 20 minutos al día en la cocina preparando la cena (menos para el desayuno y el almuerzo). Si lo piensa, preparar comidas saludables toma más o menos el mismo tiempo que sentarse en el auto en el autoexprés o esperar en la cola del restaurante local de comida para llevar.

Este capítulo es una guía para surtir su cocina con alimentos adecuados para seguir el programa. Al comprar con sensatez, pondrá los ingredientes de comidas frescas y saludables justo donde los necesita: en su despensa, refrigerador y congelador. Siga nuestro sencillo plan para remozar su cocina en tres pasos y podrá improvisar comidas que agraden a su paladar (y a su cintura) en menos tiempo del que necesita para pedir que le entreguen una pizza a la puerta de su casa.

Paso Nº1: ponga su cocina a dieta

En este paso, usted debe buscar y apartar todos los alimentos con carbohidratos de absorción rápida y las grasas perjudiciales que acechan en su despensa, refrigerador y congelador. Tire los siguientes alimentos que hacen crecer la cintura o ponga en una caja los artículos cerrados y dónelos a alguna asociación benéfica.

- Alimentos congelados precocinados, como papas a la francesa y palitos de pescado
- Alimentos de merienda (refrigerio, tentempié) salados
- Carnes altas en grasa
- Carnes frías tipo fiambre altas en grasa (*salami*, salchicha de Bolonia, *pepperoni*)
- Carnes procesadas altas en grasa, como el tocino, la salchicha y los perritos calientes
- Cereales de caja recubiertos de azúcar o que no sean integrales
- Galletitas empacadas, productos panificados y otros dulces
- Gaseosas y jugos azucarados
- Helado de grasa entera
- La mayoría de aliños (aderezos), al no ser que estén libres de transgrasas

- La mayoría de sopas, guisos (estofados) y pastas de lata
- Margarina de barrita (si no es del tipo que está libre de transgrasas)
- Mermeladas (de varios tipos) con azúcar
- Panes, *bagels* o *muffins* ingleses que no estén hechos de cereales integrales
- Pasta y fideos chinos hechos con harina blanca
- Preparados comerciales de cenas en caja o cenas congeladas altas en grasa y altas en calorías
- Queso procesado de lata
- Yogur endulzado con azúcar

Paso Nº 2: vuelva a surtir su cocina con alimentos saludables

Cuando haya terminado el Paso Nº 1, en su cocina debería haber sobre todo alimentos con carbohidratos de absorción lenta y grasas saludables. Entre estos alimentos se encuentran:

- Aceites de oliva, semilla de lino (linaza) y *canola*
- Barras de jugo congelado sin azúcar añadido
- Carnes magras (bajas en grasa) y carne de ave (pollo, pechuga de pavo/chompipe o carne de res molida muy magra)
- Huevos
- Frutas y verduras frescas o congeladas
- Frutos secos preparados sin sal ni grasa (almendras crudas, nueces, cacahuates sin sal)
- Lácteos bajos en grasa o productos de soya
- Crema de cacahuate totalmente natural o una crema de otro fruto seco
- Panes, cereales y pastas integrales
- Pescado fresco o congelado, como atún, sardinas o salmón, o atún y salmón de lata en agua
- Salsa marinara baja en grasa en botella

Paso Nº3: a comprar se ha dicho

Ahora le toca surtirse de comida saludable. A continuación encontrará listas de alimentos con los que llenarlos, clasificados por categoría, junto con algunos consejos de cocina. No hace falta que compre todos los alimentos de la lista: deje que sus gustos personales guíen sus selecciones. No obstante, sea audaz y compre alimentos que nunca haya probado.

FRUTAS Y VERDURAS

Compre:

- Batatas dulces (camotes)
- Bayas congeladas
- Cebollines (cebollas de cambray)
- Cidrayote
- *Edamame*
- Fruta fresca: manzanas, plátanos amarillos (guineos, bananas), arándanos, frutas exóticas, toronja (pomelo), uvas, melón, naranjas (chinas), fresas
- Hierbas frescas: albahaca, cilantro, perejil, romero, estragón y tomillo
- Legumbres de lata o congeladas
- Verduras congeladas preparadas sin grasa ni salsas grasosas
- Verduras de hoja verde —entre ellas espinacas— empacadas para ensaladas
- Verduras frescas: brócoli, calabacín, repollo (col), zanahorias, apio, berzas (bretones, posarnos), pepinos, pimientos verdes, rojos y amarillos, col rizada, hongos, cebollas, *squash*, tomates (jitomates),
- Verduras de lata (opcional; compre bajas en sodio o enjuague y escurra antes de usar)

Consejos para comer bien:

- Las verduras congeladas se congelan en el momento de máxima madurez, por ello a menudo son más nutritivas que sus homólogas frescas que han estado languideciendo en el cajón de las frutas y las verduras. Prepare sofritos al estilo asiático u otras mezclas que incluyan una o más de las siguientes verduras: brócoli, zanahorias, coliflor y coles (repollitos) de Bruselas.

- Incluya verduras en todos los sándwiches (emparedados) que haga… y no nos referimos a una simple y simbólica hoja de lechuga. Escoja verduras de hoja verde prelavadas en bolsas que aporten mucho sabor, como espinacas pequeñas, *arugula* y lechugas y hierbas mixtas. O también puede probar una mezcla de *coleslaw* precortado.

- La col rizada, las hojas de mostaza y de nabo y la acelga suiza son deliciosas, están hasta los topes de fitoquímicos saludables y son fáciles de preparar. Sólo tiene que lavarlas, cortar los extremos duros de los tallos y sofreírlas (saltearlas) hasta que estén mustias en aceite de oliva sazonado con ajo, jengibre u otras especias.

- Las hierbas frescas y los cebollinos agregan un saborcito adicional a muchos alimentos. Píquelas y agréguelas a las ensaladas.

- Los tomates aplastados y pelados o los tomates normales en cubitos en su jugo pueden utilizarse en una gran variedad de platos. También puede usar salsa de tomate sin sal añadida para la pizza o mezclarla con una salsa para pasta comercial a fin de recortar su contenido de sodio.

- Al igual que las verduras, las frutas se congelan en su mejor momento de madurez. Las elecciones más sabrosas y nutritivas son: bayas (retacadas de antioxidantes) y mangos (que contienen betacaroteno). Combine ½ taza de arándanos y ½ de frambuesas en un licuado (batido) o agréguelas a panqueques y panes.

- El *edamame* está disponible en la mayoría de tiendas de productos naturales tanto fresco como congelado. Cocínelo en la vaina y sirva como entremés.

- Pique batatas dulces a lo largo en 8 trozos cada una. Ponga en un tazón (recipiente) y mezcle con un poco de aceite de oliva y pimentón (paprika). Extienda en una bandeja de hornear previamente rociada con aceite antiadherente en aerosol y hornee a 450°F durante 30 ó 45 minutos, volteando una vez, hasta que se doren.

- Agregue compota de manzana sin edulcorante o un poco de *curry* en polvo a *squash* congelado de lata cocido y sirva como guarnición

PANES, CEREALES Y PASTAS INTEGRALES

Compre estos:

- Arroz integral
- Avena (avena integral) o avena cortada en máquina (*steel-cut oats*) trigo *bulgur*
- Cebada
- Cereales calientes y fríos altos en fibra/ bajos en azúcar
- Cuscús de trigo integral

- Pan, *muffins* ingleses y trigo *bulgur* integrales
- Pasta de trigo o de otro cereal integral
- Tortillas de trigo integral o maíz (elote, choclo)
- Trigo *bulgur*

Consejos para comer bien:

- Caliente brevemente en un sartén tortillas pequeñas de trigo integral o de maíz, luego enróllelas con una mezcla de pollo cocido en cubitos, frijoles pintos o frijoles negros cocidos, cebollín picado en cubitos, pimientos rojos asados al horno y un poquito de queso. Caliente hasta que el queso se derrita.
- Para preparar una merienda crujiente, unte 1 tortilla de trigo integral con una cucharadita de aceite de oliva y espolvoree con sus sazonadores favoritos (polvo de chile, ajo, sal y pimienta). Pique en 12 pedazos. Colóquelos en una bandeja de hornear con un poco de aceite. Hornee a 350°F de 5 a 10 minutos, hasta que estén crujientes. Enfríe en toallas de papel y disfrute. Rinde 1 porción.
- El cuscús es una forma de pasta que normalmente se hace con harina de trigo refinada. Utilice la de trigo integral (la encontrará en los supermercados de productos naturales), y obtendrá 7 gramos de fibra —que acaba con los antojos— por porción, en comparación con los 2 gramos que ofrece el cuscús normal.
- Al tostar la cebada, esta adquiere un saborcito a frutos secos. Ponga la cebada en un sartén antiadherente a fuego mediano. Cocine, revolviendo o agitando constantemente, durante 5 minutos o hasta que el cereal esté dorado.

- ¡Hornee el arroz integral! Combine arroz y líquido (consomé de pollo, res o verduras) en una cacerola. Cubra y hornee a 375°F durante 25 minutos o hasta que se absorba el líquido.

LÁCTEOS BAJOS EN GRASA

Compre estos:

- Leche descremada o leche de soya
- Pequeñas cantidades de quesos de intenso sabor, como parmesano, queso azul o *Cheddar* (usados como condimento)
- Quesos de grasa reducida (así como quesos más bajos en grasa como queso de cabra y queso *mozzarella* semidescremado)
- Requesón sin grasa o bajo en grasa
- Yogur sin grasa o bajo en grasa (natural o de sabor)

Consejos para comer bien:

- Los quesos de grasa reducida han mejorado mucho: la calidad y el sabor son mejores que nunca. Pruebe un queso bajo en grasa con galletas integrales y sándwiches (emparedados), o ralle un poco sobre sus verduras para la cena.
- Hay muchos quesos, como el *Cheddar* añejo muy curado, el *feta* y el parmesano o romano rallado, que agregan mucho sabor en pequeñas cantidades. Utilícelos como si fueran condimentos: aproximadamente 1 cucharada para agregar sabor a huevos, pasta o ensaladas.
- Utilice el yogur natural sin grasa o bajo en grasa como un sustituto más alto en calcio y más bajo en grasa de la crema agria o la mayonesa.
- ¿No consume usted mucho yogur? Compre un recipiente de 8 onzas y sustitúyalo cuando lo necesite.

Conocedora del sabor de la salud

FRAN EHRET

El Día de San Valentín de 2002, Fran, que entonces tenía 60 años, recibió una sorpresa azucarada. Pero no fue una caja de bombones con forma de corazón, sino un diagnóstico de diabetes de su médico.

A esta jefa de la oficina de correos retirado de Hellertown, Pensilvania, le dijeron que su azúcar en la sangre (glucosa) era de nada menos que 190 mg/dl. (La diabetes se diagnostica con 126 mg/dl). Además, con una altura de 5'8" (1,73 m) y 200 libras (91 kg) de peso, Fran era obesa. Su médico le dijo que si no adelgazaba tendría que tomar insulina.

"Eso me asustó", dice Fran, que ahora tiene 66 años. Su hermano, quien fue diabético, había fallecido a los 62. Su padre, también diabético, había muerto de un ataque cardíaco a los 63.

"Era una bomba de relojería a punto de explotar", dice Fran. "No me preocupada por lo que comía o cuándo lo comía". Su mayor debilidad era comer por la noche. Normalmente sus antojos aparecían justo después de cenar, cuando tomaba papitas fritas, salchichas o salchichas de Bolonia con queso y solamente terminaba cuando se dormía frente al televisor.

"No estaba preparado para morir", dice Fran. Decidido a hacerse cargo de su salud, revisó sus hábitos alimenticios.

En lugar de los carbohidratos de absorción rápida que tomaba normalmente para desayunar —donuts y café cargado de azúcar, o un omelette de queso y bistec, papitas fritas caseras y una tostada de pan blanco con montones de mantequilla— optó por un plato de cereal de caja integral con leche semidescremada al 1 por ciento y una taza de té. Almorzaba una ensalada de atún hecha con aliño (aderezo) bajo en grasa con pan de trigo integral en vez de un sándwich (emparedado) con un montón de carnes tipo fiambre. Para cenar, Fran cambió la carne roja, el puré de papas y el pan blanco por pescado, pollo o pasta de trigo integral y dos verduras preparadas sin grasa.

Conforme Fran reducía su dieta, aumentó sus niveles de actividad. Comenzó a caminar una hora diaria, al aire libre o en su estera mecánica (caminadora, treadmill), la cual trasladó desde el sótano hasta la terraza interior para poder mirar la televisión mientras la utilizaba.

En unos pocos meses, Fran perdió 30 libras (14 kg). Tomar siestas durante el día o dormirse enfrente de la televisión era algo del pasado. "Mis niveles de energía estaban por las nubes", dice. Tres años después, Fran se ha mantenido libre de hasta la última libra de más, continúa con su dieta saludable y sus caminatas diarias y aún le sobra energía. "Y la última vez que mi médico revisó mi azúcar en la sangre, era normal", dice Fran. "No necesito insulina".

LEGUMBRES

Compre estas:

- Todas las variedades de frijoles (habichuelas): garbanzos, frijoles pintos, habas (frijoles, habichuelas, alubias) blancas, frijoles blancos pequeños, frijoles negros
- Lentejas

Consejos para comer bien:

- Algunos supermercados (colmados) ofrecen legumbres, como frijoles negros o pintos, en la sección de alimentos congelados. Si las encuentra, no las deje escapar. Las legumbres congeladas son más bajas en sodio y tienen una textura más firme que las variedades de lata. Además, puede agregar pequeñas cantidades de frijoles congelados a sus platos sin preocuparse por lo que hacer con el resto de la lata.

CINCO SUGERENCIAS SOBRE LA SOYA

Reduzca drásticamente la grasa saturada que engorda la cintura (y obstruye las arterias) con esas deliciosas versiones de soya de algunas de las marcas más populares de comidas preparadas. Los límites diarios de grasa saturada son 12 g para las mujeres y 15 g para los hombres.*

En lugar de...	Pruebe	Ahorro de grasa saturada por porción
Armour Homestyle Italian Meatballs	Veggitinos Wholesome Vegetable Meatballs	9 g
Weaver Chicken Nuggets	Morningstar Farms Chik Nuggets	3 g
Stouffer's Five Cheese Lasagna	Amy's Tofu Vegetable Lasagna	5 g
Red Baron Four Cheese Pizza	Amy's Organic Crust & Tomatoes Pizza	4 g
Weaver Hot Wings	Morningstar Farms Buffalo Wings	2 g

*Basándose en 1.500 calorías diarias para las mujeres y 2.000 calorías diarias para los hombres.

- Para ahorrar dinero, hierva legumbres secas o utilice una olla de presión (olla exprés) y congele las que le sobren.
- Si prefiere los frijoles de lata, enjuague y escurra antes de utilizar para reducir el sodio.
- Mezcle habas blancas con atún escurrido, cebolla morada picada, macarrones cocidos, aceite de oliva y vinagre.
- Agregue habas blancas, espinacas ultracongeladas y pedazos de salchicha de pavo (chompipe) italiana cocida a un consomé de pollo de sodio reducido para preparar una sopa rápida y suculenta.

CARNES, CARNE DE AVE Y PESCADO

Compre estas:

- Carne de res extramagra molida o pavo molido
- Chuletas de cerdo magras y deshuesadas
- Hamburguesas de soya o de verduras
- Pechugas de pollo sin pellejo y deshuesadas
- Pescado y marisco (congelado o fresco)
- Salmón y atún de lata

Consejos para comer bien:

- Pique una pechuga de pollo crudo o las sobras en trozos. Sofría (saltee) en 1 ó 2 cucharaditas de sazonador para tacos o fajitas o pasta de *curry* en bote. Agregue cebollas y pimientos crudos picados en rodajas y continúe sofriendo hasta que las verduras estén suaves. Sirva sobre verduras de hoja verde y cubra con salsa y una cucharada de crema agria sin grasa (opcional). También puede utilizar las sobras de chuletas de cerdo o carne de res extra magra o de pavo molido.
- He aquí otra estupenda idea para utilizar las sobras de pechuga de pollo o chuletas de cerdo. Lo único que necesita es un paquete de láminas de masa de *wonton* integral (lo encontrará en las tiendas de productos naturales). Precaliente el horno a 350°F. Desmenuce (deshebre) el pollo. Debería haber suficiente para 2 láminas. Ponga a lo largo

en las láminas, enrolle y selle. Rocíe una fuente para hornear (refractario) con aceite de oliva o de *canola* en aerosol. Hornee durante 15 ó 20 minutos, hasta que las láminas de masa estén crujientes. Disfrútelas solas o con salsa, salsa de soya de sodio reducido o *chutney* (un condimento hindú). Rinde 1 porción.

- A fin de evitar la exposición al mercurio y a los contaminantes BPC (bifenilos policlorados), habituales en el pescado graso, escoja atún claro en agua (en vez de albacora) y salmón salvaje (frente al criado en piscifactoría).

- Para preparar hamburguesas de salmón, mezcle salmón escurrido y desmenuzado con cebolla picada y una clara de huevo batida. Agregue suficiente pan de trigo integral recién rallado (molido) para formar una mezcla húmeda, pero no líquida. Forme hamburguesas y sofría (saltee) en un sartén antiadherente con un poco de aceite de oliva hasta que se doren por ambos lados y se calienten bien.

- ¿Le ha sobrado un poco de salmón? Píquelo en trozos y mézclelo con pasta integral caliente, una cucharada de aceite de oliva y ajo fresco. Y aún mejor, si tiene un puñado de tomates tipo uva o pequeños, agréguelos también.

FRUTOS SECOS

Compre estos:

- De 1 a 2 variedades de sus frutos secos favoritos; escoja entre los siguientes: almendras, coquitos del Brasil (castañas de Pará), avellanas, cacahuates (maníes) y nueces

Consejos para comer bien:

- Pruebe una amplia variedad de frutos secos: así diversificará los beneficios para su salud. Las nueces, por ejemplo, contienen omega-3 saludables para el corazón. Y la mayoría de las variedades de frutos secos —entre ellos las nueces, las almendras, los cacahuates y las avellanas— contienen beta-sitosterol y campesterol, dos sustancias químicas que pueden reducir los perjudiciales niveles de colesterol.

Conocedor del sabor de la salud

JASON HENDERSON

Antes de graduarse de la universidad con un título en Administración de Vida Silvestre, Jason Henderson, de 31 años, tenía un peso perfecto. Con una estatura de 5'11" (1,80 m), pesaba entre 180 y 185 libras (entre 82 y 84 kg). No obstante, después de la universidad, este residente de Virginia se dio cuenta de cuál era su verdadera vocación y se inscribió al prestigioso Instituto Culinario de los Estados Unidos en Hyde Park, Nueva York. "Les tomé el gusto a los alimentos altos en grasa y en azúcar", dice Jason. "Y si bien la vida de un chef puede llegar a ser dura, no se hace mucho ejercicio".

Después de graduarse en la escuela culinaria en 1998, Jason encontró trabajo como chef en Alemania. "Había muchísimas grasas y carbohidratos y la cerveza circulaba libremente", dice Jason. En 2001, cuando regresó a los EE. UU., pesaba de 15 a 20 libras (de 7 a 9 kg) más. Dos años y medio después, cuando comenzó a trabajar para el ejército como chef ejecutivo y analista, pesaba 215 libras (98 kg).

El día de Año Nuevo de 2004 se subió a la báscula (pesa): marcaba 230 libras (104 kg). "Me quedé estupefacto", explica Jason. Bajó 20 libras (9 kg) en 20 días siguiendo una dieta baja en carbohidratos. Pero entonces su adelgazamiento se estancó y a lo largo del siguiente año, volvió a recuperar 6 libras (3 kg).

En 2005, sin bajar de las 216 libras (98 kg), Jason decidió intentarlo de nuevo. Pero esta vez cambió el enfoque sin carbohidratos por el de los carbohidratos de absorción lenta.

Comía seis veces al día para mantener estable el azúcar en la sangre y escogía alimentos que contenían mucha fibra y carbohidratos de absorción lenta. Para desayunar tomaba avena mezclada con proteínas en polvo y compota de manzana. Su almuerzo típico consistía en una ensalada con carne magra (baja en grasa), pollo o pescado. Cenaba un sándwich (emparedado) de crema de cacahuate con pan integral, una ración de pasta de trigo integral o bien una ración de carne magra y verduras. Entre comidas, Jason tomaba barras bajas en carbohidratos y licuados (batidos) hechos con bayas frescas y leche o yogur bajos en grasa. También comenzó a hacer ejercicio, levantando pesas y pedaleando en un entrenador elíptico dos o tres veces por semana.

Tres meses después, Jason pesaba 26 libras (casi 12 kg) menos. "Ahora me mantengo en unas 190 libras (86 kg), una o dos libras arriba o abajo", dice. Todavía va al gimnasio y utiliza las máquinas de ejercicio cardiovascular dos o tres veces por semana.

Además, ha mantenido su peso a pesar de ser un chef. "Aunque trabajo rodeado de comida todo el día, soy capaz de encontrar alimentos que se adaptan a mi modo de comer", dice Jason. "Algunos días me encuentro mirando el reloj y diciendo: '¿Ya es hora de comer otra vez?' Mi estrategia ahora es comer para vivir en lugar de vivir para comer".

- Para reducir el consumo de sodio, escoja frutos secos sin sal.
- Si desea obtener el mejor sabor posible, tueste almendras o nueces un poco en un sartén pesado.
- Agregue 1 cucharada de frutos secos a verduras cocidas, ensaladas mixtas o cereales.
- Los frutos secos contienen muchas calorías: unas 180 calorías por 1 onza/28 g. Por lo tanto, consuma porciones pequeñas (un puñado equivale a 1 porción o 1 onza).

CONDIMENTOS, HIERBAS Y ESPECIAS

Compre estos:

Puede que ya tenga muchos de estos ingredientes, pero revise su especiero para ver si necesita volver a surtirlo… o probar algo nuevo.

- Aceite de semilla de lino (linaza) (guardado en el refrigerador)
- Aceites de oliva y de *canola*
- Alcaparras
- Edulcorantes naturales: miel, mermelada de manzana con especias (*apple butter*)
- Mostaza *Dijon*
- Rábano picante
- Salsa
- Salsa de chile (ají o pimiento picante)
- Salsa de soya baja en sodio
- Salsa para *chili*
- Salsa *Worcestershire*
- Sazonadores básicos: hojas de laurel, canela, cominos (semillas enteras), sazonador tipo italiano, nuez moscada, orégano, pimentón (paprika), perejil (seco y fresco), romero y tomillo
- *Tahini* (pasta de sésamo/ajonjolí)
- Tomates secados al sol
- Vinagres: balsámico, de vino tinto, de vino de arroz
- Vino para cocinar

(*Nota*: si encuentra en este capítulo términos que no entiende o que jamás ha visto, favor de remitirse al glosario en la página 435).

CAPÍTULO 4

PREGUNTAS FRECUENTES

Si bien las distintas personas que adopten un programa de alimentación tendrán resultados diferentes, al parecer mucha gente se plantea las mismas preguntas. Ann Fittante, MS, RD, una instructora certificada en nutrición para diabéticos, ofrece respuestas que pueden ayudarnos a todos.

1. *Tengo 41 años y necesito perder 40 libras (18 kg). Sigo el programa al pie de la letra, pero adelgazo muy lentamente. ¿Qué sucede?*

La velocidad a la que una mujer en general —y usted en particular— pierde peso se ve afectada por numerosos factores, entre ellos el sexo y la edad. En algún momento de la treintena, el metabolismo de la mujer se ralentiza en un 5 por ciento más o menos cada década. Eso significa que si una mujer moderadamente activa de 35 años consumiera un número fijo de calorías al día para mantener un peso de 140 libras (64 kg), subiría de peso ingiriendo la misma cantidad de calorías a la edad de 45 años. Para muchas mujeres, el aumento de peso es tan gradual que no lo perciben hasta que intentan ponerse los pantalones de mezclilla (mahones, pitusa) y luchan con el cierre (cremallera).

Pero no debe rendirse aunque esté adelgazando más despacio de lo que le gustaría. En realidad perder peso de manera gradual es más saludable y la mayoría de mujeres que adelgazan más lentamente tienen más probabilidades de no volver a recuperar esas libras adicionales más nunca.

Los menús de este programa contienen entre 1.400 y 1.600 calorías diarias, una cantidad que ayuda a la mayoría de las mujeres a perder peso. No obstante, para acelerar el proceso, considere aumentar su actividad física de 100 a 200 calorías al día. No se trata de mucha actividad. Por ejemplo, si usted pesa 155 libras (70 kg), quemará más de 200 calorías en 30 minutos de natación. Si prefiere caminar, quemará unas 250 calorías sólo por salir a pasear al perro durante una hora. (Si pesa más de 155 libras, quemará más calorías; si pesa menos de 155 libras, quemará menos).

También puede eliminar de 200 a 300 calorías al día. Por ejemplo, podría comer porciones más pequeñas en la cena y eliminar una merienda (refrigerio, tentempié). No obstante, yo le recomiendo que se mueva más. Además, quiero recalcar que uno no tiene que matarse de hambre para adelgazar. Si se consumen menos de 1.200 calorías al día, el metabolismo se volverá aún más lento.

2. Me encanta tomarme un muffin por la mañana. ¿Tiene alguna sugerencia para hacerlos aceptables en este programa?

¡Por supuesto que sí! Hace muy bien en buscar una alternativa a los *muffins* comerciales. La mayoría están hechos con harina blanca y transgrasas poco saludables. Y si son tan grandes como pelotas de *softball*, que la mayoría lo son, contienen enormes cantidades de grasa y calorías.

Para tomar un *muffin* que no cause estragos en sus niveles de insulina y azúcar en la sangre (glucosa), pruebe los *Muffins* de crema de cacahuate y plátano amarillo de la página 114. O si lo prefiere, también puede modificar su receta favorita de *muffin*. Simplemente tiene que sustituir la mitad de la harina por harina de trigo 100 por ciento integral, reducir el azúcar de 1 taza a ¾ y utilizar aceite de *canola*, el cual es bueno para el corazón. También puede agregar frutos secos y/o ¼ de taza de semillas de lino (linazas) molidas.

3. Con este programa nunca tengo hambre y los menús son deliciosos. Pero la semana antes de mi menstruación, se me antojan dulces, sobre todo chocolate. Todos los

meses me doy el gusto y vuelvo a subir una o dos libras (½ ó 1 kg). ¿Qué puedo hacer para combatir esos antojos y no descarrilarme del programa?

Permitirse un pedacito de pastel (bizcocho, torta, *cake*) o una cucharada de auténtico helado cremoso de vez en cuando está bien, sobre todo antes de la menstruación. Sin embargo, para llegar a dominar sus antojos mensuales de dulces sin echar a perder su proceso de adelgazamiento, calcule el valor calórico del alimento que se le antoje y ajuste el menú en consecuencia. Por ejemplo, ½ taza de helado tiene unas 150 calorías. Para poder consumir esas calorías adicionales, elimine una o dos de sus meriendas durante el día y/o tome porciones más pequeñas en las comidas.

He aquí algunas golosinas que tienen 150 calorías o menos. Recuerde que son gustos "de emergencia"; no son para el consumo diario.

- 2 *Famous Amos Chocolate Chip Cookies* (75 calorías)
- 2 cucharadas de chispitas (pedacitos) de chocolate (140 calorías)
- 4 besos de chocolate (105 calorías)
- 2 onzas (56 g) de pastel blanco esponjoso cubierto de bayas frescas (73 calorías)

O mejor aún, prepárese sus propias golosinas más saludables. Mi favorita es esta: las Barritas de avena y dátiles, cuya receta se encuentra en la página 396.

4. ¿Es cierto que consumir bebidas con edulcorantes artificiales puede hacer que uno engorde? ¿Se pueden beber al seguir el programa El Sabor de la Salud?

Algunos estudios han especulado que los edulcorantes artificiales podrían estimular el hambre, mientras que otros sugerían que la sacarosa (el azúcar de mesa) tal vez favorezca el adelgazamiento. Para descubrirlo, unos investigadores daneses pidieron a 41 personas con sobrepeso que complementaran sus dietas con bebidas con sacarosa o con edulcorantes artificiales. Diez semanas después, el grupo de la sacarosa engordó un promedio de 3 libras (casi 1,5 kg), mientras que el grupo que tomó los edulcorantes artificiales adelgazó casi 2 libras (1 kg). Resulta que el grupo de la sacarosa agregó más de 400 calorías diarias a su ingesta normal. Las calorías que se beben no ayudan a satisfacer el apetito. Puesto que nunca se compensan las calorías adicionales comiendo menos, se acaba subiendo de peso.

Pienso que está bien consumir bebidas con edulcorantes artificiales con moderación. No obstante, en mi opinión, lo mejor es el agua. Pruebe una de las nuevas aguas de sabor y cero calorías o mezcle 1 onza (30 ml) de su jugo favorito en un vaso alto de agua helada o agua tónica.

En cuanto a los alimentos con edulcorantes artificiales, es importante revisar la etiqueta con cuidado. Muchos alimentos sin azúcar, como las galletitas y el helado, tienen cantidades de calorías similares a los de las marcas normales y son altos en las perjudiciales grasas saturadas y/o hidrogenadas.

5. Mi esposo y yo queremos hacer dieta juntos: los dos tenemos que perder unas 30 libras (14 kg). ¿Funciona la dieta para los hombres y satisface sus necesidades alimenticias y calóricas?

Sí, el programa satisface las necesidades nutricionales de hombres y mujeres. ¡Y es maravilloso que se hayan unido para lograr este objetivo común! No hay duda de que los dos bajarán de peso (si bien tal vez él adelgace un poco más rápido que usted… normalmente sucede esto porque los hombres tienen más masa muscular).

Si bien los planes de comidas aportan entre 1.400 y 1.600 calorías, la mayoría de los hombres pueden adelgazar hasta con 1.800 calorías diarias. Esto se debe a que sus cuerpos suelen ser más grandes y musculosos que los de las mujeres y los músculos queman calorías. Por ello, si su esposo tiene mucha hambre, puede comer porciones más grandes en las comidas o porciones más grandes de las meriendas permitidas para ese día.

6. Me resulta totalmente imposible vivir sin pan, pasta y papas. ¿Puedo disfrutarlos en esta dieta de alguna manera?

¡Sí! El modo de comer que propone el programa El Sabor de la Salud no se basa en comer menos sino en comer con inteligencia… y los panes y pastas integrales le aportan a su cuerpo los carbohidratos de absorción lenta que necesita. Los cereales integrales hacen que el cuerpo tenga que trabajar más arduamente durante la digestión, lo cual retarda la elevación del azúcar en la sangre. Cuando los niveles de azúcar en la sangre suben y bajan gradualmente, uno se siente más lleno durante más tiempo y tiende a no comer con tanta frecuencia.

Además, los panes y pastas integrales contienen más fibra, hierro, tiamina y niacina que las variedades procesadas, cuestan solamente unos centavos más y ahora se pueden encontrar muy fácilmente en la mayoría de los supermercados (colmados) grandes. Escoja productos de cereales integrales que tengan 140 calorías o menos por porción y que contengan 3 o más gramos de fibra por porción.

Las papas son una buena fuente de vitaminas del complejo B y potasio y también contienen vitamina C y magnesio. Sólo sea sensato con las porciones (por ejemplo, una papa pequeña al horno) y cómalas con ingredientes bajos en grasa como salsa, requesón o crema agria baja en grasa. Coma también la piel: es una buena fuente de fibra. Y mejor aún, disfrute una batata dulce (camote) en vez de una papa blanca.

7. ¿Qué puedo utilizar en lugar de mantequilla para cocinar, para untar en el pan y para agregar a las verduras?

Me alegra que reconozca que si bien la mantequilla no contiene carbohidratos, sigue conteniendo una grasa saturada, la cual puede elevar los niveles de colesterol. Yo la recomiendo como un gusto ocasional más que como una parte diaria de la dieta. Puede reducir su contenido de grasa saturada mezclándola con aceite de *canola*. Utilice una parte de aceite de *canola* por una parte de mantequilla (por ejemplo, ¼ de taza de aceite de *canola* mezclado con ¼ de taza de mantequilla). También puede utilizar aerosoles con sabor a mantequilla que imitan el sabor de esta sin aportar la grasa ni las calorías.

Yo soy una auténtica admiradora del aceite de oliva y de *canola* para rociar —y cocinar— casi cualquier alimento, en lugar de mantequilla o margarina. El aceite de oliva, en concreto, aporta sabor sin las grasas saturadas prejudiciales para el corazón. Me encanta sofreír (saltear) mis verduras con aceite de oliva y ajo y mojar mi pan integral en aceite de oliva. Cuando horneo, utilizo aceite de *canola*.

8. Tengo antecedentes familiares de obesidad y diabetes, y mi hija de 15 años pesa unas 25 libras (11 kg) de más. ¿Es seguro para ella seguir el programa? Quiero ayudarla a proteger su salud futura.

El programa El Sabor de la Salud no está diseñado para satisfacer las necesidades nutricionales de los adolescentes (ni de los niños ni de las mujeres embarazadas). Sus necesidades calóricas son bastante altas: entre 1.800 y 3.000 calorías al día para las muchachas adolescentes e incluso más para los muchachos. Normalmente es más saludable para los adolescentes no limitar sus calorías, sino reducir el número de calorías vacías que consumen en forma de gaseosas, dulces, papitas fritas y alimentos chatarra. Si bien no puedo recomendar que su hija siga el programa, las ideas de las comidas y meriendas —y desde luego, las recetas— son elecciones saludables para toda la familia.

9. ¿Puedo seguir comiendo fruta? Me gusta, pero he leído que puede retrasar la pérdida de peso porque aumenta los niveles de insulina y de azúcar en la sangre.

No sé dónde comenzaron estos rumores. La fruta no retarda el adelgazamiento. Consumir demasiadas calorías y/o no hacer ejercicio de manera regular sí lo hace. Y tampoco es cierto que la fruta aumente la insulina o el azúcar en la sangre a niveles poco saludables. Una pieza de fruta de tamaño mediano contiene entre 15 y 30 gramos de carbohidratos. Para manejar el azúcar en la sangre, generalmente recomiendo que las personas con diabetes o resistencia a la insulina consuman entre 30 y 60 gramos de carbohidratos en las comidas y entre 15 y 30 gramos de carbohidratos en las meriendas.

En resumen: disfrute de 1 a 3 porciones de fruta al día. Una pieza de tamaño mediano contiene 100 calorías o menos y está retacada de fibra y de importantes vitaminas.

10. Al igual que muchas mujeres, como en exceso cuando estoy estresada. ¡El problema está en que estoy estresada todos los días! Intento no hacerlo, pero la comida me calma. ¿Cómo puedo dejar de comer a causa del estrés?

En los tiempos prehistóricos, comer por ansiedad tal vez haya sido una inteligente estrategia de supervivencia. Nuestros nerviosos antepasados recogían bayas cuando los tigres que merodeaban por el lugar se marchaban; usted se dirige a la máquina de caramelos cuando su jefe ruge. Las investigaciones han descubierto que el estrés induce a las ratas a liberar hormonas que las hacen comer muchas calorías, y tal vez a los humanos nos suceda lo mismo.

¿Ha comenzado el programa? Si no lo ha hecho aún, seguro que descubrirá lo que muchas mujeres y hombres que lo siguen ya han aprendido: comer porciones sensatas de alimentos altos en fibra y nutricionalmente equilibrados cada pocas horas —en lugar de saltarse las comidas y atiborrarse de alimentos chatarra altos en grasa y en azúcar— ayuda a controlar el hambre fisiológica. Puede que descubra que, si bien sus niveles de estrés continúan siendo los mismos, su impulso de comer compulsivamente para superar situaciones de estrés se reduce drásticamente. Y aún hay más buenas noticias: el ejercicio, el sueño y una dieta saludable pueden evitar que el círculo vicioso estrés/comer entre en juego.

Una caminata a paso rápido de 10 minutos u otra actividad que combata el estrés también puede ayudarnos a acabar con el hábito de comer por estrés. Nuestro plan de 30 días presenta una herramienta de manejo del estrés para cada día. Practique una o todas ellas regularmente y pronto reunirá un arsenal de técnicas que le permitirán manejar el estrés de manera saludable.

11. ¿Tengo que hacer ejercicio al seguir el programa?

Todo el mundo necesita hacer ejercicio de manera regular. Tenemos que recordar que mejorar la forma física puede proporcionarnos otros beneficios además de acelerar el adelgazamiento. También puede reducir la resistencia a la insulina y aumentar la energía.

El ejercicio cardiovascular acelera el metabolismo antes y después del ejercicio. Los ejercicios con pesas aumentan la masa muscular, lo que a su vez incrementa la capacidad del cuerpo para quemar calorías durante la actividad y cuando estamos en reposo.

Pero antes de que se ate las agujetas (cordones) de los tenis o levante una mancuerna (pesa de mano), consiga el visto bueno de su médico para hacer ejercicio. Luego escoja una actividad que disfrute. Comience con 30 minutos hasta llegar a 60 minutos de actividad, de tres a seis veces por semana. Comience despacio y aumente a medida que adquiera mejor forma física.

12. *Quiero probar el programa, pero no creo que pueda comer seis veces al día. No tengo hambre en el desayuno, normalmente trabajo durante la hora del almuerzo y tomo una comida grande al día: la cena. ¿Realmente tengo que tomar todas esas comidas?*

Al menos inténtelo, porque saltarse las comidas ha arruinado los esfuerzos por adelgazar de muchas personas que se han puesto a dieta. No comer a intervalos regulares hace que baje el azúcar en la sangre, lo cual provoca hambre y antojos, lo que nos lleva a comer sin control. Por otra parte, si las comidas y las meriendas se espacian uniformemente a lo largo del día, se mantiene un mejor control del azúcar en la sangre y no se comerá en exceso. Además, no se trata de hacer comidas grandes. Se trata de medio sándwich (emparedado) de pavo (chompipe) y una pieza de fruta. O bien una ensalada pequeña de pollo a la parrilla. O tal vez un yogur bajo en grasa y un par de galletas integrales. Estas minicomidas son fáciles de guardar en el escritorio o en el refrigerador del trabajo, y también son fáciles de encontrar en las tiendas abiertas las 24 horas del día.

Si no puede comer seis veces al día, al menos intente hacerlo tres veces durante 2 semanas. Lo más probable es que tenga más energía durante el día y sienta menos hambre por la noche.

13. ¿Recomienda tomar suplementos mientras se sigue el programa?

En el programa El Sabor de la Salud usted comerá frutas, verduras y cereales integrales sumamente nutritivos y tomará pequeñas cantidades de lácteos bajos en grasa y carnes magras (bajas en grasa), carne de ave y pescado. En todo caso, si toma un suplemento multivitamínico se asegurará de que no sufre deficiencias nutricionales… algo que la revista *Prevention* recomienda a todo el mundo. De hecho, hace poco un panel de expertos en nutrición concluyó que todos los adultos deberían tomar un suplemento multivitamínico. En caso de que tome un suplemento y siga una dieta saludable como la que ofrecemos aquí, tendrá todas sus necesidades nutricionales cubiertas.

Hasta los 50 años de edad, también es buena idea tomar, junto con un suplemento multivitamínico (que debería contener 400 UI de vitamina D), un suplemento adicional de 500 mg de calcio. Después de los 50 años de edad, considere tomar 700 mg de forma independiente, pero no más de 500 mg a la vez para absorberlo mejor.

Si bien yo pienso que los suplementos pueden ayudar a satisfacer nuestras necesidades nutricionales, recomiendo evitar los suplementos multivitamínicos que van dirigidos a las personas que siguen dietas bajas en carbohidratos o cualquier otro suplemento que asegure favorecer el adelgazamiento. No funcionan y estará tirando el dinero que tanto le cuesta ganar.

14. No me gusta el sabor y la textura de la pasta de trigo integral. ¿Puedo mezclar pasta normal con la variedad integral? ¿O puede recomendar otro tipo de pasta integral con un sabor y textura más parecidos a la pasta normal?

Muchas personas que juraron que nunca dejarían la pasta hecha con harina blanca han llegado a adorar el característico sabor de la variedad de trigo integral. (Es más espesa que la pasta blanca y tiene un saborcito a fruto seco). No obstante, si le resulta casi imposible comer pasta de trigo integral sola, puede mezclarla con la blanca.

Su tienda de productos naturales local ofrecerá una gran variedad de pastas hechas con cereales integrales, como maíz (elote, choclo), quinua, espelta y arroz integral, además de trigo. Puede que le guste más el sabor y la textura de estas variedades.

15. ¿Puedo utilizar condimentos en el programa, como catsup (ketchup), salsa barbacoa y relish?

Sí, puede utilizar condimentos en las comidas… pero sin excederse. Una cucharada está permitida y no aportará muchas calorías, grasa ni sodio. No obstante, le recomiendo que experimente con alternativas a los condimentos convencionales, o que utilice condimentos más bajos en calorías. Por ejemplo, la salsa es deliciosa con hamburguesas o huevos revueltos ¡y sé de gente que cubre sus papas al horno con mostaza café picante!

16. Me gusta comer por la noche. Sigo el programa hasta las 8 p.m. Pero a las 11, he ingerido cientos de calorías extra y eso se nota en mi cintura. ¿Qué puedo hacer?

Es importante identificar las razones por las que come a altas horas de la noche. ¿Tiene hambre? ¿Está aburrido? ¿O comer por la noche es simplemente una costumbre? Asegúrese de que sus comilonas nocturnas no sean una respuesta fisiológica al hambre. La gran mayoría de personas que luchan contra el hábito de comer por la noche son las que se saltan las comidas o no toman comidas equilibradas durante el día. Esta es una de las principales causas por las que se come en exceso por la noche. Si usted sigue nuestra estrategia fundamental de ingerir 3 comidas y 3 meriendas al día, lo más probable es que quiera comer por razones distintas al hambre fisiológica.

Yo le aconsejaría que practicara el comer de manera consciente; es decir, prestar atención a qué, cómo y cuánto come, así como a su sensación de saciedad o hambre. Para comer conscientemente, es necesario que no haga nada mientras come, ni ver la televisión, ni leer ni trabajar. El siguiente ejercicio, que sólo toma unos 3 minutos, puede ayudarle a comprender qué es comer de manera consciente.

Ponga algún alimento para picar en la palma de la mano: un cacahuate (maní) o una almendra, una uva, una zanahoria cambray. Luego agárrelo con los dedos. Concéntrese en su forma y textura. Piense en este alimento: de dónde procede, cómo se cultivó. Métaselo a la boca, pero no lo muerda: simplemente deje que permanezca en la boca. Llévelo de un sitio a otro. Explórelo con la lengua. Finalmente, mastíquelo lentamente, concentrándose en su sabor.

Tal vez también le ayude planificar una actividad para después de las 8 p.m. Podría practicar meditación o técnicas de relajación o un pasatiempo como bordar sobre cañamazo, tejer o dibujar. Si todo lo demás falla, simplemente llene la bañadera (bañera, tina) o dése una ducha (regaderazo). Es difícil comer con las manos o las uñas mojadas.

17. *Sé que usted recomienda aliñar (aderezar) las ensaladas con el aceite de semilla de lino (linaza) y otros aliños hechos en casa, pero ¿puedo utilizar aliños para ensalada bajos en calorías de botella? ¿Harán que baje de peso más lentamente?*

Siempre que no se exceda demasiado, los aliños bajos en grasa y en calorías no deberían afectar su pérdida de peso. Limítese a 1 ó 2 cucharadas y escoja marcas que sean más bajas en sodio y contengan grasas saludables para el corazón.

18. *Algunas de las comidas de los menús no me apetecen. ¿Puedo intercambiar una comida por otra o comer mis comidas favoritas regularmente?*

¡Por supuesto! Puede intercambiar las comidas. Los valores calóricos de todos los desayunos son similares, así como los de los almuerzos y las cenas. Esto significa que puede intercambiar un desayuno por otro, un almuerzo por otro y una cena por otra. En cuanto a comer sus almuerzos y cenas favoritos, tanto si está comiendo fuera o utilizando una receta familiar, intente que las porciones sean similares a las comidas del programa El Sabor de la Salud. Es decir, de 2 a 4 onzas (de 56 a 112 g) de proteínas; 1½ tazas de verduras o ensaladas; 1 taza de cereales, pasta, papas o cacerola (guiso); y no más de 1 cucharada de una grasa como aceite de oliva, aliño (aderezo) o mayonesa.

19. *Me encanta tomar una copa de vino con la comida. ¿Puedo beber alcohol en este programa?*

Sí. Sólo esté consciente de que el alcohol tiende a elevar los niveles de cortisol, lo cual envía grasa a su panza. Además, las calorías adicionales podrían dificultar su adelgazamiento si no las toma en cuenta. Una bebida (la cual equivale a 4 onzas/118 ml de vino, 12 onzas/360 ml de cerveza o 1 onza/30 ml de una bebida fuerte) contiene de 80 a 150 calorías. Elimine una o dos meriendas durante el día o tome porciones más pequeñas a la hora de comer. Por razones de salud, las mujeres no deberían tomar más de una bebida alcohólica al día (los hombres, no más de dos diarias).

Conocedora del sabor de la salud
HELEN LEVELS

Desde que era una niña, a Helen Levels se le antojaban todo tipo de dulce. Pero todos esos gustos estaban prohibidos. "Mis padres no nos permitían comer nada dulce a los niños, excepto fruta", recuerda la residente de San Antonio de 52 años.

Entonces su madre falleció y Helen, que contaba con 13 años, se mudó con una tía cuyas pautas dietéticas eran menos restrictivas. Por fin Helen podía permitirse comer los dulces que tanto le gustaban… y los disfrutó durante 22 años.

Tras casarse con su esposo, Bruce, y formar una familia, el gusto de Helen por los dulces continuó, pero las libras comenzaron a acumularse. Tomar panecillos de miel bañados en mantequilla y azúcar y otras golosinas dieron como resultado que Helen, con una estatura de 5'2" (1,57 m), terminara pesando 193 libras (88 kg).

Cuando Helen cumplió los 35, su energía se fue agotando. "No tenía energía para hacer nada", dice. "Después del trabajo, iba a casa, me desplomaba en el sofá y dormía". Siempre tenía sed, bebía 3 botellas de 32 onzas (1 l) de agua al día e iba al baño dos o más veces en media hora. Lo más inquietante fue que Helen adelgazó 30 libras (14 kg).

Un día, probó un bocado de tarta de queso que una vecina había hecho y se sintió muy cansada. "Creía que no podría llegar al sillón". Al día siguiente, Bruce la llevó a la sala de urgencias. Sus síntomas: fatiga, sed, orina constante, un análisis de sangre dio que tenía diabetes.

"Los médicos dijeron: 'Tiene que empezar a comer mejor y a hacer ejercicio inmediatamente'" recuerda Helen. Alarmada, sustituyó de inmediato los dulces llenos de carbohidratos de absorción rápida de su dieta por comida nutritiva compuesta por carbohidratos de absorción lenta. Su desayuno consistía en un plato pequeño de copos de salvado con leche. Almorzaba una sopa, una ensalada o una ensalada de fruta. Cenaba pollo o pescado.

Al principio su gusto por los dulces se le rebelaba. "Algunas veces deseaba tanto comer algo dulce que creía que me iba a echar a llorar", dice. Pero su determinación —y su miedo— la ayudaron.

Helen también compró una estera mecánica (caminadora). Todas las noches después del trabajo caminaba; al principio sólo durante 15 minutos, luego aumentó a una hora.

En el plazo de un año su energía había regresado y sus niveles de glucosa mejoraron enormemente… sin medicación. "Esta mañana, mi glucosa era de 98 mg/dl", dice. Además, adelgazó 43 libras (20 kg) y ahora pesa 150 libras (68 kg). "Ya no tengo antojos de dulces", dice.

Lo que sí se le antoja a Helen es permanecer saludable. "Hay demasiadas personas a mi alrededor —gente más joven que yo— enfermando o muriendo de diabetes", afirma. "Yo no quiero que eso me suceda a mí. Si es necesario dejar los dulces para gozar de buena salud, estoy dispuesta a dejarlos".

Otro motivo para reducir el alcohol: un estudio descubrió que, en comparación con el jugo o el agua, tomar una bebida alcohólica antes de una comida puede hacer que se coman 200 calorías más, además de las calorías extra de la bebida misma. Los individuos del estudio comieron más deprisa, tardaron más tiempo en sentirse llenos y continuaron comiendo incluso cuando ya no tenían hambre.

20. No tengo tiempo de cocinar todas estas comidas. ¿Qué puedo hacer?

Es cierto que para preparar una comida se necesita más tiempo y energía que para recoger una pizza o ir al autoexprés. Pero no mucho más tiempo, sobre todo si uno lo planifica. Dedique 1 ó 2 horas a la semana a planificar las comidas. Utilice la lista de compras de la página 431 y reserve una noche o un día del fin de semana para preparar las comidas que requieran más tiempo, como las cacerolas (guisos), los *muffins* o los panes preparados sin levadura, las sopas y los guisos (estofados). Intente incorporar una receta nueva cada semana. Cocine el doble de sus recetas favoritas y congele la ración extra o utilice las sobras.

Tenga en cuenta que el programa El Sabor de la Salud es un plan *para toda la vida* que le ayudará a deshacerse de esas libras de más para siempre. ¿Preferiría ahorrar tiempo comprando comida rápida en el autoexprés o verse increíble en un par más pequeño de pantalones de mezclilla (mahones, pitusa)?

(*Nota*: si encuentra en este capítulo términos que no entiende o que jamás ha visto, favor de remitirse al glosario en la página 435).

CAPÍTULO 5

30 DÍAS DEL SABOR
DE LA SALUD

¿Está preparado para perder hasta 2 libras (1 kg) a la semana tomando 6 deliciosas y llenadoras comidas y meriendas (refrigerios, tentempiés)? Prepárese para el plan El Sabor de la Salud. Este programa de 30 días de duración está basado en una buena nutrición, la actividad física regular y técnicas de manejo del estrés. Fue creado por Ann Fittante, M.S., R.D., una instructora certificada en nutrición para diabéticos.

Cada día del programa consta de 3 elementos.

• Los menús. Mientras baja de peso, comerá abundantemente y disfrutará muchos de sus platos favoritos y alimentos familiares: galletitas, tostadas francesas (pan francés, torrejas), macarrones con queso, burritos y pasta primavera, por nombrar sólo unos cuantos. Encontrará los platos descritos en la sección de recetas. (*Nota:* no siga los menús si está usted embarazada o le han diagnosticado diabetes gestacional).

• Una sugerencia para quemar más calorías a lo largo del día (titulada "Muévase"), que debería realizar además de las sesiones de ejercicio normales. De acuerdo con los expertos, el simple hecho de incorporar más actividad física a la vida cotidiana ayuda a acelerar la pérdida de peso, y los esfuerzos físicos más pequeños pueden contribuir a acabar con esas rebeldes libras de más… y agregar placer a su vida. (Consulte a su médico antes de comenzar este o cualquier otro programa de ejercicio).

- Una sugerencia acerca de cómo reducir el estrés en su vida y dedicar un poco de tiempo a sí mismo todos los días ("Tome un tiempo para tranquilizarse"). Sin importar qué tan frenética sea su agenda, nuestra táctica de 5 minutos es un pequeño remanso de paz al que estará deseando llegar todos los días. Tal vez resulte difícil de creer en este momento, pero la suma de esos 300 segundos le brindará mayor calma y menos estrés.

El programa en sí no es estresante. Sígalo al pie de la letra y lo más probable es que vea las recompensas de su cambio de vida en menos de 30 días: una persona más delgada, esbelta y serena.

No espere otro día. Su nuevo cuerpo —y vida— le esperan.

Primera Semana

RECETAS PARA LA PRIMERA SEMANA

Stratas de queso suizo y tocino de pavo (página 87)

Cerdo sencillo a la barbacoa (página 302)

Aliño mil islas a lo saludable (página 246)

Ensalada de pollo y nueces de la India (página 234)

Cuscús al estilo mediterráneo (página 270)

Bistec a la parrilla con tostada multigrano (página 278)

Ratatouille asado al horno (página 255)

Pasta Primavera esbelta (página 383)

Panecillos de suero de leche, albaricoque y jengibre (página 113)

Salmón al eneldo envuelto (página 350)

Coles de Bruselas asadas al horno (página 261)

Domingo

DESAYUNO

Stratas de queso suizo y tocino de pavo
(página 87)

1 taza de kiwi y fresas picados en rodajas con
una cucharada de yogur de vainilla bajo en
grasa

ALMUERZO

Sándwich (emparedado) de atún: mezcle ½ taza
de atún, 1 cucharada de mayonesa baja en
grasa y cebolla picada y/o pimiento (ají,
pimiento morrón) rojo picado (opcional).
Ponga sobre 1 rebanada de pan o tostada de
centeno. Cubra con hojas de espinaca o
lechuga, 1 rodaja de tomate (jitomate) y una
segunda rebanada de pan de centeno.

1½ tazas de ensalada mixta con 1 cucharada de
aliño (aderezo) bajo en grasa

MERIENDA

¾ de taza de compota de manzana; mezcle con
1 onza (28 g) de *granola* y espolvoree con
canela

CENA

Cerdo sencillo a la barbacoa (página 302)

1 papa mediana al horno con 1 cucharada de
crema agria baja en grasa

1 taza de brócoli y zanahorias sofritas (salteadas)
en 1 cucharadita de aceite de oliva y ajo

1 taza de leche de soya enriquecida (puede
sustituirla por leche descremada)

MERIENDA

½ taza de yogur de vainilla bajo en grasa
con ½ taza de arándanos

Análisis diario
Calorías: 1.598
Proteínas: 95 gramos
Carbohidratos: 228 gramos
Grasa: 36 gramos
Colesterol: 238 miligramos
Sodio: 2.229 miligramos
Fibra: 28 gramos

Unidades de intercambio
Carbohidratos: 15
(7 de pan/fécula,
4 de fruta, 2 de leche,
5 de verdura)
Carnes magras: 7
Grasas: 3

MUÉVASE

Lleve a su pareja o hijos a un local donde se juega *laser tag*. Rételes a jugar unas cuantas veces.

TOME UN TIEMPO PARA TRANQUILIZARSE

Entre nuevamente en contacto consigo mismo antes de comenzar las prisas de la semana laboral:
preste su pareja o hijos 15 minutos ininterrumpidos de atención antes de irse a la cama. Entrar en
contacto es un potente antídoto contra el mal humor.

Lunes

DESAYUNO

¾ de taza de yogur de vainilla bajo en grasa mezclado con 1 cucharada de almendras

1 rebanada de pan integral con 1 cucharadita de margarina sin transgrasas

MERIENDA

1 naranja (china)

ALMUERZO

1½ tazas de sopa de frijoles (habichuelas) negros y jamón que sea baja en sodio

1 *muffin* pequeño de maíz (2 onzas/56 g)

1 taza de zanahorias crudas, tomates (jitomates) pequeños y pimientos verdes con 2 cucharadas de Aliño mil islas a lo saludable (página 246) para mojar las verduras u otro aliño (aderezo) bajo en grasa

MERIENDA

1 taza de bayas con 2 cucharadas de sustituto de crema batida o yogur de vainilla bajo en grasa

CENA

1 porción de Ensalada de pollo y nueces de la India (página 234)

¾ de taza de arroz integral

MERIENDA

½ taza de requesón mezclado con ½ taza de piña (ananá)

Nota: guarde 1 porción de la ensalada de pollo para el almuerzo de mañana.

El análisis del día

Calorías: 1.557
Proteínas: 75 gramos
Carbohidratos: 221 gramos
Grasa: 41 gramos
Colesterol: 61 miligramos
Sodio: 1.870 miligramos
Fibra: 46 gramos

Unidades de intercambio

Carbohidratos: 15 (8 de pan/fécula, 4 de fruta, 1 de leche, 6 de verdura)
Carnes magras: 5
Grasas: 4

MUÉVASE

¿Trabaja cerca de un parque? Sugiera a sus compañeros que realicen una "reunión móvil" y caminen mientras lleven a cabo una lluvia de ideas. También puede ponerse los tenis a la hora del almuerzo y hacer una meditación mientras camina.

TOME UN TIEMPO PARA TRANQUILIZARSE

Compre un paquete de chicles sin azúcar. Cuando esté parado frente a un semáforo rojo, haga pompas (globos).

Martes

DESAYUNO

1 porción de cereales altos en fibra con 1 taza de
leche descremada

½ taza de bayas

MERIENDA

1 taza de zanahorias cambray con 2 cucharadas
de *hummus*

ALMUERZO

1 porción de Ensalada de pollo y nueces de la
India (página 234)

½ taza de arroz integral

MERIENDA

1 manzana con 2 cucharaditas de crema de
cacahuate totalmente natural

CENA

3 onzas (84 g) de pescado asado en el asador
(*broiler*) del horno aliñado con 2 cucharadas
de Aliño mil islas a lo saludable (página 246)

1 porción de Cuscús al estilo mediterráneo
(página 270)

1 taza de espárragos al vapor

MERIENDA

1 onza (28 g) de queso bajo en grasa

1 pera asiática

*Nota: guarde 1 porción del cuscús para el almuerzo
de mañana.*

El análisis del día

Calorías: 1.590
Proteínas: 99 gramos
Carbohidratos: 218 gramos
Grasa: 40 gramos
Colesterol: 139 miligramos
Sodio: 1.934 miligramos
Fibra: 42 gramos

Unidades de intercambio

Carbohidratos: 14
(6 de pan/fécula,
5 de fruta, 1 de leche,
7 de verdura)

Carnes magras: 7

Grasas: 2

MUÉVASE

Hoy, estacione su auto a 15 minutos de la oficina y camine hasta y desde el trabajo. Si toma el
transporte público, bájese una parada antes de lo que lo hace normalmente.

TOME UN TIEMPO PARA TRANQUILIZARSE

Vaya a almorzar con su pareja o con un amigo.

Miércoles

DESAYUNO

1 tostada de cereal integral con 1 cucharada de crema de algún fruto seco totalmente natural

1 taza de leche de soya enriquecida o leche descremada

MERIENDA

1 porción de galletas integrales

ALMUERZO

1 porción de Cuscús al estilo mediterráneo (página 270)

1½ tazas de ensalada de verduras de hoja verde mixtas con ½ taza de frijoles (habichuelas) colorados o garbanzos

2 cucharadas de Aliño mil islas a lo saludable (página 246) o un aliño (aderezo) bajo en grasa

MERIENDA

1 taza de ensalada de fruta con 2 cucharadas de sustituto de crema batida o yogur de vainilla bajo en grasa

CENA

Bistec a la parrilla con tostada multigrano (página 278)

1 taza de acelga suiza o berza (bretón, posarno) al vapor

½ taza de maíz (elote, choclo)

6 onzas (177 ml) de vino o ½ taza de pudín (budín) bajo en grasa o helado bajo en grasa

MERIENDA

3 tazas de palomitas (rositas) de maíz (cotufo) con 2 cucharadas de queso parmesano

El análisis del día

Calorías: 1.425
Proteínas: 72 gramos
Carbohidratos: 185 gramos
Grasa: 41 gramos
Colesterol: 69 miligramos
Sodio: 2.419 miligramos
Fibra: 30 gramos

Unidades de intercambio

Carbohidratos: 12 (8 de pan/fécula, 2 de fruta, 1 de leche, 4 de verdura)
Carnes magras: 6
Grasas: 3

MUÉVASE

Lleve a su hijo al colegio caminando. Si toma el autobús (guagua, camión), camine con él hasta la siguiente parada, luego regrese caminando. ¿No tiene hijos? Camine alrededor de la manzana antes de ir al trabajo.

TOME UN TIEMPO PARA TRANQUILIZARSE

Compre un ramo de margaritas en el supermercado (colmado). Hoy póngalas en el termo, no en el vaso de plástico.

Jueves

DESAYUNO

Licuado (batido) para desayunar: mezcle 1 taza
   de leche descremada o yogur sin grasa,
   1 plátano amarillo (guineo, banana),
   2 cucharadas de semillas de lino (linaza)
   molidas, 2 cucharadas de proteínas en polvo
   o leche en polvo descremada y 2–3 cubos
   de hielo.

MERIENDA

1 onza (28 g) de frutos secos mixtos (sin sal)

ALMUERZO

½ sándwich (emparedado) de pavo (chompipe)
   con pan de centeno (1 onza/28 g de pavo,
   1 onza de queso sin grasa, ⅛ de
   aguacate/palta)

1 taza de sopa de pollo o verdura con fideos

½ taza de verduras crudas

MERIENDA

½ mango pequeño fresco (o ½ taza de mango
   congelado, descongelado)

CENA

3 onzas (84 g) de pollo al horno

1 porción de *Ratatouille* asado al horno
   (página 255)

1 panecillo de trigo integral con 1 cucharadita
   de margarina sin transgrasas

¾ de taza de yogur de vainilla bajo en grasa
   espolvoreado con canela

MERIENDA

½ *muffin* inglés de pasas o de trigo integral
   untado con 2 cucharadas de requesón

*Nota: hornee un pedazo adicional de pollo y
guarde 1 porción del* ratatouille *para el almuerzo
de mañana.*

El análisis del día

Calorías: 1.520
Proteínas: 94 gramos
Carbohidratos: 196 gramos
Grasa: 46 gramos
Colesterol: 142 miligramos
Sodio: 2.655 miligramos
Fibra: 26 gramos

Unidades de intercambio

Carbohidratos: 13
(7 de pan/fécula,
3 de fruta, 2 de leche,
3 de verdura)

Carnes magras: 6

Grasas: 3

MUÉVASE

Hoy, camine durante sus descansos para tomar el café. Si normalmente se toma un descanso tres
veces al día durante 10 minutos, son 30 minutos moviéndose.

TOME UN TIEMPO PARA TRANQUILIZARSE

A las 3 p.m., cierre la puerta de su oficina y lea un capítulo de un nuevo bestséller.

Viernes

DESAYUNO

1 taza de avena con 2 cucharadas de nueces,
1 cucharada de semillas de lino (linaza)
molidas y 2 cucharaditas de almíbar de arce
o azúcar morena (mascabado)

MERIENDA

1 huevo duro, rebanado, con ½ tomate (jitomate)

ALMUERZO

1 porción de *Ratatouille* asado al horno
(página 255)

1 porción de pollo al horno

1 panecillo de trigo integral

1 onza (28 g) de hebras (tiras) de queso

1 pera asiática

MERIENDA

¾ de taza de yogur de vainilla bajo en grasa con
½ taza de melocotones (duraznos); espolvoreado con 1 cucharada de semillas de girasol

CENA

Pasta Primavera esbelta (página 383); con
3 onzas (94 g) de camarón a la parrilla

NADA DE MERIENDA

El análisis del día

Calorías: 1.575
Proteínas: 89 gramos
Carbohidratos: 200 gramos
Grasa: 54 gramos
Colesterol: 370 miligramos
Sodio: 1.775 miligramos
Fibra: 36 gramos

Unidades de intercambio

Carbohidratos: 13
(8 de pan/fécula,
3 de fruta, 1 de leche,
3 de verdura)

Carnes magras: 5

Grasas: 5

MUÉVASE

Esta noche salga a pasear con su perro. ¿No tiene perro? Pídaselo prestado a su vecino o simplemente pasee sin perro.

TOME UN TIEMPO PARA TRANQUILIZARSE

Para relajarse de cara al fin de semana, entre en su iglesia o sinagoga para rezar una breve oración, o simplemente prenda una vela y mire la llama durante 10 minutos.

Sábado

DESAYUNO

1 Panecillo de suero de leche, albaricoque y
    jengibre (página 113)

1 taza de leche descremada o yogur natural bajo
    en grasa

MERIENDA

1 plátano amarillo (guineo, banana)

ALMUERZO

Totopos saludables: cubra 1½ onzas (42 g) de
    totopos (tostaditas, nachos) integrales con
    ½ taza de frijoles (habichuelas) y 1 onza
    (28 g) de queso bajo en grasa rallado. Hornee
    durante 10–15 minutos a 250°F o cocine en
    el horno de microondas durante 30 segundos
    hasta que el queso se derrita. Sirva con ¼ de
    taza de salsa y ¼ de taza de guacamole.

NADA DE MERIENDA

CENA

1 porción de Salmón al eneldo envuelto
    (página 350)

1 batata dulce (camote) al horno con 1 cuchara-
    dita de margarina sin transgrasas

1 porción de Coles de Bruselas asadas al horno
    (página 261)

1 taza de leche descremada

MERIENDA

½ taza de helado

*Nota: guarde un panecillo para el menú de la
semana que viene.*

El análisis del día

Calorías: 1.464
Proteínas: 74 gramos
Carbohidratos: 198 gramos
Grasa: 48 gramos
Colesterol: 128 miligramos
Sodio: 2.380 miligramos
Fibra: 32 gramos

Unidades de intercambio

Carbohidratos: 13
(7 de pan/fécula,
2 de fruta, 2 de leche,
6 de verdura)

Carnes magras: 5

Grasas: 4

MUÉVASE

¿Va a comprar a la tienda de comestibles hoy? Antes de agarrar el carrito, dé una vuelta completa a
todo el edificio.

TOME UN TIEMPO PARA TRANQUILIZARSE

Ordene un clóset, su alhajero y el cajón de la cocina. Dése cuenta de que algunas veces es fácil crear
orden a partir del caos.

Segunda Semana

RECETAS PARA LA SEGUNDA SEMANA

Waffles de cacao y café (página 112)

Sándwiches de jamón, pera y queso tipo *Gorgonzola* (página 176)

Aliño frío de suero de leche (página 245)

Guiso de espárragos y maíz asados al horno (página 251)

Licuado de fresa y mango (página 136)

Pastel de frijoles, tomates y verduras (página 366)

Sabroso pavo *Stroganoff* (página 332)

Avena con fruta y especias (página 105)

Hummus de pimiento rojo asado al horno con cilantro (página 124)

Alambres de pez espada al romero (página 352)

Sorbete de vino tinto y bayas (página 422)

Carne asada (página 280)

Frijoles negros con arroz (página 267)

Linguine con salsa de almejas rojas (página 359)

Tostadas francesas rellenas de plátano amarillo (página 110)

Pizzas griegas de pan árabe (página 382)

Galletitas de avena con cerezas (página 391)

Panecillos de suero de leche, albaricoque y jengibre (página 113)

Domingo

DESAYUNO

1 *Waffle* de cacao y café (página 112) con ½ taza de fresas picadas en rodajas y 1 cucharada de almíbar de arce

NADA DE MERIENDA

ALMUERZO

1 porción de Sándwiches de jamón, pera y queso tipo *Gorgonzola* (página 176)

1 onza (28 g) de papitas fritas (sin sal, si lo desea)

MERIENDA

1 taza de verduras crudas con 2 cucharadas de Aliño frío de suero de leche (página 245) para mojarlas o 2 cucharadas de aliño (aderezo) bajo en grasa

CENA

3 onzas (84 g) de pescado al horno

1 porción de Guiso de espárragos y maíz asados al horno (página 251)

1 taza de arroz integral

1 taza de leche descremada

MERIENDA

Parfait de yogur y fruta: para prepararlo, espolvoree 1 taza de yogur natural bajo en grasa con ½ cucharadita de canela, ½ cucharadita de azúcar y 1 cucharada de nueces o almendras picadas

El análisis del día

Calorías: 1.597
Proteínas: 83 gramos
Carbohidratos: 215 gramos
Grasa: 49 gramos
Colesterol: 120 miligramos
Sodio: 2.045 miligramos
Fibra: 27 gramos

Unidades de intercambio

Carbohidratos: 14 (8 de pan/fécula, 1 de fruta, 2 de leche, 5 de verdura)
Carnes magras: 5
Grasas: 5

MUÉVASE

Haga una lista de 5 a 10 cosas que se encuentran en la Naturaleza: un nido de pájaro, un hormiguero, etc. Luego dé un "paseo de explorador" de 20 minutos y vaya marcándolas en la lista.

TOME UN TIEMPO PARA TRANQUILIZARSE

Diga la Oración de la serenidad: "Dios, concédeme la serenidad para aceptar las cosas que no puedo cambiar, valor para cambiar aquellas que puedo y sabiduría para reconocer la diferencia". Aplíquela a su vida hoy.

Lunes

DESAYUNO

1 porción de Licuado de fresa y mango (página 136) con 1 cucharada de semillas de lino (linaza) molidas

1 huevo, de cualquier manera, preparado sin grasa

Nota: guarde 1 porción del licuado para la merienda de esta noche.

MERIENDA

1 Panecillo de suero de leche, albaricoque y jengibre (página 113)

ALMUERZO

Ensalada griega: mezcle 2 tazas de espinacas, 2 onzas (56 g) de queso *feta*, ½ tomate (jitomate) picado, ¼ de pepino picado, ¼ de pimiento verde picado y 3 olivas negras con 1 cucharada de aliño (aderezo) bajo en grasa.

1 panecillo mediano integral o 2 porciones de galletas integrales

MERIENDA

1 plátano amarillo (guineo, banana) partido a la mitad y untado con 2 cucharaditas de mantequilla de maní totalmente natural

CENA

Pastel de frijoles, tomates y verduras (página 366)

1 taza de ensalada mixta

2 cucharadas de Aliño frío de suero de leche (página 245) o un aliño (aderezo) bajo en grasa

MERIENDA

1 porción de Licuado de fresa y mango

Nota: guarde 1 porción del Pastel de frijoles, tomates y verduras para el almuerzo de mañana.

El análisis del día
Calorías: 1.608
Proteínas: 60 gramos
Carbohidratos: 255 gramos
Grasa: 66 gramos
Colesterol: 347 miligramos
Sodio: 2.331 miligramos
Fibra: 35 gramos

Unidades de intercambio
Carbohidratos: 17
(8 de pan/fécula, 6 de fruta, 2 de leche, 3 de verdura)
Carnes magras: 4
Grasas: 3

MUÉVASE

¿Tiene un podómetro? Desempólvelo, póngaselo y aspire a sumar 2.500 pasos hoy. En caso de no tener uno, pídalo prestado a un amigo o familiar y utilícelo durante 20 minutos.

TOME UN TIEMPO PARA TRANQUILIZARSE

La Naturaleza triunfa sobre el estrés creado por el hombre. Sea la estación que sea, trabaje en el jardín durante 15 minutos: rastrille hojas, deshierbe, recoja palitos y ramas, etc.

Martes

DESAYUNO

½ *bagel* integral untado con 1 cucharada de queso crema bajo en grasa

1 onza (28 g) de salmón ahumado (opcional)

MERIENDA

1 manzana

ALMUERZO

1 porción de Pastel de frijoles, tomates y verduras (página 366)

1 taza de palitos de apio y zanahoria

MERIENDA

1½ tazas de melón picado en cubitos con 2 cucharadas de crema batida o yogur natural bajo en grasa

CENA

1 porción de Sabroso pavo *Stroganoff* (página 332) sobre 1 taza de fideos de trigo integral

1 taza de espinacas sofritas (salteadas) en 1 cucharadita de aceite de oliva y 2 dientes de ajo machacados

MERIENDA

1 taza de yogur de fruta bajo en grasa

El análisis del día

Calorías: 1.481
Proteínas: 83 gramos
Carbohidratos: 238 gramos
Grasa: 27 gramos
Colesterol: 99 miligramos
Sodio: 2.447 miligramos
Fibra: 35 gramos

Unidades de intercambio

Carbohidratos: 16
(8 de pan/fécula,
3 de fruta, 2 de leche,
5 de verdura)

Carnes magras: 5

Grasas: 2

MUÉVASE

Dése un gusto y camine durante el almuerzo: coma en su escritorio y luego dé un paseo hasta el centro de la ciudad o al parque local.

TOME UN TIEMPO PARA TRANQUILIZARSE

¿Quién escribe cartas hoy día? Usted sí. Tome 5 minutos para escribir y 5 minutos para poner la dirección, el sello y echarla al correo. Las tarjetas también cuentan.

Miércoles

DESAYUNO

1 porción de Avena con fruta y especias (página 105) con 1 cucharada de semillas de lino (linaza) molidas

MERIENDA

1 onza (28 g) de frutos secos tostados sin sal

ALMUERZO

1 porción de *Hummus* de pimiento rojo asado al horno con cilantro (página 124, o compre *hummus* ya preparado)

½ pan árabe (pan de *pita*) de trigo integral grande, o 1 pequeño; relleno con *hummus*, lechuga y tomate (jitomate) picado en rodajas

1 taza de leche descremada

MERIENDA

1 onza de totopos (tostaditas, nachos) integrales

¼ de taza de salsa

CENA

1 porción de Alambres de pez espada al romero (página 352)

1 taza de quinua cocida

½ taza de habichuelas verdes (ejotes) al vapor

Una ensalada mixta con 2 cucharadas de Aliño frío de suero de leche (página 245) o un aliño (aderezo) bajo en grasa

MERIENDA

1 porción de Sorbete de vino tinto y bayas (página 422)

Nota: guarde ½ porción del hummus *para la merienda de mañana y 1 porción del sorbete para el postre de mañana.*

El análisis del día

Calorías: 1.537
Proteínas: 76 gramos
Carbohidratos: 201 gramos
Grasa: 64 gramos
Colesterol: 75 miligramos
Sodio: 2.219 miligramos
Fibra: 28 gramos

Unidades de intercambio

Carbohidratos: 13
(9 de pan/fécula,
2 de fruta, 1 leche,
3 de verdura)
Carnes magras: 5
Grasas: 4

MUÉVASE

¿Pertenece a un club de lectura? Realicen la reunión afuera y caminen mientras hablan. Si no tiene un club de lectura, ponga un audiolibro en su *Discman* y disfrute.

TOME UN TIEMPO PARA TRANQUILIZARSE

Hacer cola puede ser estresante, pero no si hace un cumplido a un desconocido. La sonrisa que recibirá en la oficina de correos, el banco o el mercado le reconfortará durante todo el día.

Jueves

DESAYUNO

½ *muffin* inglés de trigo integral con 1 huevo, de cualquier manera, preparado sin grasa

1 taza de yogur de vainilla bajo en grasa

MERIENDA

½ taza de compota de manzana sin edulcorante mezclada con ½ cucharadita de canela

ALMUERZO

Sándwich (emparedado) de carne tipo fiambre: 2 onzas (56 g) de jamón magro (bajo en grasa) o rosbif, 2 rebanadas de pan integral de centeno, 1 cucharadita de mostaza, 1 cucharadita de mayonesa, hojas de espinaca o lechuga, tomate (jitomate) y pimiento rojo asado al horno.

3 tazas de palomitas (rositas) de maíz (cotufo) hechas a presión

MERIENDA

1 taza de verduras crudas con ½ porción de *Hummus* de pimiento rojo asado al horno con cilantro para mojarlas

CENA

1 porción de Carne asada (página 280)

Una ensalada mixta con 2 cucharadas de Aliño frío de suero de leche (página 245) o un aliño (aderezo) bajo en grasa

1 porción de Sorbete de vino tinto y bayas (página 422)

MERIENDA

½ porción de cereal integral con ½ taza de leche descremada o de soya y ½ taza de frambuesas

El análisis del día

Calorías: 1.500
Proteínas: 86 gramos
Carbohidratos: 214 gramos
Grasa: 52 gramos
Colesterol: 315 miligramos
Sodio: 2.200 miligramos
Fibra: 32 gramos

Unidades de intercambio

Carbohidratos: 14 (7 de pan/fécula, 3 de fruta, 2 de leche, 6 de verdura)
Carnes magras: 7
Grasas: 2

MUÉVASE

Vaya a jugar a los bolos (al boliche) con sus hijos o amigos esta noche. Es una manera divertida y fácil de mover el cuerpo.

TOME UN TIEMPO PARA TRANQUILIZARSE

Visite www.beliefnet.com. Entérese de algo nuevo acerca de su religión o de un sistema de creencias del que no conoce nada.

Viernes

DESAYUNO

1 taza de yogur natural bajo en grasa

¼ de taza de *granola*

1 cucharada de semillas de lino (linaza) molidas

¾ de taza de melocotones (duraznos), frescos o enlatados en su jugo

MERIENDA

3 tazas de palomitas (rositas) de maíz (cotufo) hechas a presión

ALMUERZO

Burrito: 1 tortilla de trigo integral, 1 porción de Frijoles negros con arroz (página 267), 2 onzas (56 g) de pollo molido y 2 cucharadas de salsa

MERIENDA

1 manzana

CENA

1 porción de *Linguine* con salsa de almejas rojas (página 359)

1 taza de calabacín y cebolla sofritos (salteados) en 2 cucharaditas de aceite de oliva

1 taza de ensalada de verduras de hojas verdes con 1 cucharada de aliño (aderezo) bajo en grasa

4 onzas (118 ml) de vino *o* 1 rebanada de pan integral

MERIENDA

1 taza de chocolate caliente (caliente 1 taza de leche descremada, 2 cucharaditas de cacao en polvo, 1½ cucharadas de azúcar y ¼ de cucharadita de extracto de vainilla)

Nota: guarde 1 porción de frijoles negros con arroz para la cena de mañana.

El análisis del día

Calorías: 1.579
Proteínas: 78 gramos
Carbohidratos: 229 gramos
Grasa: 38 gramos
Colesterol: 113 miligramos
Sodio: 1.922 miligramos
Fibra: 43 gramos

Unidades de intercambio

Carbohidratos: 15
(9 de pan/fécula, 3 de fruta, 2 de leche, 4 de verdura)
Carnes magras: 4
Grasas: 4

MUÉVASE

Es viernes por la noche: ¡salga a bailar! O dé una fiesta para bailar en casa. Ponga su emisora de radio o CD favoritos y mueva el esqueleto con o sin su pareja.

TOME UN TIEMPO PARA TRANQUILIZARSE

Termine pronto hoy y vaya al cine a ver algo que sólo usted quiera ver.

Sábado

DESAYUNO

1 porción de Tostadas francesas rellenas de plátano amarillo (página 110)

MERIENDA

1 taza de uvas

ALMUERZO

1 porción de Pizzas griegas de pan árabe (página 382)

1 taza de ensalada de espinacas con 2 cucharadas de Aliño frío de suero de leche (página 245) o un aliño (aderezo) bajo en grasa

MERIENDA

1 pera picada en rodajas con 1 onza de hebras (tiras) de queso

CENA

3 onzas (84 g) de chuletas de cerdo a la parrilla (a la barbacoa)

1 porción de Frijoles negros con arroz (página 267)

1 taza de espárragos, zanahorias y pimiento rojo asados al horno

MERIENDA

1 taza de leche descremada

2 Galletitas de avena con cerezas (página 391)

Nota: guarde 4 galletitas para el menú de la semana próxima.

El análisis del día

Calorías: 1.470
Proteínas: 76 gramos
Carbohidratos: 219 gramos
Grasa: 54 gramos
Colesterol: 70 miligramos
Sodio: 2.305 miligramos
Fibra: 31 gramos

Unidades de intercambio

Carbohidratos: 15
(9 de pan/fécula, 3 de fruta, 1 de leche, 5 de verdura)

Carnes magras: 4

Grasas: 2

MUÉVASE

El área de juegos de la escuela primaria debe estar vacío hoy. Colúmpiese en los columpios o salte en el balancín con un amigo o con su pareja.

TOME UN TIEMPO PARA TRANQUILIZARSE

Escriba en una hoja de papel: "En mi vida estoy agradecido por:". Tome 2 minutos para escribir todo lo que se le ocurra.

Tercera Semana

RECETAS PARA LA TERCERA SEMANA

Omelette doble de tomate y tocino de pavo (página 86)

Malteada de chocolate (página 135)

Tortitas de atún a la toscana (página 353)

Vinagreta de ajo asado (página 244)

Ensalada de fruta con miel y limón verde a la menta (página 119)

Peras rellenas "al horno" (página 120)

Macarrones con queso (página 266)

Sándwiches de picadillo de pavo (página 178)

Ensalada de toronja, mango y aguacate con aliño de vino de jerez (página 216)

Pacanas glaseadas picantes (página 127)

Papitas fritas al horno con especias tipo *Cajun* (página 263)

Sopa de lentejas con espinacas (página 173)

Camarón y coco al *curry* (página 358)

Pollo a la parrilla y brócoli *rabe* con salsa de ajo y perejil (página 316)

Tostadas francesas rellenas de plátano amarillo (página 110)

Chili de pavo y frijoles (página 339)

Domingo

DESAYUNO

1 porción de *Omelette* doble de tomate y tocino de pavo (página 86)

2 tostadas de pan integral untadas con 1 cucharadita de margarina sin transgrasas

NADA DE MERIENDA

ALMUERZO

1½ tazas de sopa minestrón

½ sándwich (emparedado) de ensalada de pollo: 1 onza (28 g) de pollo, 2 cucharaditas de mayonesa baja en grasa, 2 cucharaditas de cebolla y apio picados en trocitos; agregue frijoles (habichuelas) y tomate (jitomate) picado en rodajas

Un plato de verduras crudas: 1 taza de zanahorias cambray, coliflor y brócoli con ¼ de taza de salsa

MERIENDA

1 porción de Malteada de chocolate (página 135)

CENA

1 porción de Tortitas de atún a la toscana (página 353)

1 papa pequeña al horno con 1 cucharada de crema agria baja en grasa

Una ensalada grande mixta con 1 cucharada de Vinagreta de ajo asado al horno (página 244) o un aliño (aderezo) bajo en grasa

MERIENDA

1 porción de Ensalada de fruta con miel y limón verde a la menta (página 119)

Nota: guarde 1 porción de Ensalada de fruta con miel y limón verde a la menta para la merienda de mañana por la noche.

El análisis del día

Calorías: 1.592
Proteínas: 98 gramos
Carbohidratos: 201 gramos
Grasa: 49 gramos
Colesterol: 358 miligramos
Sodio: 3.145 miligramos
Fibra: 21 gramos

Unidades de intercambio

Carbohidratos: 13 (8 de pan/fécula, 2 de fruta, 2 de leche, 3 de verdura)
Carnes magras: 8
Grasas: 3

MUÉVASE

Salga afuera a respirar aire puro y trabaje en el jardín. Convierta rastrillar hojas o trabajar en el jardín en un acontecimiento familiar.

TOME UN TIEMPO PARA TRANQUILIZARSE

¿Le horroriza pensar en el trabajo de mañana? Haga un avión de papel (recuerda cómo, ¿verdad?). Haga que vuele por la habitación. Dígase a sí mismo: "Esta semana va a marchar sobre ruedas".

Lunes

DESAYUNO

1 porción de Peras rellenas "al horno" (página 120)

Nota: para ahorrar tiempo, prepárelas la noche anterior.

1 taza de leche descremada

MERIENDA

1 tostada de pan integral con 1 cucharada de crema de algún fruto seco

ALMUERZO

Plato de fruta y requesón: disponga ½ taza de requesón bajo en grasa y 1 taza de fruta fresca picada a rodajas sobre un lecho de lechuga.

1 porción de galletas integrales

MERIENDA

3 tazas de palomitas (rositas) de maíz (cotufo) hechas a presión

CENA

3 onzas (84 g) de pechuga de pollo al horno

1 porción de Macarrones con queso (página 266)

Una ensalada de verduras de hoja verde y pepino con 1 cucharada de Vinagreta de ajo asado (página 244) o un aliño (aderezo) bajo en grasa

MERIENDA

1 porción de Ensalada de fruta con miel y limón verde a la menta (página 119)

Nota: guarde ½ porción de las Peras rellenas "al horno" para la merienda de mañana.

El análisis del día

Calorías: 1.415

Proteínas: 80 gramos

Carbohidratos: 204 gramos

Grasa: 37 gramos

Colesterol: 112 miligramos

Sodio: 1.424 miligramos

Fibra: 20 gramos

Unidades de intercambio

Carbohidratos: 14 (6 de pan/fécula, 6 de fruta, 1 de leche, 2 de verdura)

Carnes magras: 5

Grasas: 2

MUÉVASE

Hoy, aleje de su escritorio la impresora y el fax, de manera que se tenga que parar para utilizarlos. O camine hasta una impresora o un fax lejanos.

TOME UN TIEMPO PARA TRANQUILIZARSE

Intente sentarte y pararse derecho hoy. Sentarse derecho mejora la circulación, aumenta los niveles de oxígeno en la sangre y ayuda a aliviar la tensión muscular, todo lo cual favorece la relajación.

Martes

DESAYUNO

½ *bagel* de un cereal integral

1 cucharada de queso crema bajo en grasa

1 onza (28 g) de tocino canadiense

MERIENDA

½ porción de Peras rellenas "al horno"
(página 120)

ALMUERZO

1 porción de Sándwiches de picadillo de pavo
(página 178)

MERIENDA

2 Galletitas de avena con cerezas (página 391)

Té herbario

CENA

1 taza de pasta integral con albóndigas
(2 onzas/56 g de carne)

½ taza de salsa marinara

1 taza de verduras de hoja verde sofritas (salteadas) en 1 cucharadita de aceite de oliva y ajo

1 taza de coliflor al vapor

MERIENDA

1 taza de yogur natural o de vainilla sin grasa o
bajo en grasa mezclado con 1 taza de bayas

El análisis del día

Calorías: 1.490

Proteínas: 71 gramos

Carbohidratos: 203 gramos

Grasa: 47 gramos

Colesterol: 129 miligramos

Sodio: 2.465 miligramos

Fibra: 35 gramos

Unidades de intercambio

Carbohidratos: 14
(9 de pan/fécula,
3 de fruta, 1 de leche,
5 de verdura)

Carnes magras: 4

Grasas: 3

MUÉVASE

Hoy es el día hacer las cosas usted mismo, sin delegar. Lleve sus compras al auto en lugar de dejar
que lo haga el empleado de la tienda de comestibles. Entre en el café a por su taza de café en lugar
de ir al autoexprés.

TOME UN TIEMPO PARA TRANQUILIZARSE

Cierre los ojos durante 10 segundos y rece. Entregue su estrés a un poder superior.

Miércoles

DESAYUNO

1 porción de un cereal de caja alto en fibra (mezcle con 1 cucharada de semillas de lino/linaza molidas)

1 taza de leche descremada o de soya

MERIENDA

¼ de taza de requesón bajo en grasa (agregue un edulcorante artificial y canela, si lo desea)

½ porción de galletas integrales

ALMUERZO

2 porciones de Ensalada de toronja, mango y aguacate con aliño de cereza (página 216)

1 tostada de pan de centeno oscuro

MERIENDA

1 onza de Pacanas glaseadas picantes (página 127)

CENA

3 onzas (84 g) de carne de res magra (baja en grasa) molida sobre un panecillo integral

1 porción de Papitas fritas al horno con especias tipo *Cajun* (página 263)

Verduras de hoja verde mixtas con 1 cucharada de Vinagreta de ajo asado (página 244) o un aliño (aderezo) bajo en grasa

MERIENDA

2 galletitas de avena con cerezas

1 taza de leche descremada

Nota: guarde ½ porción de las pacanas para el desayuno de mañana y 1 porción de la ensalada de aguacate (palta) para el almuerzo de mañana.

El análisis del día

Calorías: 1.678

Proteínas: 82 gramos

Carbohidratos: 191 gramos

Grasa: 70 gramos

Colesterol: 117 miligramos

Sodio: 2.402 miligramos

Fibra: 49 gramos

Unidades de intercambio

Carbohidratos: 13 (8 de pan/fécula, 2 de fruta, 2 de leche, 4 de verdura)

Carnes magras: 4

Grasas: 7

MUÉVASE

Si hace ejercicio enfrente de la televisión, aligere el paso durante cada comercial. O escoja un personaje de su comedia favorita y acelere cada vez que aparezca en la pantalla.

TOME UN TIEMPO PARA TRANQUILIZARSE

Los músculos se ponen tensos durante el transcurso del día, sobre todo cuando estamos sometidos a estrés. Cada hora, estírese para relajar los músculos... y la mente.

Jueves

DESAYUNO

1 taza de yogur natural sin grasa o de vainilla bajo en grasa; mezclado con 1 cucharada de semillas de lino (linaza) molidas y ½ taza de fruta mixta con ½ porción de Pacanas glaseadas picantes (página 127)

MERIENDA

Sándwich (emparedado) abierto de ensalada de huevo: para prepararlo, machaque 1 huevo duro y mézclelo con 1 cucharadita de mayonesa baja en grasa y 1 cucharada de apio picado en cubitos. Ponga sobre 1 tostada de pan integral o ½ *muffin* inglés integral.

ALMUERZO

1 porción de Sopa de lentejas con espinacas (página 173)

1 porción de Ensalada de toronja, mango y aguacate con aliño de cereza (página 216)

MERIENDA

1 manzana

CENA

1 porción de Camarón y coco al *curry* (página 358)

1 taza de brócoli o espárragos al vapor

MERIENDA

½ taza de pudín (budín) bajo en grasa

El análisis del día

Calorías: 1.583
Proteínas: 93 gramos
Carbohidratos: 195 gramos
Grasa: 54 gramos
Colesterol: 484 miligramos
Sodio: 1.950 miligramos
Fibra: 43 gramos

Unidades de intercambio

Carbohidratos: 13
(7 de pan/fécula,
3 de fruta, 2 de leche,
3 de verdura)
Carnes magras: 6
Grasas: 6

MUÉVASE

¿Está esperando a alguien? Dé un paseo de 5 minutos. Si está sentado o haciendo cola, apriete y luego relaje los músculos abdominales.

TOME UN TIEMPO PARA TRANQUILIZARSE

Camine, hable, maneje… con calma. Reducir el ritmo puede ralentizar el flujo sanguíneo y los mecanismos de alarma de su cerebro.

Viernes

DESAYUNO

1 taza de cereal caliente de salvado de avena:
mezcle 1 cucharada de semillas de lino
(linaza) molidas y 2 cucharadas de yogur
natural sin grasa o de vainilla bajo en grasa.

¼ de taza de arándanos

MERIENDA

1 taza de piña (ananá) picada en rodajas con
¼ de taza de yogur de limón o natural bajo
en grasa

ALMUERZO

Sándwich (emparedado) tipo *wrap* de queso
mozzarella con tomate (jitomate) o pimientos
asados al horno: para prepararlo, sobre
1 tortilla integral, ponga 2 onzas (56 g) de
queso *mozzarella* semidescremado, ½ taza de
tomate o pimiento picados en rodajas asados
al horno, 2 cucharaditas de *pesto* y hojas de
espinacas. Enróllelo para formar un
sándwich.

MERIENDA

2 cucharaditas de crema de algún fruto seco
sobre 2 tallos grandes de apio; junto con unas
cuantas pasas, si lo desea

CENA

1 porción de Pollo a la parrilla y brócoli *rabe* con
salsa de ajo y perejil (página 316)

1 taza de leche descremada

MERIENDA

1 onza (28 g) de totopos (tostaditas, nachos)
integrales

¼ de taza de salsa

¼ de taza de aguacate (palta) machacado

El análisis del día
Calorías: 1.391
Proteínas: 94 gramos
Carbohidratos: 150 gramos
Grasa: 54 gramos
Colesterol: 155 miligramos
Sodio: 2.206 miligramos
Fibra: 31 gramos

Unidades de intercambio
Carbohidratos: 10
(5 de pan/fécula,
2 de fruta, 2 de leche,
3 de verdura)
Carnes magras: 6
Grasas: 5

MUÉVASE

Cuando vea la televisión esta noche, levántese del sillón y suba y baje las escaleras durante todas las
pausas de los comerciales.

TOME UN TIEMPO PARA TRANQUILIZARSE

¡Desahóguese! Extienda las manos delante de usted y sacúdalas vigorosamente durante 10
segundos. (Hágalo en privado para que la gente no crea que se ha vuelto loco).

Sábado

DESAYUNO

1 porción de Tostadas francesas rellenas de plátano amarillo (página 110)

MERIENDA

1 taza de zanahorias crudas y tomates (jitomate) pequeños con 1 cucharada de aliño (aderezo) bajo en grasa para mojarlas

ALMUERZO

6 onzas (168 g) de sopa de tomate (jitomate) hecha con leche descremada o leche de soya

1 sándwich (emparedado) de jamón y queso a la parrilla con 2 rebanadas de pan integral: 1 onza (28 g) de queso bajo en grasa, 1 onza de jamón y 1 cucharadita de aceite de *canola* o de oliva para asarlo a la parrilla

MERIENDA

1 pera o 1 taza de uvas

CENA

1 porción de *Chili* de pavo y frijoles (página 339)

1 pan de maíz (un cuadradito de 2"/5 cm)

1 taza de leche descremada

MERIENDA

$\frac{2}{3}$ de taza de un cereal de caja alto en fibra con $\frac{1}{2}$ taza de leche descremada

El análisis del día

Calorías: 1.558
Proteínas: 78 gramos
Carbohidratos: 259 gramos
Grasa: 32 gramos
Colesterol: 149 miligramos
Sodio: 3.493 miligramos
Fibra: 37 gramos

Unidades de intercambio

Carbohidratos: 17 (8 de pan/fécula, 4 de fruta, 3 de leche, 5 de verdura)
Carnes magras: 4
Grasas: 3

MUÉVASE

Es sábado; vaya a bailar con su pareja o con un amigo. Bailes de salón, baile *country* en fila, *swing*... todas son estupendas maneras de levantarse del sillón y divertirse moviendo el esqueleto.

TOME UN TIEMPO PARA TRANQUILIZARSE

Pruebe una técnica que se llama "*palming*": frótese las manos una contra otra hasta que estén calientes, luego cúbrase los ojos cerrados durante 5 segundos mientras respira profundamente.

Cuarta Semana

RECETAS PARA LA CUARTA SEMANA

Crocante de frutas para el desayuno (página 118)

Fideos con sésamo y salmón (página 230)

Ensalada perfecta de tomate (página 205)

Pimientos rellenos de quinua (página 370)

Sopa clásica de frijoles negros (página 172)

Pastel de carne y batatas dulces (página 298)

Malteada de chocolate (página 135)

Lubina estriada con sabor a cítricos (página 345)

Coleslaw con manzana al *curry* (página 264)

Pasta romana con queso pecorino (página 273)

Pudín de arroz integral (página 419)

Alambres de carne de res al estilo chino-latino (página 297)

Domingo

DESAYUNO

1 porción de Crocante de frutas para el desayuno (página 118)

Café o té herbario

NADA DE MERIENDA

ALMUERZO

1 porción de Fideos con sésamo y salmón (página 230)

MERIENDA

1 taza de yogur de fruta bajo en grasa

CENA

3 onzas (84 g) de chuletas de cerdo, ½ taza de compota de manzana, 1 taza de puré de papas, ½ taza de habichuelas verdes (ejotes)

1 porción de Ensalada perfecta de tomate (página 205)

MERIENDA

3 tazas de palomitas (rositas) de maíz (cotufo) hechas a presión con 2 cucharaditas de queso parmesano

Nota: guarde 1 porción del Crocante de frutas para el desayuno de mañana.

El análisis del día

Calorías: 1.495
Proteínas: 69 gramos
Carbohidratos: 218 gramos
Grasa: 43 gramos
Colesterol: 83 miligramos
Sodio: 1.255 miligramos
Fibra: 24 gramos

Unidades de intercambio

Carbohidratos: 15
(8 de pan/fécula,
4 de fruta, 1 de leche,
4 de verdura)

Carnes magras: 7

Grasas: 2

MUÉVASE

Vaya por su vecindario recogiendo basura. Hágalo por su bien (a través del ejercicio) y por el bien de su barrio.

TOME UN TIEMPO PARA TRANQUILIZARSE

Juegue a la baraja o a un juego de mesa con sus hijos (o su pareja). Déjeles ganar unas cuantas partidas.

Lunes

DESAYUNO

1 porción de Crocante de frutas para el desayuno (página 118)

MERIENDA

1 taza de verduras crudas con 1½ cucharadas de aliño (aderezo) bajo en grasa y en calorías

ALMUERZO

Sándwich tipo *"melt"* de verduras asadas al horno y queso de cabra: para prepararlo, en un panecillo integral, ponga capas de hongos, calabacín y cebollas asadas al horno. Después cubra con 2 onzas (56 g) de queso de cabra desmoronado y espolvoree con un sazonador de hierbas tipo italiano. Ponga la mitad inferior del sándwich debajo del asador del horno hasta que se derrita el queso.

MERIENDA

1 pera

CENA

1 taza de cacerola (guiso) de atún con fideos hecha con pasta de trigo integral

Una ensalada grande con 1½ cucharadas de un aliño (aderezo) bajo en grasa y en calorías

1 taza de leche descremada

MERIENDA

2 galletas integrales *Graham*

½ taza de yogur natural sin grasa o yogur de vainilla bajo en grasa

El análisis del día

Calorías: 1.572
Proteínas: 77 gramos
Carbohidratos: 244 gramos
Grasa: 41 gramos
Colesterol: 105 miligramos
Sodio: 1.718 miligramos
Fibra: 32 gramos

Unidades de intercambio

Carbohidratos: 16
(8 de pan/fécula,
4 de fruta, 2 de leche,
5 de verdura)
Carnes magras: 4
Grasas: 3

MUÉVASE

Pida a sus compañeros de trabajo que empiecen una quiniela pero no para el fútbol sino basada en lo siguiente: ¿quién puede dar más pasos en la oficina esta semana? (Necesitarán comprar podómetros, pero los baratos cuestan menos de $10).

TOME UN TIEMPO PARA TRANQUILIZARSE

Tome unos minutos mientras navega por internet para encontrar y memorizar un chiste realmente bueno. Compártalo en la cena esta noche.

Martes

DESAYUNO

1 *waffle* integral untado con 1 cucharada de crema de algún fruto seco

1 taza de arándanos con 2 cucharadas de yogur de vainilla bajo en grasa

MERIENDA

Licuado (batido): mezcle en una licuadora (batidora) ½ taza de leche descremada, ½ plátano amarillo (guineo, banana), 3 cubitos de hielo y 1 cucharada de semillas de lino (linaza) molidas; vierta y sirva.

ALMUERZO

Sándwich (emparedado) de ensalada de pollo: entre 2 rebanadas de pan integral, ponga 2 onzas (56 g) de pollo picado en cubos y 1 cucharada de apio y cebolla picados en cubos con 1 cucharada de mayonesa baja en grasa; cubra con lechuga y tomate (jitomate).

1 manzana

MERIENDA

1 onza (28 g) de papitas fritas (sin sal, si así lo desea)

CENA

1 porción de Pimientos rellenos de quinua (página 370)

Una ensalada mixta con 1½ cucharadas de un aliño (aderezo) bajo en grasa y en calorías

4 onzas (118 ml) de vino *o* 1 rebanada de pan integral

MERIENDA

1 trozo de pastel (bizcocho, torta, *cake*) blanco esponjoso con ½ taza de melocotones (duraznos) picados en rodajas

El análisis del día

Calorías: 1.597
Proteínas: 64 gramos
Carbohidratos: 239 gramos
Grasa: 46 gramos
Colesterol: 80 miligramos
Sodio: 1.925 miligramos
Fibra: 34 gramos

Unidades de intercambio

Carbohidratos: 16
(9 de pan/fécula,
5 de fruta, 1 de leche,
3 de verdura)
Carnes magras: 4
Grasas: 4

MUÉVASE

Visite www.active.com, el cual enlista actividades deportivas y comunitarias (como caminatas, carreras y paseos en bicicleta) a nivel nacional. Inscríbase a alguna actividad que se realice en su área este fin de semana.

TOME UN TIEMPO PARA TRANQUILIZARSE

Compre una de esas almohadillas para los ojos perfumadas con lavanda (espliego, alhucema) y póngaselas durante 10 minutos esta tarde. Es más relajante que una barra de confitura.

Miércoles

DESAYUNO

Avena para el desayuno: mezcle 1 cucharada de cada uno de los siguientes en 1 taza de avena cocida: almíbar de arce, nueces y semillas de lino (linaza) molidas. Vierta ½ taza de arándanos y una cucharada de yogur de vainilla bajo en grasa sobre la mezcla.

MERIENDA

¼ de taza de requesón bajo en grasa

½ porción de galletas integrales

ALMUERZO

1 porción de Sopa clásica de frijoles negros (página 172)

Una ensalada grande de espinacas con 1½ cucharadas de un aliño (aderezo) bajo en grasa y en calorías

1 taza de leche descremada

MERIENDA

½ porción de un cereal de caja alto en fibra

½ taza de leche descremada

CENA

1 porción de Pastel de carne y batatas dulces (página 298)

½ taza de berzas (bretones, posarnos) o col rizada cocinados al vapor, sofritos (salteados) en 1 cucharadita de aceite de oliva y ajo

MERIENDA

10 fresas grandes con 2 cucharadas de salsa de chocolate caliente para mojarlas

El análisis del día	Unidades de intercambio
Calorías: 1.611	Carbohidratos: 16
Proteínas: 83 gramos	(9 de pan/fécula,
Carbohidratos: 236 gramos	3 de fruta, 2 de leche,
Grasa: 41 gramos	6 de verdura)
Colesterol: 194 miligramos	Carnes magras: 5
Sodio: 1.841 miligramos	Grasas: 2
Fibra: 34 gramos	

MUÉVASE

¿Va a comprar algunos comestibles en el supermercado (colmado)? Estacione su auto al otro lado del estacionamiento. Cuando haya terminado, regrese el carrito al interior de la tienda.

TOME UN TIEMPO PARA TRANQUILIZARSE

Esta noche cene con velas, aunque sólo vaya a comer pan de carne. El suave brillo de las velas eliminará el estrés de su día.

Jueves

DESAYUNO

1 porción de Malteada de chocolate (página 135)

MERIENDA

1 onza (28 g) de frutos secos mixtos sin sal

ALMUERZO

Quesadilla de pollo y verduras: para prepararlo, ponga en 1 tortilla pequeña integral 1 onza (28 g) de pollo picado, 1 onza de queso bajo en grasa, tomate (jitomate) y cebolla picados, además de 2 cucharadas de salsa. Cubra con otra tortilla; hornee o cocine en el horno de microondas hasta que el queso se derrita.

1 naranja (china)

MERIENDA

1 tostada con pasas

1 cucharadita de margarina sin transgrasas

CENA

1 porción de Lubina estriada con sabor a cítricos (página 345)

½ taza de arroz integral

1 porción de *Coleslaw* con manzana al *curry* (página 264)

MERIENDA

1 taza de yogur natural sin grasa con ½ taza de cóctel de fruta

El análisis del día

Calorías: 1.631
Proteínas: 92 gramos
Carbohidratos: 210 gramos
Grasa: 54 gramos
Colesterol: 184 miligramos
Sodio: 2.179 miligramos
Fibra: 31 gramos

Unidades de intercambio

Carbohidratos: 14
(5 de pan/fécula, 6 de fruta, 2 de leche, 4 de verdura)
Carnes magras: 6
Grasas: 5

MUÉVASE

Trote en el sitio esta mañana mientras mira las noticias de la mañana... o esta noche, mientras disfruta su programa favorito.

TOME UN TIEMPO PARA TRANQUILIZARSE

Vacíe y limpie la guantera del auto. (¿No se siente como si hubiera logrado algo?)

Viernes

DESAYUNO

1 porción de un cereal de caja alto en fibra

½ plátano amarillo (guineo, banana)

1 taza de leche descremada

MERIENDA

1 huevo, de cualquier manera, preparado sin grasa

1 tostada de pan de trigo integral

1 cucharadita de margarina sin transgrasas

ALMUERZO

Sándwich (emparedado) de crema de algún fruto seco y mermelada: unte 1½ cucharadas de crema de un fruto seco natural (almendra, nuez de la India o cacahuate) y 1 cucharada de mermelada sobre 2 rebanadas de pan integral

1 manzana

MERIENDA

½ taza de frutos secos mixtos

CENA

3 onzas (84 g) de pollo al horno

1 porción de Pasta romana con queso pecorino (página 273)

Una ensalada mixta con 1½ cucharadas de un aliño (aderezo) bajo en grasa y en calorías

MERIENDA

1 porción de Pudín de arroz integral (página 419)

Nota: guarde 2 porciones del Pudín de arroz integral para el desayuno de mañana.

El análisis del día

Calorías: 1.598
Proteínas: 82 gramos
Carbohidratos: 234 gramos
Grasa: 42 gramos
Colesterol: 314 miligramos
Sodio: 1.304 miligrams
Fibra: 25 gramos

Unidades de intercambio

Carbohidratos: 16
(9 de pan/fécula,
3 de fruta, 2 de leche,
5 de verdura)

Carnes magras: 4

Grasas: 4

MUÉVASE

Hable al refugio para animales o a la residencia canina local y ofrézcase para salir a pasear a los perros.

TOME UN TIEMPO PARA TRANQUILIZARSE

Compre una gran botella para hacer pompas. Guárdela en su escritorio en el trabajo y úsela. Frecuentemente.

Sábado

DESAYUNO

2 porciones de Pudín de arroz integral
(página 419)

MERIENDA

1 taza de trozos de sandía (o de fruta del tiempo)

ALMUERZO

2 perritos calientes magros (de carne de res baja
en calorías o de pollo o pavo/chompipe)

½ taza de frijoles (habichuelas) en salsa de
tomate, al estilo vegetariano

Una ensalada mixta con 1 cucharada de un
aliño (aderezo) bajo en grasa y en calorías

MERIENDA

1 porción de galletas integrales

1 onza (28 g) de tiras (hebras) de queso

CENA

1 porción de Alambres de carne de res al estilo
Chino Latino® (página 297)

1 taza de quinua o de cuscús de trigo integral,
cocidos

4 onzas (118 ml) de vino o 1 panecillo pequeño

MERIENDA

1 taza de ensalada de fruta con una cucharada
de yogur de vainilla bajo en grasa

El análisis del día

Calorías: 1.445

Proteínas: 68 gramos

Carbohidratos: 186 gramos

Grasa: 42 gramos

Colesterol: 222 miligramos

Sodio: 2.134 miligramos

Fibra: 19 gramos

Unidades de intercambio

Carbohidratos: 12
(8 de pan/fécula,
2 de fruta, 1 de leche,
3 de verdura)

Carnes magras: 7

Grasas: 2

(*Nota*: si encuentra en este capítulo términos que
no entiende o que jamás ha visto, favor de
remitirse al glosario en la página 435).

MUÉVASE

Cuando salga a recoger la correspondencia, camine alrededor de la manzana una o dos veces antes
de regresar a casa.

TOME UN TIEMPO PARA TRANQUILIZARSE

Cuelgue un comedero para pájaros cerca de la ventana de su cocina o ponga un pequeña pila para
pájaros en su jardín trasero. Observe a los pajaritos cómo comen y juegan.

DESAYUNOS DELICIOSOS Y ADELGAZADORES

Nota: en las siguientes recetas se refiere a "Elecciones de carbohidratos". Una elección de carbohidrato es una ración de un alimento que contiene aproximadamente unos 15 gramos de carbohidratos. Se toman en cuenta la cantidad de elecciones de carbohidratos para controlar el consumo de estos al seguir un plan alimenticio. Para más información al respecto, debe consultar al médico o a un nutriólogo. Además, si encuentra en este capítulo términos que no entiende o que jamás ha visto, favor de remitirse al glosario en la página 435.

■ RÁPIDO   ■ RAPIDÍSIMO   ▨ DE PREPARACIÓN RÁPIDA

OMELETTE DOBLE DE TOMATE Y TOCINO DE PAVO

DE PREPARACIÓN RÁPIDA

La proteína del huevo es una de las más completas y digestivas que existen.
Cada huevo ofrece 6 gramos de proteínas que le ayudarán a equilibrar su nivel de
azúcar en la sangre (glucosa). *Fotografía en la página 89.*

Tiempo de preparación: 15 minutos • **Tiempo de cocción: 6 minutos** • **Tiempo de reposo: 15 minutos**

6 mitades de tomates (jitomates) secados al sol

2 tomates italianos pequeños (*plum tomatoes*) (2 onzas/56 g), divididos en cuatro trozos a lo largo y picados en rodajas finas

2 tiras finas de tocino de pavo (chompipe), cocinadas y desmoronadas

2 cucharadas de queso *ricotta salata* desmoronado, o queso de cabra

2 huevos grandes

3 claras de huevo

1 cucharada de agua

2 cucharadas de cebollinos (cebolletas) o cebollines (cebollas de cambray), picados

¼ de cucharadita de sal

¼ de cucharadita de pimienta negra recién molida

1 cucharadita de aceite de oliva

Ponga los tomates secados al sol en un plato pequeño. Cúbralos con agua hirviendo y deje reposar durante 15 minutos o hasta que se ablanden. Escurra los tomates y píquelos. Combine los tomates secados al sol, los tomates italianos pequeños, el tocino y el queso *ricotta* en un tazón (recipiente) pequeño. Bata a mano en un tazón mediano los huevos, las claras de huevo, el agua, los cebollinos o los cebollines, la sal y la pimienta hasta que la mezcla esté ligeramente espumosa.

Caliente ½ cucharadita de aceite en un sartén antiadherente de 10" (25 cm) a fuego mediano. Agregue la mitad de la mezcla del huevo (½ taza) y fría durante 2 minutos, levantando las orillas de la mezcla del huevo de vez en cuando con una pala e inclinando el sartén para que la mezcla aún cruda se escurra por debajo.

Cuando los huevos estén casi cuajados, ponga la mitad de la mezcla del tomate en el centro del huevo. Desprenda las orillas del *omelette* del sartén con una pala y doble los dos lados sobre el relleno. Páselo a un plato tibio. Repita con el aceite y las mezclas de huevo y tomate restantes.

Rinde 2 porciones

Por porción: 215 calorías, 17 g de proteínas, 8 g de carbohidratos, 13 g de grasa, 205 mg de colesterol, 800 mg de sodio, 2 g de fibra dietética

Unidades de intercambio: 2 de verdura, 2 de carne, 2 de grasa

Elecciones de carbohidratos: ½

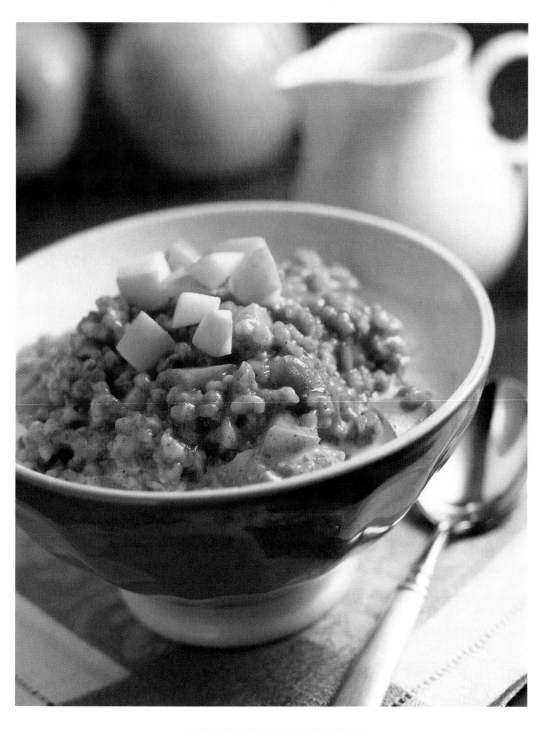

AVENA CON FRUTA Y ESPECIAS
Receta en la página 105

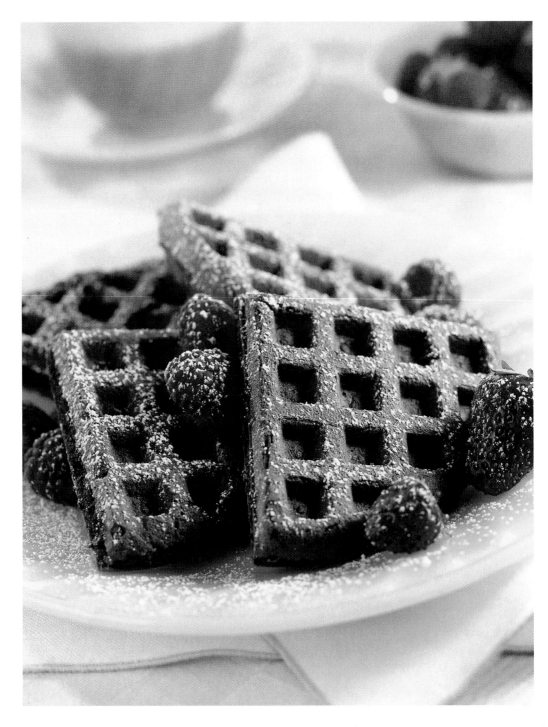

WAFFLES DE CACAO Y CAFÉ
Receta en la página 112

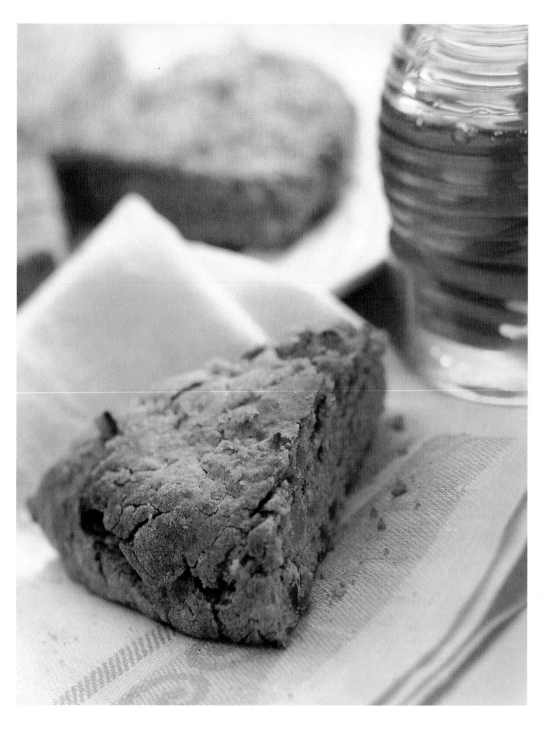

PANECILLOS DE SUERO DE LECHE, ALBARICOQUE Y JENGIBRE
Receta en la página 113

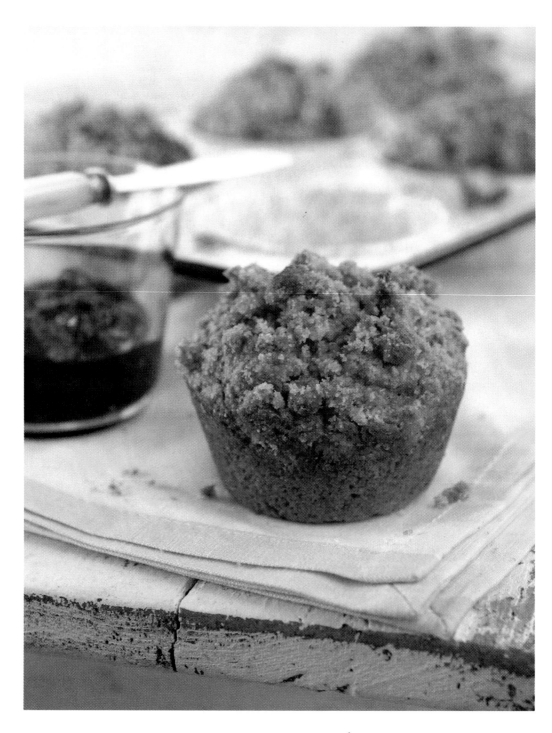

MUFFINS DE CREMA DE CACAHUATE Y PLÁTANO AMARILLO

Receta en la página 114

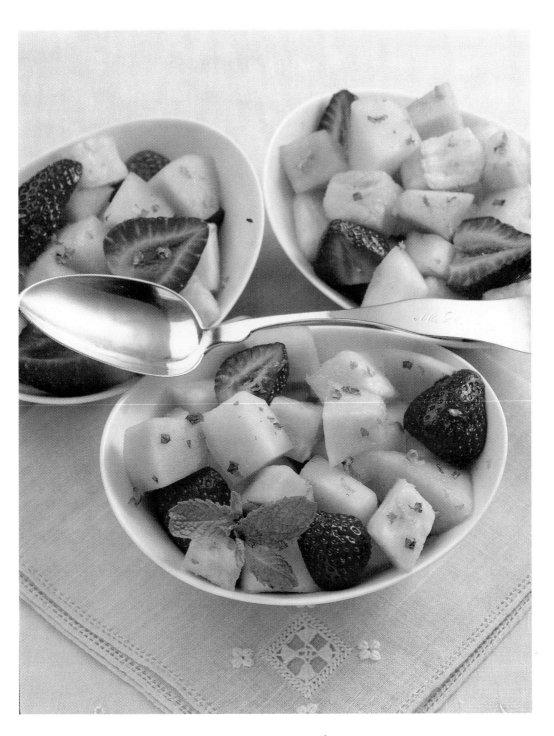

ENSALADA DE FRUTA CON MIEL Y LIMÓN VERDE A LA MENTA

Receta en la página 119

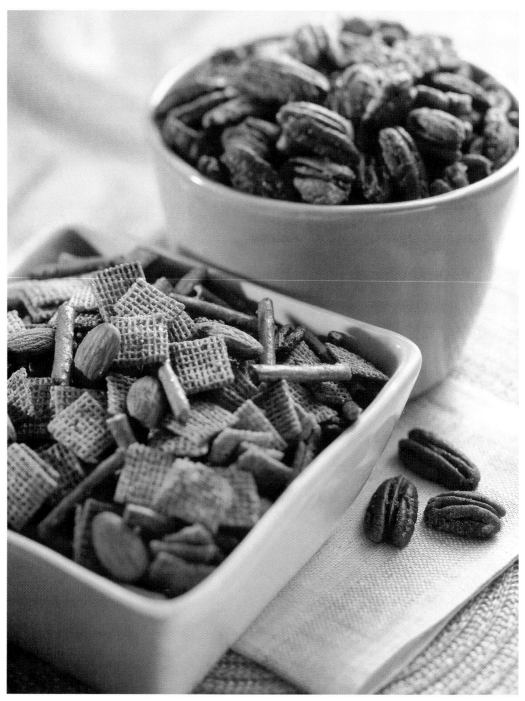

MERIENDA CON MOSTAZA GLASEADA *(EN PRIMER PLANO)* Y PACANAS GLASEADAS PICANTES *(FONDO)*

Recetas en las páginas 126 y 127

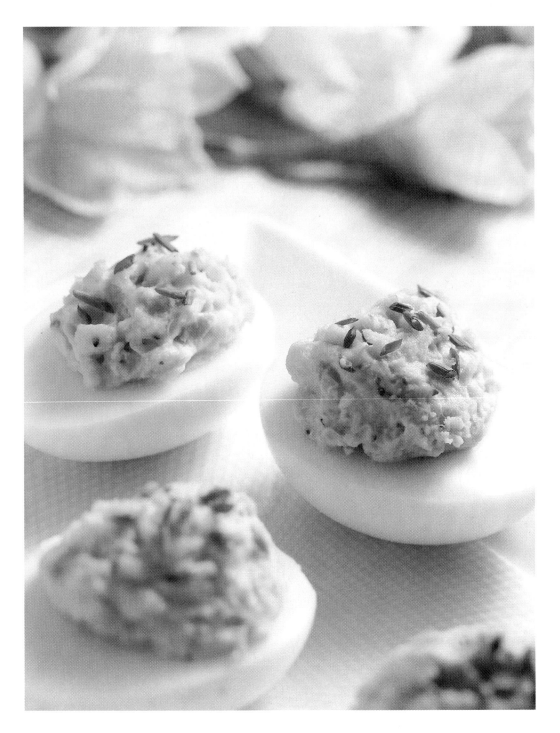

HUEVOS ENDIABLADOS SUPERCREMOSOS

Receta en la página 129

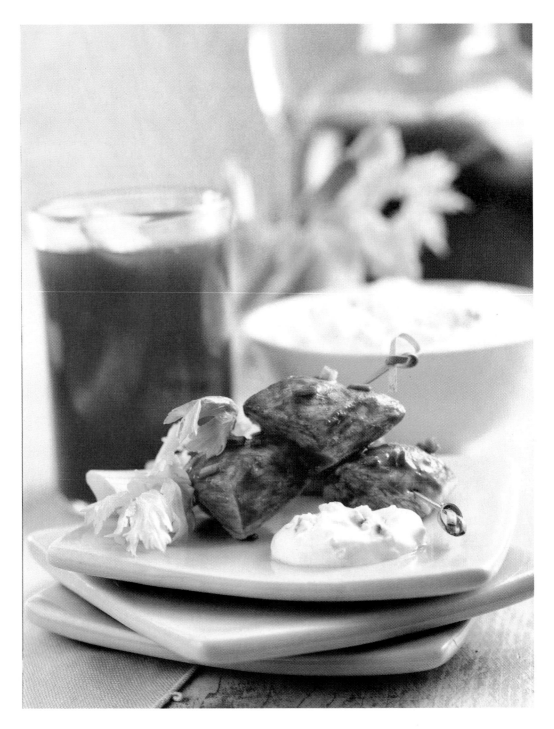

BOCADITOS DE POLLO

Receta en la página 133

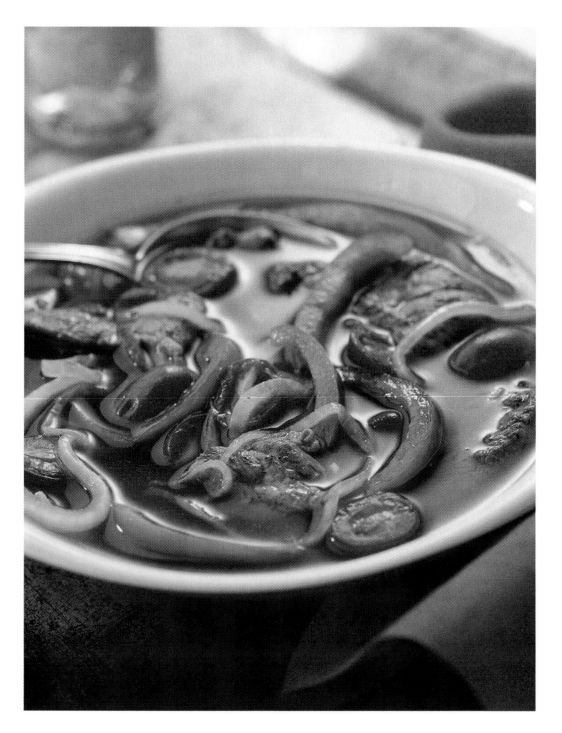

SOPA DE BISTEC A LA PIMIENTA
Receta en la página 156

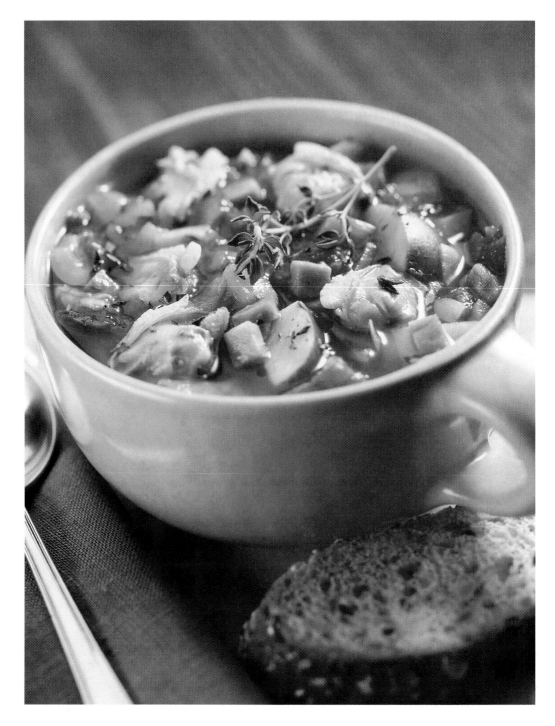

SOPA DE ALMEJA MULTICOLOR

Receta en la página 162

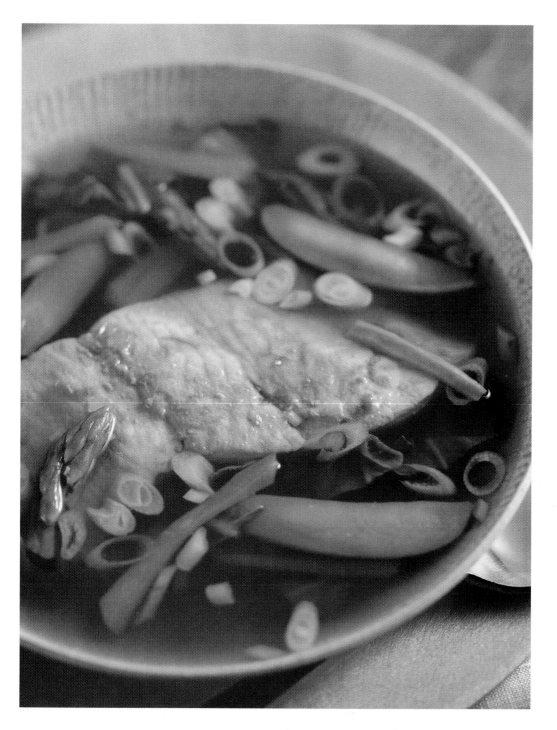

SOPA DE *MISO* CON ESPÁRRAGOS Y SALMÓN

Receta en la página 166

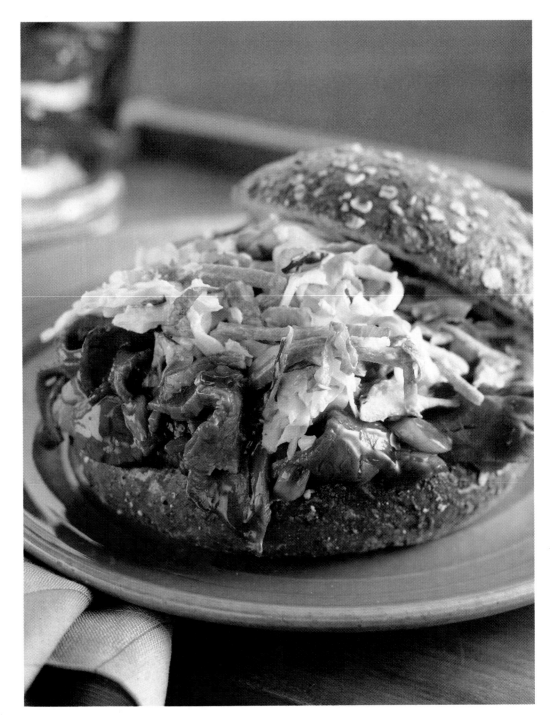

SÁNDWICHES DE CARNE A LA BARBACOA Y ENSALADA

Receta en la página 174

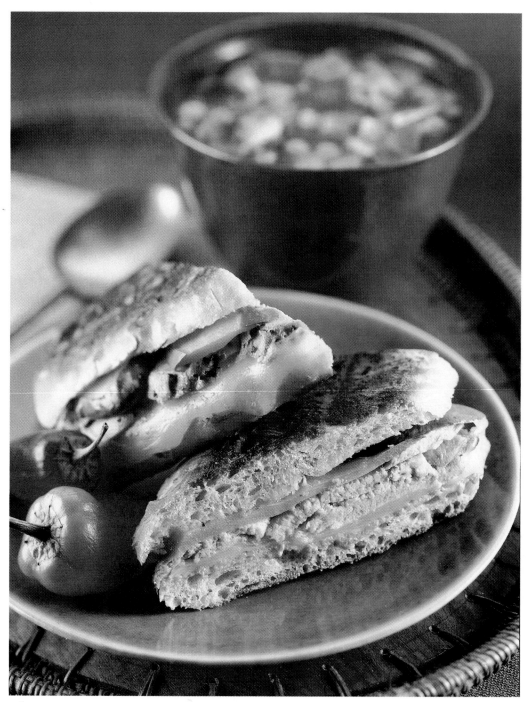

SÁNDWICH CUBANO A LO SALUDABLE *(EN PRIMER PLANO)* Y SOPA LATINA DE POLLO Y ARROZ *(FONDO)*

Recetas en las páginas 175 y 158, respectivamente

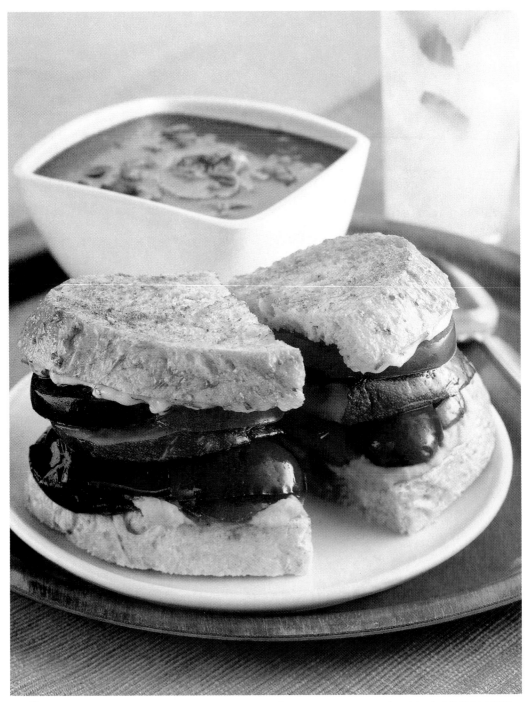

SÁNDWICHES DE VERDURAS A LA PARRILLA *(EN PRIMER PLANO)* Y SOPA DE TOMATE
Y NARANJA *(FONDO)*

Recetas en las páginas 201 y 143, respectivamente

AVENA CON FRUTA Y ESPECIAS

La avena es una excelente fuente de fibra y uno de los alimentos más fáciles de preparar. Cocínela con leche, en lugar de agua, si prefiere una textura más cremosa. En esta receta le sugerimos que agregue la avena al agua hirviendo, lo cual le aporta una textura firme y ligeramente espesa. *Fotografía en la página 91.*

Tiempo de preparación: 10 minutos • Tiempo de cocción: 30 minutos

2¼ **tazas de agua**

¾ **de taza de avena cortada en máquina (***steel-cut oats***)**

⅛ **de cucharadita de sal**

1 **manzana grande (8 onzas/224 g), sin corazón y picada**

¼ **de taza de dátiles o higos secos picados**

3 **cucharadas de miel**

1 **cucharadita de especias para pay de calabaza**

½ **cucharadita de jengibre molido**

leche semidescremada al 1 por ciento (opcional)

Deje que el agua rompa a hervir en una cacerola mediana. Agregue la avena y la sal y deje que apenas comience a hervir. Cocine durante 15 minutos, revolviendo de vez en cuando.

Agregue la manzana, los dátiles o higos, la miel, las especias para pay de calabaza y el jengibre. Deje que vuelva a hervir suavemente y cocine, tapado, durante 15 minutos más o hasta que la avena esté suave pero ligeramente crujiente. Vierta en tazones y agregue la leche o rocíela por encima, en caso de que la esté utilizando.

Rinde 4 porciones

Por porción: 223 calorías, 4 g de proteínas, 50 g de carbohidratos, 2 g de grasa, 0 mg de colesterol, 100 mg de sodio, 6 g de fibra dietética

Unidades de intercambio: 1 de fruta, 2 de pan

Elecciones de carbohidratos: 3

PANQUEQUES DE ZANAHORIA CON PASTA DE QUESO CREMA Y ARCE

El dulzor natural de este desayuno hace que sepa como un trozo de pastel (bizcocho, torta, *cake*), pero con una respetable cantidad de fibra. Por lo tanto, disfrútelo sin sentirse culpable.

Tiempo de preparación: 25 minutos • **Tiempo de cocción: 15 minutos**

PASTA

3 onzas (56 g) de queso *Neufchâtel* a temperatura ambiente

2 cucharadas de almíbar de arce + almíbar adicional para servirlos

¼ de cucharadita de canela molida

PANQUEQUES

¼ de taza de nueces partidas a la mitad

1 taza de zanahoria rallada

1½ tazas de harina pastelera integral

¾ de taza de harina multiusos o sin blanquear

2 cucharaditas de polvo de hornear

1¼ cucharaditas de canela molida

¼ de cucharadita de pimienta de Jamaica molida

¼ de cucharadita de sal

1½ tazas de leche de soya

⅓ de taza de azúcar morena (mascabado) apretada

3 claras de huevo

2 cucharadas de aceite de *canola*

Para hacer la pasta: mezcle bien el queso *Neufchâtel*, el almíbar de arce y la canela en un tazón (recipiente) mediano. Ponga aparte.

Para hacer los panqueques: precaliente el horno a 300°F. Extienda las nueces sobre una bandeja de hornear y tuéstelas durante 5 minutos o más, hasta que empiecen a soltar su aroma. Pique las nueces y póngalas aparte.

Mientras tanto, ponga la zanahoria en un tazón pequeño apto para horno de microondas. Cúbralo —dejándolo suelto— con envoltura autoadherente de plástico y cocine en el horno de microondas en alto durante 1 minuto o hasta que la zanahoria apenas esté suave. Póngala aparte para que se enfríe.

Bata a mano las nueces, la harina pastelera integral, la harina multiusos, el polvo de hornear, la canela, la pimienta de Jamaica y la sal en un tazón grande hasta que todos los ingredientes se mezclen bien. Haga un hueco en el centro de la mezcla de la harina. Agregue la leche, el azúcar, las claras de huevo y el aceite y bata a mano los ingredientes hasta que se mezclen bien. Agregue la zanahoria enfriada y revuelva un poco para mezclarla.

Precaliente un sartén grande antiadherente o una plancha a fuego mediano-alto y rocíe con aceite antiadherente en aerosol. Vierta ¼ de taza de masa para cada panqueque y fría durante 2 minutos, o hasta que se formen burbujas en la superficie. Voltee con una pala (espátula) y fría durante 1 minuto más o hasta que esté bien hecho. (Manténgalo tibio en el horno precalentado, de ser necesario). Para servir, vierta una cucharadita colmada (copeteada) de la pasta de queso Neufchâtel y arce sobre cada panqueque y rocíe con un poco más de almíbar de arce, si lo desea.

Rinde de 12 a 14 panqueques, ½ taza de pasta de queso *Neufchâtel* y arce

Por panqueque: 171 calorías, 5 g de proteínas, 25 g de carbohidratos, 7 g de grasa, 5 mg de colesterol, 180 mg de sodio, 2 g de fibra dietética
Unidades de intercambio: 2 de pan, 1 de carne, 1 de grasa
Elecciones de carbohidratos: 2

ALMÍBARES Y SALSAS PARA PANQUEQUES Y *WAFFLES*

Los panqueques son un plato clásico estado-unidense. Pruebe este sencillo almíbar de frutas para alegrar sus panqueques y *waffles* sencillos y comience la mañana con un placer dulce y natural.

ALMÍBAR DE MANZANA

- **3 tazas de manzanas peladas y picadas en rodajas finas**
- **2 cucharadas de jugo de manzana o de uva blanca**
- **2 cucharadas de miel**
- **1/8 de cucharadita de nuez moscada molida**

Agregue las manzanas, el jugo, la miel y la nuez moscada a una cacerola mediana a fuego bajo. Cocine durante 3 minutos, revolviendo de vez en cuando. Tape la cacerola y cocine durante 5 minutos o hasta que la fruta esté suave. Enfríe un poco antes de servir.

Nota: puede recalentar este almíbar encima de la estufa o en el horno de microondas. También puede hacer la receta con melocotones (duraznos) en vez de manzanas.

Rinde 2 tazas

Por 1/2 taza: 85 calorías, 0,2 g de proteínas, 22 g de carbohidratos, 0,3 g de grasa, 0 mg de colesterol, 1 mg de sodio, 1,9 g de fibra dietética

SALSA DE BAYAS

- **2¼ tazas de bayas mixtas frescas o congeladas**
- **2 cucharadas de agua**
- **2 cucharadas de miel**
- **¼ de cucharadita de peladuras recién ralladas de cítricos (opcional)**

Combine las bayas, el agua, la miel y la peladura (si la está usando) en una cacerola pequeña a fuego bajo. Cocine durante 8 minutos, revolviendo de vez en cuando, o hasta que salgan los jugos de las bayas.

Muela en un procesador de alimentos o licuadora (batidora). Pase por un colador para quitar las semillas.

Regrese la mezcla a la cacerola. Cocine a fuego mediano durante 3 minutos, o hasta que la salsa se reduzca a 1 taza aproximadamente. Enfríe.

Rinde 1 taza

Por ¼ de taza: 78 calorías, 0,5 g de proteína, 20 g de carbohidratos, 0,3 g de grasa, 0 mg de colesterol, 5 mg de sodio, 2,2 g de fibra dietética

PANQUEQUES DE BATATA DULCE

¡Qué dulces! Estos panqueques no solamente son deliciosos.
También tienen pocas calorías y muchísimo sabor.

Tiempo de preparación: 20 minutos • Tiempo de cocción: 20 minutos

2 batatas dulces (camotes) (1 libra/454 g), peladas y ralladas

1 manzana grande para hacer tartas (vea la Nota), pelada, sin corazón y rallada

2 cebollines (cebollas de cambray), picados

2 cucharadas de eneldo fresco picado

3 cucharadas de harina pastelera integral

¾ de cucharadita de sal

2 claras de huevo

1½ cucharaditas de aceite de oliva

¼ de taza de compota de manzana sin edulcorantes

2 cucharadas de crema agria de grasa reducida

Mezcle las batatas dulces, la manzana, los cebollines, el eneldo, la harina, la sal y las claras de huevo en un tazón (recipiente) grande. Rocíe un sartén de 10" (25 cm) con aceite antiadherente en aerosol y caliente a fuego mediano-bajo. Agregue ¾ de cucharadita del aceite y gire el sartén para que la cubra. Vierta en el sartén ½ taza de la mezcla de la batata dulce para cada panqueque, haga 4 panqueques a la vez, aplanando cada uno con una pala para formar círculos de 4" (10 cm). Fría durante 10 minutos, o hasta que se doren, volteándolos con la pala a mitad de la cocción. Ponga en una bandeja de hornear y manténgalos tibios en el horno precalentado a 300°F. Repita con el aceite y la mezcla restante de la batata dulce.

Cubra los panqueques con la compota de manzana y la crema agria.

Nota: pide una manzana tipo Cortland o una manzana tipo Rome Beauty en el supermercado (colmado); estos tipos son los que se usan para hacer tartas.

Rinde de 8 a 10 panqueques

Por panqueque: 77 calorías, 2 g de proteínas, 16 g de carbohidratos, 1 g de grasa, 0 mg de colesterol, 250 mg de sodio, 2 g de fibra dietética
Unidades de intercambio: 1 de pan
Elecciones de carbohidratos: 1

TOSTADAS FRANCESAS RELLENAS DE PLÁTANO AMARILLO

El plátano amarillo (guineo, banana) aporta una textura increíblemente cremosa y llenadora a este plato de tostadas francesas (pan francés, torrejas), además de ayudar a mantener cada ración prácticamente sin grasa.

Tiempo de preparación: 20 minutos • Tiempo de cocción: 5 minutos

RELLENO

- 1 plátano amarillo maduro picado en rodajas finas
- 2 cucharadas de queso *Neufchâtel*
- 1 cucharada de azúcar glas
- 1 cucharadita de peladura de limón rallada
- 2 pizcas de nuez moscada molida

TOSTADAS FRANCESAS

- 8 rebanadas finas de pan de trigo integral con pasas y canela
- 1 taza de leche semidescremada al 1 por ciento
- 1 huevo
- 1 clara de huevo
- ¾ de cucharadita de extracto de vainilla
- Azúcar glas para espolvorear
- ¼ de taza de almíbar para panqueques sin azúcar

Para hacer el relleno: machaque 2 cucharadas colmadas (copeteadas) de rodajas de plátano amarillo en un tazón (recipiente) pequeño con el dorso de una cuchara. (Debería tener unas 2 cucharadas machacadas). Agregue el queso *Neufchâtel*, el azúcar, la peladura de limón y la nuez moscada revolviendo hasta que esté todo bien mezclado.

Para hacer las tostadas francesas: unte 4 rebanadas del pan con el relleno del plátano amarillo, dividiéndolo a partes iguales. Ponga encima las restantes rodajas de plátano amarillo y las rebanadas de pan para hacer 4 sándwiches (emparedados). Bata a mano la leche, el huevo, la clara de huevo y el extracto de vainilla en un plato plano o un plato para pays hasta que se mezclen. Sumerja los sándwiches en la mezcla del huevo, volteándolos con una pala para que se recubran bien por los dos lados.

Mientras tanto, caliente un sartén antiadherente grande o una plancha a fuego mediano-bajo y rocíela con aceite antiadherente en aerosol. (Una gota de agua debería "bailar" al caer sobre la superficie de la plancha). Agregue los sándwiches y fría de 4 a 5 minutos, o hasta que estén dorados por ambos lados, volteándolos con una pala a mitad de la cocción. (Para mantenerlos calientes, ponga las tostadas francesas en una bandeja de hornear en el horno precalentado a 250°F). Espolvoree con el azúcar glas. Rocíe con el almíbar para panqueques sin azúcar y sirva calientes.

Rinde 4 porciones

Por porción: 259 calorías, 11 g de proteínas, 41 g de carbohidratos, 6 g de grasa, 40 mg de colesterol, 290 mg de sodio, 3 g de fibra dietética

Unidades de intercambio: 1 de leche, 1 de fruta, 1 de pan, 1 de carne, 1 de grasa

Elecciones de carbohidratos: 3

WAFFLES DE CACAO Y CAFÉ

Estos gustitos de chocolate están retacados de fibra saludable y grasas monoinsaturadas. Harán que sonría durante horas. *Fotografía en la página 92.*

Tiempo de preparación: 20 minutos • Tiempo de cocción: 15 minutos

1½ **tazas de harina pastelera integral**

½ **taza de cacao en polvo sin edulcorantes**

2 **cucharaditas de polvo de hornear**

¼ **de cucharadita de bicarbonato de sodio**

1 **taza de leche semidescremada al 1 por ciento**

½ **taza de azúcar morena (mascabado) apretada**

2 **cucharaditas de polvo de café expreso (*espresso powder*)**

3 **cucharadas de aceite de oliva ligero**

3 **claras de huevo**

⅛ **de cucharadita de sal**

2 **cucharadas de minichispitas (pedacitos) de chocolate (opcional)**

Almíbar de arce

Bata a mano la harina, el cacao en polvo, el polvo de hornear y el bicarbonato de sodio en un tazón (recipiente) grande hasta que se mezclen bien. Haga un hueco en el centro de la mezcla de la harina y agregue la leche, el azúcar, el polvo de café expreso y el aceite. Bata a mano los ingredientes hasta que se mezclen bien.

Precaliente una plancha para hacer *waffles* durante 4 minutos, o de acuerdo con las instrucciones del fabricante. (Una gota de agua debería "bailar" al caer sobre la superficie de la plancha). Mientras tanto, bata las claras de huevo y la sal con una procesadora de alimentos (mezcladora) eléctrica a velocidad alta hasta que se formen picos suaves. Incorpore las claras a la masa del cacao en 3 veces, agregando las chispitas de chocolate con la última adición de las claras. Incorpore hasta que todo se mezcle.

Rocíe las rejillas calientes para hacer los *waffles* con aceite antiadherente en aerosol junto antes de usarla. Agregue suficiente masa para que casi se cubran las rejillas (¾ de taza) y cocine de 3 a 4 minutos. Repita con la masa restante. (Para mantenerlos calientes, ponga una sola capa de *waffles* en una bandeja de hornear cubierta con papel de aluminio en un horno precalentado a 250°F). Sirva con almíbar de arce.

Rinde 5 *waffles* redondos

Por *waffle*: 235 calorías, 10 g de proteínas, 29 g de carbohidratos, 10 g de grasa, 0 mg de colesterol, 400 mg de sodio, 5 g de fibra dietética

Unidades de intercambio: 2 de pan, 1 de carne, 2 de grasa

Elecciones de carbohidratos: 2

PANECILLOS DE SUERO DE LECHE, ALBARICOQUE Y JENGIBRE

Los orejones (albaricoques, chabacanos, damascos secos) aportan un dulzor ácido a estos gustitos para el desayuno. *Fotografía en la página 93.*

Tiempo de preparación: 20 minutos • Tiempo de cocción: 15 minutos

- 1¾ **tazas de harina pastelera integral**
- 2 **cucharaditas de polvo de hornear**
- ¼ **de cucharadita de bicarbonato de sodio**
- ¼ **de taza de orejones picados (unos 7 orejones pequeños enteros)**
- 2 **cucharadas de jengibre cristalizado, picado**

- ½ **taza de suero de leche**
- 1 **huevo**
- 3 **cucharadas de mantequilla derretida**
- 1 **cucharadita de jengibre fresco rallado**
- 1 **cucharadita de peladura de limón rallada**
- 3½ **cucharadas de azúcar morena (mascabado)**
- **Miel**

Precaliente el horno a 400°F. Rocíe una bandeja de hornear con aceite antiadherente en aerosol.

Mezcle la harina, el polvo de hornear, el bicarbonato de sodio, los orejones y el jengibre cristalizado en un tazón (recipiente) grande. Bata a mano en un tazón mediano el suero de leche, el huevo, la mantequilla, el jengibre fresco, la peladura de limón y 3 cucharadas del azúcar hasta que se mezclen todos los ingredientes. Haga un hueco en el centro de la mezcla de la harina y agregue la mezcla del suero de leche. Revuelva hasta que apenas se combinen. No lo mezcle en exceso.

Espolvoree una lámina de envoltura autoadherente de plástico con un poco de harina. Ponga la masa sobre el plástico y extiéndala más o menos hasta formar un círculo de 7" (18 cm). Espolvoree la parte superior de la masa con un poco de harina y dele palmaditas hasta que esté suave. Invierta el círculo sobre la bandeja de hornear y corte la parte superior del pastel en 8 pedazos con un cuchillo afilado cubierto de harina. Vierta la ½ cucharada de azúcar restante en el colador y espolvoree uniformemente sobre la parte superior.

Hornee de 15 a 17 minutos o hasta que se dore. Enfríe en la bandeja de hornear sobre una rejilla (parrilla) durante 10 minutos. Corte en 8 pedazos y sirva con miel.

Rinde 8 porciones

Por porción: 138 calorías, 4 g de proteínas, 20 g de carbohidratos, 5 g de grasa, 40 mg de colesterol, 190 mg de sodio, 2 g de fibra dietética

Unidades de intercambio: 1 de pan, 1 de grasa

Elecciones de carbohidratos: 1

MUFFINS DE CREMA DE CACAHUATE Y PLÁTANO AMARILLO

La crema de cacahuate es un alimento super nutritivo! Además de contener fibra y proteínas para equilibrar el azúcar en la sangre (glucosa), también es una excelente fuente de grasas monoinsaturadas. *Fotografía en la página 94.*

Tiempo de preparación: 15 minutos • **Tiempo de cocción: 16 minutos**

CUBIERTA

- 3 cucharadas de harina pastelera integral
- 3 cucharadas de azúcar morena (mascabado) apretada
- 1 cucharada de mantequilla derretida
- 1 cucharadita de miel

MUFFINS

- 2 tazas de harina pastelera integral
- 2 cucharaditas de polvo de hornear
- 1 cucharadita de canela molida
- $\frac{1}{2}$ cucharadita de sal
- $\frac{1}{2}$ taza de plátano amarillo (guineo, banana) maduro, aplastado (1 plátano amarillo mediano aproximadamente)
- $\frac{1}{2}$ taza de compota de manzana sin edulcorantes
- $\frac{1}{3}$ de taza de crema de cacahuate
- $\frac{1}{2}$ taza de azúcar morena (mascabado) apretada
- 1 huevo
- $\frac{3}{4}$ de taza de leche semidescremada al 1 por ciento
- 1 cucharadita de extracto de vainilla

Precaliente el horno a 400°F. Rocíe un molde para 12 *muffins* con aceite antiadherente en aerosol.

Para hacer la cubierta: mezcle la harina, el azúcar, la mantequilla y la miel en un tazón (recipiente) pequeño con una cuchara hasta que la mezcla forme unas migajas húmedas.

Para hacer los *muffins*: bata a mano la harina, el polvo de hornear, la canela y la sal en un tazón mediano hasta lograr una consistencia uniforme. Bata a mano el plátano amarillo, la compota de manzana, la crema de cacahuate, el azúcar y el huevo en un tazón grande hasta que adquiera una consistencia uniforme. Incorpore la leche y la vainilla a la mezcla del plátano amarillo hasta que se mezclen bien.

Con una cuchara agregue la mezcla de la harina a la mezcla del plátano amarillo hasta que apenas se mezclen. No las mezcle en exceso. Vierta esta masa con una cuchara en los moldecitos ya preparados, dividiéndola a partes iguales. Esparza a partes iguales la mezcla de la cubierta sobre la masa de los *muffins*.

Hornee de 16 a 18 minutos o hasta que al introducir un palillo de dientes en el centro de un *muffin* salga limpio. Saque del molde y sirva tibios.

Rinde 18 *muffins*

Por *muffin:* 93 calorías, 3 g de proteínas, 13 g de carbohidratos, 4 g de grasa, 15 mg de colesterol, 150 mg de sodio, 2 g de fibra dietética

Unidades de intercambio: 1 de pan, 1 de grasa

Elecciones de carbohidratos: 1

PAN INTEGRAL IRLANDÉS

Al utilizar harinas altas en proteínas como el trigo integral y la avena, los productos panificados serán robustos y nutritivos. Este pan es dulce y delicioso.

Tiempo de preparación: 15 minutos • **Tiempo de cocción: 40 minutos**

DE PREPARACIÓN RÁPIDA

$\frac{1}{3}$ **de taza de pasas amarillas**

$\frac{1}{3}$ **de taza de pasas de Corinto secas**

2 **cucharadas de jugo de manzana o vino de jerez**

2 **cucharadas de mantequilla**

$2\frac{1}{2}$ **tazas de harina integral**

$\frac{3}{4}$ **de taza + $1\frac{1}{2}$ cucharadas de harina de avena**

2 **cucharaditas de polvo de hornear**

1 **cucharadita de bicarbonato de sodio**

2 **cucharaditas de semillas de alcaravea (opcional)**

$\frac{1}{2}$ **cucharadita de sal**

$1\frac{1}{3}$ **tazas de suero de leche**

1 **huevo**

1 **clara de huevo**

$\frac{1}{4}$ **de taza de azúcar morena (mascabado) apretada**

Precaliente el horno a 375°F. Rocíe un molde redondo de lados desprendibles de 9" (23 cm) o un molde para pasteles de 9" × 1" (23 cm × 2,5 cm) con aceite antiadherente en aerosol. Combine las pasas, las pasas de Corinto, el jugo de manzana o el vino de jerez y la mantequilla en un plato apto para horno de microondas. Cubra —dejándolo suelto— con envoltura autoadherente de plástico y hornee en el horno de microondas en alto durante 1 minuto. Revuelva y ponga aparte para que se enfríe.

Mezcle la harina integral, $\frac{3}{4}$ de taza de la harina de avena, el polvo de hornear, el bicarbonato de sodio, las semillas de alcaravea (si las está usando) y la sal en un tazón (recipiente) grande. Bata a mano el suero de leche, el huevo, la clara de huevo y el azúcar en un tazón mediano hasta que se mezclen. Incorpore la mezcla de las pasas a la mezcla del huevo y luego incorpore a la mezcla de la harina hasta que apenas se mezclen. No las mezcle excesivamente.

Vierta la masa en el molde ya preparado de modo que quede un pequeño montón en el centro. Espolvoree por encima las $1\frac{1}{2}$ cucharadas restantes de harina de avena. Corte una gran X en la parte superior del pan con un cuchillo afilado y cubierto de harina.

Hornee durante 40 minutos o hasta que se dore y al introducir un palillo de dientes en el centro salga limpio. Pase a una rejilla (parrilla) para que se enfríe al menos durante 15 minutos. Corte en 16 pedazos y sirva tibio o a temperatura ambiente.

Rinde 16 porciones

Por porción: 114 calorías, 4 g de proteínas, 20 g de carbohidratos, 2 g de grasa, 20 mg de colesterol, 240 mg de sodio, 2 g de fibra dietética
Unidades de intercambio: $\frac{1}{2}$ de fruta, 1 de pan
Elecciones de carbohidratos: $1\frac{1}{2}$

CROCANTE DE FRUTAS PARA EL DESAYUNO

Este crocante demuestra que los alimentos altos en fibra no tienen que ser sosos y aburridos. Los melocotones (duraznos), las frambuesas y la avena forman un perfecto trío de sabores.

Tiempo de preparación: 15 minutos • Tiempo de cocción: 23 minutos

FRUTA

- **1 libra (454 g) de melocotones congelados (4 tazas)**
- **2 cucharadas de harina pastelera integral**
- **¼ de taza de azúcar morena (mascabado) apretada**
- **¼ de cucharadita de especias para pay de calabaza**
- **1 cucharada de jugo de limón**
- **1 taza de frambuesas frescas o congeladas, descongeladas**

CUBIERTA

- **½ taza de harina pastelera integral**
- **⅓ de taza de copos de avena tradicionales**
- **3 cucharadas de azúcar morena (mascabado) apretada**
- **¾ de cucharadita de especias para pay de calabaza**
- **⅛ de cucharadita de sal**
- **2 cucharadas de mantequilla picada en pedazos pequeños**
- **2 cucharadas de crema agria de grasa reducida**

Precaliente el horno a 400°F.

Para hacer la fruta: mezcle los melocotones, la harina, el azúcar y las especias para pay de calabaza en una fuente para hornear (refractario) o un plato para hacer pays de 9" (23 cm). Tanto la fuente como el plato debe ser apto para un horno de microondas y un horno convencional. Rocíe con el jugo de limón. Hornee en el horno de microondas en alto durante 8 minutos, revolviendo a mitad de la cocción. Incorpore las frambuesas y extienda la fruta hasta que esté nivelada.

Para hacer la cubierta: mezcle la harina, la avena, el azúcar, las especias para pay de calabaza y la sal en un tazón (recipiente) mediano. Vaya incorporando la mantequilla y cortando la mezcla hasta que ésta tenga la textura de la arena húmeda. Incorpore la crema agria hasta que se mezcle y desmorone la cubierta uniformemente sobre la fruta. Hornee durante 15 minutos o hasta que se dore la cubierta y la fruta eche burbujas.

Rinde 4 porciones

Por porción: 316 calorías, 5 g de proteínas, 62 g de carbohidratos, 8 g de grasa, 20 mg de colesterol, 110 mg de sodio, 8 g de fibra dietética

Unidades de intercambio: $1\frac{1}{2}$ de fruta, $2\frac{1}{2}$ de pan, 1 de grasa

Elecciones de carbohidratos: 4

ENSALADA DE FRUTA CON MIEL Y LIMÓN VERDE A LA MENTA

Este refrescante y dulce desayuno bajo en calorías le brinda una gran cantidad de fibra a primera hora de la mañana. *Fotografía en la página 95.*

Tiempo de preparación: 20 minutos

1 cucharadita de peladura de limón verde (lima) rallada

2 cucharadas de jugo de limón verde

3–4 cucharadas de miel (vea la Nota)

3 cucharadas de menta fresca picada

$\frac{1}{2}$ melón tipo *honeydew* pequeño, picado en cubitos

$\frac{1}{2}$ cantaloup (melón chino) picado en cubitos

1 pinta (454 g) de fresas frescas, partidas a la mitad y sin los cabitos

2 tazas de piña (ananá) o mango frescos, picados en cubitos

Combine la peladura y el jugo de limón verde, la miel y la menta en un tazón (recipiente) grande hasta que se mezclen todos los ingredientes. Agregue el melón tipo *honeydew*, el cantaloup, las fresas y la piña o el mango. Mezcle bien.

Nota: dependiendo de qué tan dulce sea la fruta, comience con 3 cucharadas de miel, agregando más de ser necesario.

Rinde 8 porciones

Por porción: 92 calorías, 1 g de proteínas, 24 g de carbohidratos, 0 g de grasa, 0 mg de colesterol, 30 mg de sodio, 2 g de fibra dietética

Unidades de intercambio: 2 de fruta

Elecciones de carbohidratos: 2

PERAS RELLENAS "AL HORNO"

¡Disfrute unas peras al horno sin tener siquiera que encender el horno!
La suave y rica textura de la salsa está cargada de sabor.

Tiempo de preparación: 15 minutos • Tiempo de cocción: 8 minutos

⅓ de taza de arándanos agrios secos	¼ de taza de nueces picadas
3 cucharadas de jugo de naranja (china)	1 cucharadita de extracto de vainilla
2 cucharadas de miel	¼ de cucharadita de canela molida
4 peras Anjou o Bosc, partidas a la mitad a lo largo y sin el corazón	⅛ de cucharadita de nuez moscada rallada
	¼ de taza de crema agria de grasa reducida

Mezcle los arándanos agrios, 1 cucharada del jugo de naranja y 1 cucharada de la miel en un tazón (recipiente) apto para horno de microondas. Cubra —dejándolo suelto— con envoltura autoadherente de plástico y hornee en alto durante 1 minuto. Ponga aparte.

Disponga las peras en forma de los rayos de una rueda con el lado cortado hacia arriba en una fuente para hornear (refractario) redonda de 10" (25 cm) apta para horno de microondas o en un plato para hacer pays. Rocíe con las 2 cucharadas restantes de jugo de naranja y cubra —dejándolo suelto— con envoltura autoadherente de plástico. Hornee en alto de 5 a 7 minutos. (Las peras deberían estar en su punto).

Mientras tanto, combine las nueces, la vainilla, la canela y la nuez moscada con los arándanos agrios. Destape las peras y vierta la mezcla de los arándanos agrios en los espacios entre las peras, dividiéndola uniformemente. Cubra —dejándolo suelto— con envoltura autoadherente de plástico. Hornee en el microondas en alto de 2 a 3 minutos más o hasta que las peras estén en su punto.

Mezcle la crema agria y la cucharada restante de miel. Rocíe las peras con la mezcla.

Rinde 4 porciones

Por porción: 240 calorías, 3 g de proteínas, 44 g de carbohidratos, 7 g de grasa, 5 mg de colesterol, 10 mg de sodio, 5 g de fibra dietética

Unidades de intercambio: 2 de fruta, 1 de pan, 1 de grasa

Elecciones de carbohidratos: 3

CLAFOUTI DE LIMÓN Y ARÁNDANO

El *clafouti* es un plato francés que normalmente se prepara al colocar un relleno de frutas (como cerezas) en una masa líquida, poner ambos dentro de un molde y hornearlo. Nuestra receta lleva arándanos, unas bayas muy saludables y harina pastelera integral, la cual no eleva tanto la glucosa en sangre. Nuestro *clafouti* se puede servir en el desayuno y es una excelente alternativa a platos populares más tradicionales como los *omelettes* y los huevos revueltos.

DE PREPARACIÓN RÁPIDA

Tiempo de preparación: 10 minutos ● **Tiempo de cocción: 30 minutos**

2   **tazas de arándanos frescos o congelados (vea la Nota)**

4   **huevos**

¾   **de taza de leche semidescremada al 1 por ciento**

3   **cucharadas de miel**

2   **cucharadas de mantequilla derretida**

1   **cucharadita de extracto de vainilla**

3   **cucharaditas de peladura de limón rallada**

    Una pizca de sal

½   **taza de harina pastelera integral**

Precaliente el horno a 350°F. Rocíe un plato para hacer pays de 9" (23 cm) con aceite antiadherente en aerosol. Esparza los arándanos en el plato y ponga aparte.

Bata a mano los huevos, la leche, la miel, la mantequilla, la vanilla, la peladura de limón y la sal en un tazón (recipiente). Incorpore la harina hasta que se mezcle. Vierta la mezcla sobre los arándanos.

Hornee de 30 a 35 minutos o hasta que el *clafouti* apenas se cuaje en el centro. Sirva caliente.

Nota: si utiliza arándanos congelados, descongélelos y escúrralos sobre toallas de papel antes de usarlos.

Rinde 6 porciones

Por porción: 183 calorías, 7 g de proteínas, 23 g de carbohidratos, 8 g de grasa, 155 mg de colesterol, 100 mg de sodio, 2 g de fibra dietética

Unidades de intercambio: ½ de fruta, 1 de pan, ½ de carne, 1 de grasa

Elecciones de carbohidratos: 1½

MERIENDAS Y BEBIDAS SALUDABLES

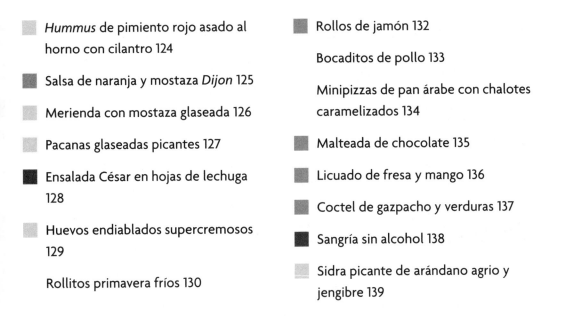
Nota: en las siguientes recetas se refiere a "Elecciones de carbohidratos". Una elección de carbohidrato es una ración de un alimento que contiene aproximadamente unos 15 gramos de carbohidratos. Se toman en cuenta la cantidad de elecciones de carbohidratos para controlar el consumo de estos al seguir un plan alimenticio. Para más información al respecto, debe consultar al médico o a un nutriólogo. Además, si encuentra en este capítulo términos que no entiende o que jamás ha visto, favor de remitirse al glosario en la página 435.

■ RÁPIDO ■ RAPIDÍSIMO ■ DE PREPARACIÓN RÁPIDA

HUMMUS DE PIMIENTO ROJO ASADO AL HORNO CON CILANTRO

Los garbanzos son el mayor atractivo de esta pasta originaria del Oriente Medio. Sólo ½ taza de esta sabrosa merienda (refrigerio, tentempié) brinda 7 gramos de fibra.

Tiempo de preparación: 20 minutos ● **Tiempo de cocción: 15 minutos** ● **Tiempo de reposo: 10 minutos**

2 **pimientos (ajíes, pimientos morrones) rojos**

4 **dientes de ajo grandes sin pelar**

1 **lata (de 15½ onzas) de garbanzos, enjuagados y escurridos**

2 **cucharadas de *tahini***

2 **cucharadas de jugo de limón**

1 **cucharada de salsa de pimienta de Cayena suave**

¼ **de taza de cilantro fresco picado**

Palitos de verduras variadas, para untar

Precaliente el asador del horno. Ponga los pimientos en una bandeja de hornear cubierta con papel de aluminio. Envuelva el ajo en papel de aluminio y póngalo en la bandeja. Ase los pimientos a 6" (15 cm) de la fuente de calor durante 15 ó 20 minutos, volteándolos hasta que estén asados por todas partes. Ase el ajo durante 15 minutos. Meta los pimientos en una bolsa de cierre hermético y deje reposar durante 10 minutos.

Mientras tanto, cuando esté suficientemente frío para manejarlo, pele el ajo y píquelo finamente en un procesador de alimentos. Cuando los pimientos también estén lo suficientemente fríos como para manejarlos, pélelos, quíteles el centro y las semillas. (Debería tener 1 taza de pimientos asados). Agregue los pimientos, los garbanzos, el *tahini*, el jugo de limón y la salsa de pimienta al procesador y mézclelos hasta lograr una consistencia uniforme. Agregue el cilantro y muela hasta que apenas se mezclen. Para que el *hummus* tenga el mejor sabor posible, guárdelo en el refrigerador durante al menos 4 horas o hasta 3 días. Sirva con los palitos de verdura o utilícelo como pasta para sándwiches (emparedados) tipo *wrap* o normales.

Rinde 4 porciones (2 tazas)

Por porción: 174 calorías, 7 g de proteínas, 27 g de carbohidratos, 5 g de grasa, 0 mg de colesterol, 260 mg de sodio, 6 g de fibra dietética

Unidades de intercambio: 1 de verdura, 1½ de pan, 1 de grasa

Elecciones de carbohidratos: 2

SALSA DE NARANJA Y MOSTAZA *DIJON*

Puede realzar el sabor de las verduras u otros alimentos con esta salsa baja en grasa y en calorías. Su sabor dulce y ácido les encantará a su familia e invitados.

Tiempo de preparación: 10 minutos

¼ de taza de mostaza *Dijon*

2 cucharadas de concentrado de jugo de naranja (china) congelado, descongelado

¼ de taza de yogur natural

2 cucharadas de crema agria de grasa reducida

½ cucharadita de vinagre de vino blanco

Pretzels pequeños de trigo integral, para untar en la salsa

Palitos de verduras variadas, para untar en la salsa

Mezcle la mostaza, el concentrado de jugo de naranja, el yogur, la crema agria y el vinagre en un tazón (recipiente) mediano hasta lograr una consistencia uniforme. (Puede hacerlo de antemano y guardarlo en el refrigerador hasta por 4 días). Sirva como salsa, junto con los *pretzels* y los palitos de verduras.

Rinde 4 porciones (1 taza)

Por porción: 45 calorías, 2 g de proteínas, 4 g de carbohidratos, 3 g de grasa, 5 mg de colesterol, 390 mg de sodio, 0 g de fibra dietética
Unidades de intercambio: ½ de grasa
Elecciones de carbohidratos: 0

MERIENDA CON MOSTAZA GLASEADA

DE PREPARACIÓN RÁPIDA

Una combinación ecléctica de saludables meriendas (refrigerios, tentempiés) y sabrosas especias hace que esta comida sea perfecta a modo de almuerzo preparado para llevar al trabajo, como merienda nocturna o como platillo para fiestas. *Fotografía en la página 96.*

Tiempo de preparación: 15 minutos • Tiempo de cocción: 31 minutos

- 4 **tazas de cuadritos de cereal integral del tamaño de un bocado**
- 1 **taza de palitos** *pretzel* **rotos de trigo integral (aproximadamente de 1"/2,5 cm de longitud)**
- ½ **taza de almendras o cacahuates (maníes) sin sal**

- 3 **cucharadas de mostaza amarilla**
- 3 **cucharadas de miel**
- 2 **cucharadas de mantequilla cortada en 4 trozos**
- 1 **cucharada de salsa** *Worcestershire*
- ⅛ **de cucharadita de pimienta roja molida**

Precaliente el horno a 325°F. Cubra una bandeja de hornear para brazos de gitano con papel de aluminio y úntela con aceite antiadherente en aerosol. Mezcle el cereal, los *pretzels* y los frutos secos en un tazón (recipiente) grande y deje aparte.

Ponga la mostaza, la miel, la mantequilla, la salsa *Worcestershire* y la pimienta roja en un tazón mediano apto para horno de microondas. Cubra con papel encerado y hornee en el microondas en alto de 45 a 60 segundos, o hasta que la mantequilla apenas se derrita. Mezcle bien. Esparza más o menos un tercio de la mezcla de la mostaza sobre la mezcla del cereal y mezcle, con una cuchara grande, hasta que todo esté uniformemente recubierto. Repita con la mezcla restante de la mostaza. Extienda la mezcla del cereal recubierto en una sola capa en la bandeja para hornear brazos de gitano ya preparada.

Hornee de 30 a 35 minutos, revolviendo a mitad del proceso de cocción, hasta que se tueste por todas partes igual. Deje la bandeja sobre una rejilla (parrilla) para que se enfríe a temperatura ambiente y guarde la merienda en un contenedor de cierre hermético hasta un máximo de 2 semanas.

Rinde 12 porciones (6 tazas)

Por porción: 161 calorías, 4 g de proteínas, 28 g de carbohidratos, 6 g de grasa, 5 mg de colesterol, 200 mg de sodio, 4 g de fibra dietética

Unidades de intercambio: 2 de pan, 1 de grasa

Elecciones de carbohidratos: 2

PACANAS GLASEADAS PICANTES

Hemos recubierto estos ricos y cremosos frutos secos con una fina capa de glaseado, por ello son ideales para satisfacer las ganas de algo dulce. Además, las pacanas son una extraordinaria fuente de grasas monoinsaturadas. *Fotografía en la página 96.*

DE PREPARACIÓN RÁPIDA

Tiempo de preparación: 10 minutos • Tiempo de cocción: 25 minutos

2 **tazas de pacanas**

1 **cucharada de azúcar morena (mascabado)**

1 **cucharadita de jengibre molido**

¼ **de cucharadita de pimienta de Jamaica molida**

¼ **de cucharadita de canela molida**

¼ **de cucharadita de pimienta roja molida**

¼ **de cucharadita de sal**

1½ **cucharadas de mantequilla derretida**

Precaliente el horno a 300°F. Cubra una bandeja de hornear para brazos de gitano con papel de aluminio y úntelo con aceite antiadherente en aerosol. Ponga las pacanas sobre la fuente en una sola capa. Hornee durante 5 minutos. (No apague el horno).

Mientras tanto, mezcle el azúcar, el jengibre, la pimienta de Jamaica, la canela, la pimienta roja y la sal en un plato pequeño. Ponga las pacanas calientes en un tazón (recipiente) mediano y mezcle con la mantequilla hasta que estén bien recubiertas. Agregue la mezcla del azúcar y revuelva hasta que las pacanas estén recubiertas. Extienda las pacanas en una sola capa en la bandeja de hornear cubierta con papel de aluminio. Espolvoréelas con el azúcar que haya quedado.

Hornee durante 20 minutos o hasta que las pacanas estén tostadas. Ponga la fuente en una rejilla (parrilla) para que se enfríe completamente. Guarde las pacanas en una contenedor de cierre hermético hasta un máximo de 2 semanas.

Rinde 12 porciones (2 tazas)

Por porción: 151 calorías, 2 g de proteínas, 4 g de carbohidratos, 15 g de grasa, 5 mg de colesterol, 60 mg de sodio, 2 g de fibra dietética
Unidades de intercambio: 3 de grasa
Elecciones de carbohidratos: 0

ENSALADA CÉSAR EN HOJAS DE LECHUGA

Esta es una excelente alternativa al sándwich (emparedado) tradicional: crujientes hojas de lechuga romana (orejona) envolviendo una deliciosa mezcla alta en proteínas de pollo y queso.

Tiempo de preparación: 20 minutos

- 2 dientes de ajo pelados
- 1 cucharada de mayonesa *light*
- 1 cucharada de crema agria de grasa reducida
- 1 cucharada de jugo de limón
- 1 taza de pechuga de pollo cocida y picada
- ¼ de taza de apio picado
- 3 cucharadas de queso parmesano rallado
- 8 hojas exteriores de lechuga romana
- ¼ de taza de crutones con sabor a aliño (aderezo) César

Ponga el ajo en una flanera pequeña y agregue 1 cucharada de agua. Hornee en el horno de microondas en alto durante 1 minuto, o hasta que el ajo se suavice. Aplane el ajo machacándolo con el lado de un cuchillo y píquelo muy finamente. Ponga el ajo en un tazón (recipiente) mediano. Incorpore la mayonesa, la crema agria y el jugo de limón hasta que se mezclen bien. Agregue el pollo, el apio y 2 cucharadas del queso y revuelva hasta que se mezclen.

Disponga las hojas de lechuga romana en una fuente de servir (bandeja, platón). Vierta 2 cucharadas de la mezcla del pollo en el centro de cada hoja. Corte los crutones, de ser necesario, en trozos de ½" (1 cm) aproximadamente. Esparza los crutones sobre el pollo y espolvoree con la cucharada restante de queso. Sirva o tape y enfríe hasta un máximo de 3 horas.

Rinde 8 porciones

Por porción: 56 calorías, 7 g de proteínas, 2 g de carbohidratos, 2 g de grasa, 20 mg de colesterol, 85 mg de sodio, 0 g de fibra dietética
Unidades de intercambio: 1 de carne, ½ de grasa
Elecciones de carbohidratos: 0

HUEVOS ENDIABLADOS SUPERCREMOSOS

Hemos remozado este popular plato de picnic para hacerlo más saludable. Estos huevos, rellenos de frijoles (habichuelas) de lima, son tan cremosos y saciantes como la versión normal pero con mucha menos grasa saturada. *Fotografía en la página 97.*

Tiempo de preparación: 20 minutos • **Tiempo de cocción: 12 minutos** • **Tiempo de refrigeración: 1 hora**

- 6 huevos grandes
- ⅓ de taza de habas blancas de lata, enjuagadas y escurridas
- 1½ cucharadas de mayonesa *light*
- ½ cucharadita de mostaza en polvo
- ¼ de cucharadita de pimienta negra recién molida
- ¼ de taza de apio finamente picado
- ¼ de taza de zanahorias ralladas
- 1 cucharada de cebollinos (cebolletas) o cebollines (cebollas de cambray) picados en rodajas finas

Ponga los huevos en una cacerola y cúbralos con agua fría. Deje que rompa a hervir a fuego alto. Reduzca el fuego a bajo y deje que hierva lentamente durante 12 minutos. Enfríe bajo agua corriente fría. Pélelos golpeando suavemente los huevos contra la orilla de la cacerola y desprendiendo suavemente las cáscaras.

Parta los huevos longitudinalmente a la mitad. Ponga 4 yemas enteras en el tazón (recipiente) de un miniprocesador de alimentos y deseche las 2 yemas restantes. Agregue las habas blancas, la mayonesa, la mostaza y la pimienta. Mezcle hasta lograr una consistencia uniforme. Agregue el apio, las zanahorias y los cebollinos o cebollines. Muela pulsando el procesador, hasta que apenas se incorporen las verduras.

Vierta el relleno con una cuchara en los huecos de las claras y llénelas. Ponga las mitades de los huevos en un platón extendido, cubra con envoltura autoadherente de plástico y deje en el refrigerador durante al menos 1 hora. (Puede hacerlos hasta con 1 día de antelación). Sirva fríos.

Rinde 6 porciones

Por porción: 100 calorías, 7 g de proteínas, 4 g de carbohidratos, 6 g de grasa, 215 mg de colesterol, 120 mg de sodio, 1 g de fibra dietética
Unidades de intercambio: 1 de carne, 1 de grasa
Elecciones de carbohidratos: 0

ROLLITOS PRIMAVERA FRÍOS

Este tipo de rollitos primavera se sirven tradicionalmente el primer día del Año Nuevo Chino y son más pequeños y delicados que los típicos que se encuentran en la mayoría de los restaurantes chinos. Además, los hemos cargado con una combinación de ingredientes coloridos.

Tiempo de preparación: 40 minutos • **Tiempo de refrigeración: Hasta 6 horas**

SALSA PARA MOJAR LOS ROLLITOS

- 2 cucharadas de jugo de limón verde (lima)
- 2 cucharadas de salsa de pescado oriental
- 1 cucharada de vino blanco o de vinagre de vino de arroz

- 2 cucharadas de azúcar
- 1 diente de ajo pequeño picado finamente
- 2 cucharaditas de *catsup* (*ketchup*)
- $1/8$–$1/4$ de cucharadita de pimienta de Cayena

ROLLITOS PRIMAVERA

- 2 zanahorias pequeñas ralladas
- 2 cebollines (cebollas de cambray) finamente picados
- 24 camarones medianos desvenados, cocidos y pelados
- 24 hojas de menta fresca
- 1 taza de pepino inglés picado en rodajas finas, cortado en medios círculos

- 8 ramitos de cilantro fresco, sin los tallos gruesos
- 1 taza de berros, sin los tallos gruesos
- 3 cucharadas de cacahuates (maníes) tostados, picados en trozos grandes
- 8 obleas redondas finas de arroz de 8" (20 cm)

Para hacer la salsa para mojar los rollitos: mezcle el jugo de limón verde, la salsa de pescado, el vino o el vinagre, el azúcar, el ajo, el *catsup* y la pimienta de Cayena en un plato pequeño. Deje reposar al menos durante 20 minutos para que se mezclen los sabores.

Para hacer los rollitos primavera: mezcle las zanahorias, los cebollines y 1 cucharada de la salsa ya preparada en un tazón (recipiente) pequeño. Disponga los camarones, las hojas de menta, la mezcla de la zanahoria, el pepino, el cilantro, los berros y los cacahuates en montones delante de usted sobre una tabla.

Llene un plato para hacer pays grande con agua de la llave (grifo, canilla, pila) muy caliente. Deje una toalla limpia cerca. Sumerja 1 oblea a la vez y remójela de 30 a 45 segundos o hasta que comience a ponerse blanda. Póngalas en un montón sobre la toalla y déjelas reposar durante 2 minutos o hasta que estén suaves y maleables.

Ponga los ingredientes en una fila de 4" (10 cm) en el centro de la oblea, comenzando a 3" (8 cm) por encima de la orilla más cerca de usted. Disponga 3 camarones, 3 hojas de menta, 1 cucharada colmada (copeteada) de zanahorias ralladas, 1 cucharada colmada de pepino, 1 ramito de cilantro, 2 cucharadas de berros y 1 cucharadita de cacahuates. Doble los lados y enrolle a modo de sobre. Coloque el lado de la costura o pliegue cabeza abajo en un plato. Repita con los restantes ingredientes. Tape y deje en el refrigerador con un máximo de 6 horas de antelación.

Para servir, corte cada rollito a la mitad en diagonal y sirva con la salsa para mojarlo.

Rinde 8 porciones

Por porción: 166 calorías, 8 g de proteínas, 27 g de carbohidratos, 3 g de grasa, 30 mg de colesterol, 590 mg de sodio, 2 g de fibra dietética
Unidades de intercambio: 1 de verdura, $1\frac{1}{2}$ de pan, 1 de carne, $\frac{1}{2}$ de grasa
Elecciones de carbohidratos: 2

ROLLOS DE JAMÓN

¡Esta robusta merienda es una auténtica delicia! Disfrute un delicioso rollo de jamón y queso con una salsa de mostaza que lleva un toque picante.

Tiempo de preparación: 15 minutos

2 lonjas (lascas) de 2 onzas (56 g) de jamón al horno tipo fiambre

4 cucharaditas de queso *Boursin* de grasa reducida

2 cucharaditas de perejil fresco picado

6 *grissinis* (palitos de pan/palitroques italianos), cortados a la mitad con un cuchillo dentado

1½ cucharadas de crema agria de grasa reducida

1 cucharada de mostaza granulada tipo salchichonería

Acomode las lonjas de jamón sobre una tabla de picar. Recorte para cuadrar las lonjas de jamón, de ser necesario, y formar rectángulos de 6" × 4½" (15 × 11 cm). Unte cada trozo con 2 cucharaditas del queso. Espolvoree cada trozo con 1 cucharadita del perejil.

Pique el jamón a lo largo en 6 tiras de ¾" (2 cm) de ancho con una ruedecilla para cortar pizzas o un cuchillo afilado. Enrolle cada tira de jamón diagonalmente alrededor de una mitad de *grissini*, apretando el lado del queso contra el *grissini* para que se adhiera.

Mezcle la crema agria y la mostaza hasta lograr una consistencia uniforme y utilícelo a modo de salsa para mojar para los *grissini*.

Rinde 4 porciones (12 piezas en total)

Por porción: 257 calorías, 13 g de proteínas, 43 g de carbohidratos, 4 g de grasa, 10 mg de colesterol, 650 mg de sodio, 2 g de fibra dietética

Unidades de intercambio: 3 de pan, ½ de carne, ½ de grasa

Elecciones de carbohidratos: 3

BOCADITOS DE POLLO

Los alones de pollo al estilo *Buffalo* son un aperitivo muy popular en los EE.UU. Nuestra versión de estos alones tienen el mismo sabor picantito pero sin estar cargados de grasa saturada. *Fotografía en la página 98.*

Tiempo de preparación: 25 minutos ● **Tiempo de cocción: 15 minutos**

ALIÑO (ADEREZO) DE QUESO AZUL

3 cucharadas (1¼ onzas/35 g) de queso azul desmoronado

⅓ de taza de crema agria de grasa reducida

2 cucharaditas de cebolla verde finamente picada

½ cucharadita de vinagre de vino blanco

BOCADITOS DE POLLO

2 mitades de pechuga de pollo deshuesada y sin pellejo (10 onzas/280 g), cortadas en cubitos de 1" (2,5 cm)

1 cebollín (cebolla de cambray) finamente picado

2½ cucharadas de salsa de pimienta de Cayena suave (dirá "*mild*" en la etiqueta)

1 cucharada de mantequilla derretida

3 tallos de apio cortados en palitos de 2" (5 cm)

1 taza de zanahorias cambray

Para hacer el aliño de queso azul: machaque el queso azul y la crema agria en un tazón (recipiente) pequeño con el dorso de una cuchara. Incorpore la cebolla verde y el vinagre hasta mezclarlos bien. Ponga aparte.

Para hacer los bocaditos de pollo: precaliente el horno a 400°F. Mezcle los cubos de pollo, el cebollín y 1 cucharada de la salsa de pimienta de Cayena en un tazón mediano. Ensarte el pollo en 12 alambres (pinchos) de bambú de 6" (15 cm), poniendo 2 pedazos de pollo por alambre. Ponga en una bandeja de hornear cubierta con papel de aluminio. Hornee durante 15 minutos o hasta que estén bien cocidos.

Mientras tanto, mezcle las 1½ cucharadas restantes de salsa de pimienta y la mantequilla en un tazón pequeño. Ponga los alambres con el pollo cocinado en una mitad de una bandeja (platón) de servir en una sola capa. Unte los cubos de pollo con la salsa de pimienta. Disponga el apio y las zanahorias en la bandeja y sirva con el aliño de queso azul.

Rinde 4 porciones

Por porción: 200 calorías, 20 g de proteínas, 9 g de carbohidratos, 9 g de grasa, 65 mg de colesterol, 260 mg de sodio, 3 g de fibra dietética

Unidades de intercambio: 1 de verdura, 2½ de carne, 1½ de grasa

Elecciones de carbohidratos: 1

MINIPIZZAS DE PAN ÁRABE
CON CHALOTES CARAMELIZADOS

Nuestras pizzas de pan árabe (pan de *pita*) llevan piñones, unos frutos secos que contienen mucha grasa, pero la mayor parte de esta es monoinsaturada. Y sólo 1 onza (28 g) proporciona la impresionante cantidad de 4 gramos de fibra.

Tiempo de preparación: 25 minutos • Tiempo de cocción: 16 minutos

 6 mitades de tomates (jitomates) secados al sol

1½ cucharadas de piñones

1½ cucharaditas de aceite de oliva

 4 chalotes grandes (6 onzas/168 g), pelados y picados en rodajas finas horizontalmente

½ cucharadita de azúcar

 1 cucharadita de vinagre de vino blanco

¼ de taza de queso de cabra con hierbas

12 panes árabes tamaño *mini* de trigo integral (de 2"/5 cm de diámetro)

Precaliente el horno a 350°F. Ponga los tomates en un tazón (recipiente) pequeño. Agregue agua hirviendo hasta cubrirlos y deje reposar 15 minutos o hasta que se suavicen. Escurra bien y pique finamente. Mientras tanto, cocine los piñones en un sartén pequeño antiadherente a fuego mediano, revolviendo con frecuencia, de 3 a 4 minutos o hasta que se tuesten un poco. Ponga en un plato y deje enfriar.

Caliente el aceite en un sartén a fuego mediano. Agregue los chalotes y fría durante 5 minutos, revolviendo de vez en cuando, o hasta que los chalotes se doren y suavicen. Agregue el azúcar y fría durante 2 minutos más, revolviendo a menudo, hasta que los chalotes se pongan marrones (cafés). Incorpore el vinagre y los tomates picados y cocine durante 1 minuto más.

Extienda 1 cucharadita del queso en cada pan árabe y dispóngalos en una bandeja de hornear. Vierta 1 cucharadita de medir colmada (copeteada) de la mezcla de los chalotes sobre cada pan y espolvoree con los piñones a partes iguales. Hornee durante 6 minutos o hasta que estén bien calientes.

Para hacer con antelación: la mezcla de los chalotes se puede guardar en el refrigerador con un máximo de 2 días de antelación. Prepare y hornee las pizzas según sea necesario.

Rinde 6 porciones

Por porción: 161 calorías, 6 g de proteínas, 28 g de carbohidratos, 4 g de grasa, 0 mg de colesterol, 290 mg de sodio, 4 g de fibra dietética

Unidades de intercambio: 2 de pan, ½ de grasa

Elecciones de carbohidratos: 2

MALTEADA DE CHOCOLATE

Hemos mejorado esta bebida clásica para que sea más saludable al recortarle la grasa y realzarle el rico sabor a malta.

Tiempo de preparación: 10 minutos

¾ de taza de yogur congelado de vainilla

3 cucharadas de leche en polvo malteada (*malted milk powder*)

1½ cucharadas de cacao en polvo

½ cucharadita de café expreso instantáneo en polvo (*instant espresso coffee powder*)

1 taza de leche de soya o de leche semidescremada al 1 por ciento

1 cucharadita de extracto de vainilla

Mezcle el yogur congelado, la leche en polvo malteada, el cacao, el café en polvo, la leche y la vainilla en una licuadora (batidora). Licue todo hasta lograr una consistencia uniforme. Vierta en vasos altos y sirva inmediatamente.

Rinde 2 porciones (de 1 taza cada una)

Por porción: 257 calorías, 8 g de proteínas, 45 g de carbohidratos, 7 g de grasa, 5 mg de colesterol, 140 mg de sodio, 3 g de fibra dietética

Unidades de intercambio: 3 de pan, ½ de carne, 1 de grasa

Elecciones de carbohidratos: 3

LICUADO DE FRESA Y MANGO

Disfrute el intenso sabor afrutado de esta sorprendente mezcla. Tanto los mangos como las fresas son bajos en calorías y contienen mucha fibra. Al escoger los mangos maduros, busque los que tengan la piel de un tono entre amarillo y verde o rojizo y que ceda al apretarla suavemente.

Tiempo de preparación: 10 minutos

1½ tazas de mango fresco (1 aproximadamente) o congelado en cubitos

2 tazas de fresas + 2 bayas frescas para adornar

1 cucharada de jengibre caramelizado picado en trocitos

2 cucharadas de miel

1 taza de leche de soya o leche semidescremada al 1 por ciento, fría

Una pizca de pimienta de Jamaica molida

Mezcle el mango, las fresas, el jengibre, la miel, la leche de soya o la leche y la pimienta de Jamaica en una licuadora (batidora). Licuelo hasta lograr una consistencia uniforme. Vierta la mezcla en 2 vasos y adorne con las fresas frescas.

Nota: si desea un licuado (batido) congelado, ponga la fruta en una bandeja de hornear cubierta con papel encerado y congélela durante 2 horas o hasta que la fruta esté casi firme. Utilícela según las indicaciones de la receta.

Rinde 2 porciones (de 1½ tazas cada una)

Por porción: 191 calorías, 4 g de proteínas, 42 g de carbohidratos, 3 g de grasa, 20 mg de colesterol, 42 mg de sodio, 4 g de fibra dietética
Unidades de intercambio: 1½ de fruta, 1 de pan, ½ de carne, ½ de grasa
Elecciones de carbohidratos: 3

COCTEL DE GAZPACHO Y VERDURAS

El gazpacho es una bebida fría y sabrosa procedente del sur de España. Unas gotas de salsa *Worcestershire* y *Tabasco* le confieren un sabor picante que con toda seguridad agradará a su paladar.

Tiempo de preparación: 10 minutos

1¾ tazas de jugo de tomate (jitomate) o cóctel de verduras y tomate

2 pepinos para encurtir pequeños (de unas 4"/10 cm y de 6 onzas/168 g), pelados y picados en cubitos

½ pimiento (ají, pimiento morrón) rojo pelado y picado en cubitos

½ tallo de apio picado en rodajas

1 cucharada de jugo de limón

2 cucharaditas de salsa *Worcestershire*

1 cucharadita de salsa *Tabasco* verde o 6 gotas de salsa *Tabasco* normal

Tiras de pepino y pedazos de limón (opcional)

Mezcle el jugo de tomate o el cóctel de verduras y tomate, los pepinos, el pimiento, el apio, el jugo de limón, la salsa *Worcestershire* y la salsa *Tabasco* en una licuadora (batidora). Licue durante 1 ó 2 minutos o hasta lograr una consistencia uniforme. Sirva sobre hielo. Adorne con tiras de pepino y pedazos de limón, si lo desea.

Rinde 2 porciones (de 1½ tazas cada una)

Por porción: 69 calorías, 3 g de proteínas, 14 g de carbohidratos, 0 g de grasa, 0 mg de colesterol, 830 mg de sodio, 2 g de fibra dietética

Unidades de intercambio: 2½ de verdura

Elecciones de carbohidratos: 1

SANGRÍA SIN ALCOHOL

Olvídese del calor con esta refrescante sangría. Las ácidas rodajas de naranja (china) y los pedazos de manzana flotan e invitan a tomar esta hermosa bebida.

Tiempo de preparación: 20 minutos • Tiempo de refrigeración: 4 horas

3   **tazas de jugo de uva Concord**

2   **tazas de jugo de naranja**

¼   **de taza de jugo de limón**

2   **cucharadas de jugo de limón verde (lima)**

1   **naranja, con los extremos cortados, picada en medios círculos**

1   **manzana sin corazón y picada en pedazos finos**

Mezcle los jugos de uva, naranja, limón y limón verde en un jarrón de 2 cuartos de galón (2 l) de capacidad. Incorpore los pedazos de naranja y manzana y guarde en el refrigerador, tapado, de 4 a 48 horas. Sirva la sangría en vasos altos y agregue un poco de la fruta.

Nota: para obtener una versión de alcohol reducido, combine esta sangría con una cantidad igual de vino tinto seco.

Rinde 8 porciones (8 tazas)

Por porción: 101 calorías, 1 g de proteínas, 25 g de carbohidratos, 0 g de grasa, 10 mg de colesterol, 25 mg de sodio, 1 g de fibra dietética
Unidades de intercambio: 1 de fruta, 1 de pan
Elecciones de carbohidratos: 2

SIDRA PICANTE DE ARÁNDANO AGRIO Y JENGIBRE

Le encantará esta relajante sidra. Realzada con una festiva mezcla de arándanos agrios y jengibre, es la bebida perfecta para disfrutar frente al fuego o para brindar con ella en las celebraciones.

Tiempo de preparación: 15 minutos • Tiempo de cocción: 30 minutos

- ¾ de taza de arándanos agrios frescos o congelados
- 4 rodajas de jengibre fresco picado en palitos (2 cucharadas)
- 6 clavos enteros
- 3 rajas (ramas) de canela de 3" (8 cm) + 8 adicionales para adornar

- 8 tazas de jugo de manzana
- ⅓ de taza de miel
- *Brandy* o aguardiente de manzana (opcional)

Corte un cuadrado de 7" (18 cm) de una doble capa de estopilla (bambula, manta de cielo, *cheesecloth*). Ponga los arándanos agrios, el jengibre, los clavos y 3 rajas de canela en el centro de la estopilla. Una las orillas de la estopilla y átelas con hilo de cocina. Póngala en una cacerola grande, junto con el jugo de manzana y la miel. Deje que apenas rompa a hervir, tape y cocine durante 30 minutos, o hasta que todos los ingredientes hayan soltado su sabor.

Ponga la bolsa de estopilla en un colador colocado sobre la cacerola y apriete con el dorso de una cuchara para extraer los líquidos. Deseche la bolsa. Vierta la sidra en tazas y sirva con una raja de canela y una medida de 42 ml de *brandy* o aguardiente de manzana, si lo desea.

Rinde 8 porciones (de 1 taza cada una)

Por porción: 168 calorías, 0 g de proteínas, 43 g de carbohidratos, 0 g de grasa, 0 mg de colesterol, 25 mg de sodio, 0 g de fibra dietética
Unidades de intercambio: 2 de fruta, 1 de pan
Elecciones de carbohidratos: 3

SABROSAS SOPAS Y SÁNDWICHES

■ RÁPIDO ■ RAPIDÍSIMO ■ DE PREPARACIÓN RÁPIDA

Nota: en las siguientes recetas se refiere a "Elecciones de carbohidratos". Una elección de carbohidrato es una ración de un alimento que contiene aproximadamente unos 15 gramos de carbohidratos. Se toman en cuenta la cantidad de elecciones de carbohidratos para controlar el consumo de estos al seguir un plan alimenticio. Para más información al respecto, debe consultar al médico o a un nutriólogo. Además, si encuentra en este capítulo términos que no entiende o que jamás ha visto, favor de remitirse al glosario en la página 435.

RÁPIDO   RAPIDÍSIMO   DE PREPARACIÓN RÁPIDA

SOPA DE TOMATE Y NARANJA

La gran variedad de verduras de esta sopa colorida también contiene los antioxidantes que necesita para reforzar la inmunidad y mantener el corazón fuerte y saludable. *Fotografía en la página 104.*

Tiempo de preparación: 20 minutos • Tiempo de cocción: 30 minutos

2 cucharadas de aceite de oliva

1 cebolla grande picada

1½ tazas de bulbo de hinojo picado

1 zanahoria grande picada

1 pimiento (ají, pimiento morrón) rojo pequeño, picado

3 dientes de ajo picados en trocitos

¼ de cucharadita de tomillo seco, desmoronado

¼ de cucharadita de sal

¼ de cucharadita de pimienta negra recién molida

⅛ de cucharadita de pimienta roja molida

4 tiras de cáscara de naranja (china) de 3" (8 cm), obtenidas con un pelador de papas

1 lata (de 28 onzas) de tomates (jitomates) aplastados

2 tazas de consomé de pollo

½ taza de jugo de naranja

8 rebanadas pequeñas de pan integral u 8 rebanadas finas de pan francés integral, tostado

Caliente el aceite en un caldero de hierro para asar (*Dutch oven*) a fuego mediano-bajo. Agregue la cebolla, el hinojo, la zanahoria, el pimiento y el ajo. Espolvoree con el tomillo, la sal, la pimienta negra y la pimienta roja molida. Tape el caldero y fría, revolviendo a menudo, durante 12 minutos o hasta que las verduras estén tiernas. Agregue la cáscara de naranja.

Incorpore los tomates y el consomé. Aumente el fuego, tape y deje que rompa a hervir. Baje el fuego y deje que hierva a fuego lento, tapado, durante 15 minutos. Deseche la cáscara de naranja. Retire del fuego e incorpore el jugo de naranja. Sirva la sopa con las rebanadas de pan.

Rinde de 6 a 8 porciones de guarnición (8 tazas)

Por porción: 227 calorías, 8 g de proteínas, 37 g de carbohidratos, 7 g de grasa, 0 mg de colesterol, 820 mg de sodio, 7 g de fibra dietética

Unidades de intercambio: 3 de verdura, 1 de pan, 1 de grasa

Elecciones de carbohidratos: 2

SOPA DE CEBOLLA Y AJO ASADO

El ajo asado aporta un sabor suave y a fruto seco a esta sopa tradicional,
y al agregarle queso derretido, se convierte en el plato perfecto para una noche de
invierno íntima y agradable.

Tiempo de preparación: 15 minutos • Tiempo de cocción: 1 hora con 40 minutos

PASTA DE AJO ASADO

1 cabeza grande de ajo

SOPA

2 cucharadas de aceite de oliva

6 tazas de cebollas picadas en rodajas

¼ de cucharadita de sal

1 hoja de laurel

¼ de cucharadita de tomillo seco
desmoronado

¼ de cucharadita de romero seco
desmoronado

¼ de cucharadita de pimienta negra recién
molida

3 tazas de consomé de carne de res sin grasa

1 taza de agua

¼ de taza de vino de jerez seco (opcional)

4 tostadas pequeñas de pan integral
crujiente (cortadas para adaptarse a la
forma de los tazones/recipientes)

¼ de taza de queso Jarlsberg bajo en grasa
rallado

3 cucharadas de queso parmesano recién
rallado

Para hacer la pasta de ajo asado: precaliente el horno a 400°F. Corte una rodaja fina de la parte superior de la cabeza de ajo para dejar al descubierto los dientes. Ponga la cabeza con el lado cortado hacia arriba en un trozo grande de papel de aluminio. Cierre bien la parte de arriba y los lados del papel de aluminio. Ponga en el horno y ase durante 45 ó 60 minutos o hasta que los dientes estén muy suaves y un poco dorados. Retire y deje aparte hasta que se enfríen para poder manejarlos. Exprima los dientes en un tazón (recipiente) mediano. Machaque el ajo con el dorso de una cuchara grande de metal hasta formar una pasta de consistencia uniforme. Ponga aparte.

Para hacer la sopa: caliente el aceite en una cacerola grande y pesada o en un caldero de hierro para asar (*Dutch oven*) a fuego mediano-bajo. Agregue 4 tazas de las cebollas y espolvoree con la sal. Fría, revolviendo a menudo, de 20 a 25 minutos o hasta que las cebollas estén muy suaves y un poco doradas. Agregue la hoja de laurel, el tomillo, el romero, la pimienta y las 2 tazas restantes de cebollas. Fría, revolviendo a menudo, unos 6 minutos más o hasta que las cebollas se hayan suavizado un poco.

Agregue el consomé, el agua y el vino de jerez, si lo está utilizando. Aumente el fuego, tape la cacerola y deje que rompa a hervir. Baje el fuego y deje que hierva a fuego lento, tapado, durante 20 minutos. Incorpore la pasta de ajo asado y deje que hierva a fuego lento durante 10 minutos más. Retire del fuego. Deseche la hoja de laurel.

Precaliente el asador del horno. Ponga 4 soperas aptas para utilizarse en el asador del horno sobre una bandeja de hornear para brazos de gitano. Vierta la sopa a partes iguales en las soperas y ponga una tostada encima de cada uno. Espolvoree uniformemente con los quesos *Jarlsberg* y parmesano. Cocine en el asador a unas 6" (15 cm) de la fuente de calor durante 2 minutos o hasta que el queso se derrita y eche burbujas. Sirva de inmediato.

Nota: comience a asar el ajo antes de empezar a picar y cocinar las cebollas. También podría asarlo un día antes y guardarlo bien envuelto en un tazón (recipiente) pequeño en el refrigerador.

Rinde 4 porciones como plato fuerte (5 tazas)

Por porción: 269 calorías, 13 g de proteínas, 36 g de carbohidratos, 9 g de grasa, 5 mg de colesterol, 490 mg de sodio, 6 g de fibra dietética
Unidades de intercambio: 3 de verdura, 1 de pan, 1 de carne, 1½ de grasa
Elecciones de carbohidratos: 2

SOPA CAMPESINA ITALIANA CON *PESTO*

Los granos de trigo (*wheat berries*) son granos enteros sin procesar y se encuentran normalmente en las tiendas de productos naturales. Gracias a su contenido de fibra, este plato ayudará a equilibrar su nivel de azúcar en sangre (glucosa). El *pesto* es una salsa italiana hecha de albahaca machacada, ajo, piñones y queso parmesano en aceite de oliva. Se puede conseguir ya preparado en los supermercados (colmados) en la sección de las salsas para espaguetis.

Tiempo de preparación: 15 minutos • Tiempo de cocción: 2 horas con 20 minutos

$\frac{1}{2}$ taza de granos de trigo, enjuagados

4 tazas de agua

$\frac{1}{8}$ de cucharadita de sal

5 tazas de consomé de pollo o de verdura

3 tazas de repollo (col) picado en trozos grandes

1 batata dulce (camote) mediana (de unas 8 onzas/224 g), pelada y picada en trozos de 1" (2,5 cm)

2 zanahorias grandes, picadas en rodajas gruesas (1$\frac{1}{2}$ tazas)

1 chirivía (pastinaca) grande, pelada y picada en rodajas gruesas

1 cebolla grande, picada en trozos grandes

$\frac{1}{2}$ cucharadita de pimienta negra recién molida

1 lata (de 14$\frac{1}{2}$ onzas) de tomates (jitomates) picados en cubitos, escurridos

1 calabacín picado a la mitad a lo largo y en rodajas de $\frac{1}{2}$" (1 cm) de grosor

$\frac{1}{2}$ taza de *pesto* preparado

Ponga los granos de trigo, 3 tazas del agua y la sal en una cacerola pesada mediana y deje que rompa a hervir a fuego alto. Reduzca el fuego a bajo, tape y deje que hierva a fuego lento durante 2 ó 2$\frac{1}{2}$ horas, revisando unas cuantas veces para que no se agote el agua, o hasta que los granos de trigo estén muy tiernos. Escurra y déjelos enfriar o guárdelos en el refrigerador hasta que los vaya a utilizar.

Ponga el consomé, el repollo, la batata dulce, las zanahorias, la chirivía, la cebolla, la pimienta y 1 taza restante del agua en un caldero de hierro para asar (*Dutch oven*). Tape y deje que rompa a hervir a fuego alto. Reduzca el fuego a bajo y deje que hierva a fuego lento, tapado, durante 10 minutos.

Agregue los tomates y el calabacín. Tape el caldero y deje que hierva a fuego lento durante 10 minutos más o hasta que las verduras estén tiernas. Agregue los granos de trigo hasta que se calienten bien y retire del fuego.

Incorpore el *pesto* a la sopa o agréguelo a cada una de las porciones.

Nota: puede cocinar los granos de trigo con 2 días de antelación como máximo y guardarlos en el refrigerador. Para hacer una sopa vegetariana, utilice el consomé de verdura.

Rinde 6 porciones como plato fuerte (12 tazas)

Por porción: 292 calorías, 10 g de proteínas, 43 g de carbohidratos, 11 g de grasa, 5 mg de colesterol, 1.160 mg de sodio, 8 g de fibra dietética
Unidades de intercambio: 3 de verdura, 1½ de pan, ½ de carne, 2 de grasa
Elecciones de carbohidratos: 3

SOPA FRÍA DE PEPINO Y MENTA

Esta refrescante sopa está cargada de calcio y resulta perfecta para un día de verano. En inglés, el pepino de invernadero se llama *hothouse cucumber*.

Tiempo de preparación: 20 minutos • Tiempo de refrigeración: 2 horas

- **2 tazas de trozos de pepino de invernadero de 1" (2,5 cm), pelados**
- **2 tazas de yogur natural sin grasa**
- **1 taza de suero de leche**
- **⅓ de taza de cebolla blanca dulce picada**
- **¼ de taza de menta fresca picada**
- **2 dientes de ajo machacados con un triturador**
- **⅛ de cucharadita de semillas de apio**

- **¼ de cucharadita de sal**
- **¼ de cucharadita de pimienta negra recién molida**
- **½ taza de pimiento (ají, pimiento morrón) rojo picado en trozos grandes**
- **½ taza de tomate (jitomate) picado en trozos grandes**
- **1 huevo duro picado**

Ponga el pepino en un procesador de alimentos y pulse el procesador para picarlo finamente, pero sin que se haga puré. Pase a un tazón (recipiente) grande.

Agregue el yogur, el suero de leche, la cebolla, la menta, el ajo, las semillas de apio, la sal y la pimienta negra. Tape y guarde en el refrigerador durante 2 horas como mínimo.

Para servir, vierta en tazones pequeños fríos y agregue encima de cada uno una cucharada colmada (copeteada) de pimiento y tomate, y espolvoree con huevo.

Rinde 6 porciones como primer plato (4½ tazas)

Por porción: 78 calorías, 6 g de proteínas, 12 g de carbohidratos, 1 g de grasa, 35 mg de colesterol, 200 mg de sodio, 1 g de fibra dietética
Unidades de intercambio: 1 de leche, 1 de verdura
Elecciones de carbohidratos: 1

SOPA FRÍA DE BAYAS Y VINO TINTO

Esta elegante sopa es el modo perfecto de comenzar una comida veraniega.
Las almendras ligeramente tostadas agregan un toque crujiente que complementa
a la fruta dulce y madura.

Tiempo de preparación: 25 minutos ● **Tiempo de cocción: 3 minutos** ● **Tiempo de refrigeración: 1 hora**

- **2 cucharadas de azúcar**
- **1 cucharada de mermelada de frambuesa o fresa sin semillas y de azúcar reducida**
- **4 tazas (1 libra/454 g) de fresas enteras**
- **1¼ tazas de frambuesas frescas**
- **½ taza de vino tinto seco (opcional)**
- **3 cucharadas de concentrado de jugo de manzana congelado**

- **Una pizca de canela molida**
- **Una pizca de pimienta de Jamaica**
- **¼ de taza de almendras sin mondar, picadas en láminas**
- **½ taza de yogur natural sin grasa**
- **¾ de taza de arándanos frescos**

Revuelva el azúcar y la mermelada de frambuesa en un tazón (recipiente) grande hasta que se mezcle bien. Quíteles los cabitos a las fresas y pique todas (excepto 1 taza que debe reservar) en rodajas gruesas. Agregue las rodajas de fresa y ¾ de taza de las frambuesas fresca a la mezcla del azúcar y la mermelada. Revuelva las bayas hasta que se mezclen bien, luego incorpore el vino tinto (si lo está usando), el concentrado de jugo de manzana, la canela y la pimienta de Jamaica. Tape y guarde en el refrigerador durante 1 hora.

Cocine las almendras en un sartén pequeño antiadherente a fuego mediano, revolviendo a menudo, de 3 a 4 minutos o hasta que se tuesten un poco. Pase a un plato y deje enfriar.

Haga un puré con la mezcla de las fresas, frambuesas y el vino, en diferentes tandas de ser necesario, en un procesador de alimentos. Vierta la sopa en un tazón. Incorpore el yogur batiéndolo a mano. Agregue los arándanos a la sopa junto con la taza reservada de fresas y la restante ½ taza de frambuesas. Vierta en tazones y espolvoree con las almendras.

Rinde 8 porciones como primer plato (4 tazas)

Por porción: 86 calorías, 2 g de proteínas, 17 g de carbohidratos, 2 g de grasa, 0 mg de colesterol, 10 mg de sodio, 3 g de fibra dietética
Unidades de intercambio: 1 de fruta, ½ de grasa
Elecciones de carbohidratos: 1

SOPA DE VERDURAS Y QUINUA

La quinua ocupa un destacado lugar en la cocina de América Latina. Contiene más proteínas que cualquier otro cereal. Puede encontrarla en las tiendas de productos naturales y en algunas tiendas de comestibles.

Tiempo de preparación: 15 minutos • Tiempo de cocción: 35 minutos

½ **taza de quinua**

1 **taza de agua**

⅛ **de cucharadita + ¼ de cucharadita de sal**

1 **cucharada de aceite de oliva**

1 **puerro (poro) grande, bien lavado, picado a la mitad a lo largo y en rodajas de ½" (1 cm)**

1 **cebolla grande picada en trozos grandes**

1 **taza de apio picado**

2 **dientes de ajo picados en trocitos**

2 **tazas de pepino de invernadero (*hothouse cucumber*), pelado y picado**

½ **cucharadita de tomillo seco, desmoronado**

½ **cucharadita de romero seco, desmoronado**

¼ **de cucharadita de pimienta negra recién molida**

4 **tazas de consomé de pollo**

2 **tazas de chícharos (guisantes, arvejas), congelados**

1 **taza de calabacín rallado**

Ponga la quinua en un colador de malla fina y enjuague bajo agua corriente fría durante 2 minutos. Pase a una cacerola pesada mediana. Agregue el agua y ⅛ de cucharadita de sal y deje que rompa a hervir a fuego alto. Reduzca el fuego a bajo, tape la cacerola y deje que hierva a fuego lento de 10 a 15 minutos o hasta que la quinua esté suave, se haya absorbido el agua y algunos de los granos comiencen a soltarse. Retire del fuego y ponga aparte, tapado.

Mientras tanto, caliente el aceite en un caldero de hierro para asar (*Dutch oven*) a fuego mediano. Agregue el puerro, la cebolla, el apio y el ajo, y fría, revolviendo a menudo, durante 5 minutos o hasta que las verduras comiencen a reducirse.

Agregue el pepino, el tomillo, el romero, la pimienta y ¼ de cucharadita de sal y revuelva bien. Baje el fuego, tape y cocine, revolviendo de vez en cuando, durante 10 minutos o hasta que las verduras estén muy suaves.

Agregue el consomé y la quinua cocida. Tape el caldero y deje que rompa a hervir a fuego alto. Reduzca el fuego a bajo y deje que hierva a fuego lento, tapado, durante 5 minutos. Agregue los chícharos y el calabacín. Tape el caldero y deje que hierva a fuego lento de 5 a 7 minutos más o hasta que los chícharos estén bien calientes y el calabacín esté suave.

Rinde 8 porciones como primer plato o 4 porciones como plato fuerte (10 tazas)

Por porción: 131 calorías, 5 g de proteínas, 20 g de carbohidratos, 4 g de grasa, 0 mg de colesterol, 680 mg de sodio, 4 g de fibra dietética
Unidades de intercambio: 1 de verdura, 1 de pan, $\frac{1}{2}$ de grasa
Elecciones de carbohidratos: 1

SOPA DE PAPAS Y VERDURAS

La papa es la verdura que más se cultiva en el mundo. Si bien en este suculento plato está acompañada de un elenco de verduras frescas, sigue teniendo el papel estelar. Esta receta también emplea una variedad de calabaza norteamericana llamada *squash*. Hay dos categorías de *squash*: los veraniegos y los invernales. Para esta receta, es mejor usar un *squash* veraniego, como el calabacín, el *scallop squash* o el *straightneck squash*.

Tiempo de preparación: 25 minutos • Tiempo de cocción: 35 minutos

1¾ libras (794 g) de papas blancas, peladas y picadas en trozos

1 cebolla grande picada

2 tallos de apio con hojas, picados en rodajas

5 tazas de consomé de pollo

2 tazas de agua

½ cucharadita de tomillo seco, desmoronado

2 cucharadas de aceite de oliva

3 tazas de hongos *cremini* o *portobello* pequeños picados en rodajas

1 puerro (poro) bien lavado, grande picado a la mitad a lo largo y cortado en rodajas de ½" (1 cm)

2 zanahorias grandes picadas en rodajas de ¼" (6 mm)

2 tazas de cabezuelas pequeñas de brócoli

1 *squash* veraniego amarillo mediano, picado en rodajas a lo largo de ¼"

½ cucharadita de sal

¼ de cucharadita de pimienta negra recién molida

1 taza de leche semidescremada al 1 por ciento

Ponga las papas, la cebolla, el apio, el consomé, el agua y el tomillo en un caldero de hierro para asar (*Dutch oven*). Tape y deje que rompa a hervir a fuego alto.

Reduzca el fuego a bajo y deje que hierva a fuego lento, tapado, de 20 a 25 minutos, o hasta que las papas y el apio estén muy suaves. Muela la mezcla de las papas en un procesador de alimentos hasta lograr una consistencia uniforme.

Mientras tanto, caliente el aceite en un sartén grande, pesado y hondo a fuego mediano. Agregue los hongos, el puerro, las zanahorias, el brócoli y el *squash*. Espolvoree con sal y pimienta, mezcle bien y reduzca el fuego a bajo. Tape y cocine, revolviendo de vez en cuando, durante 10 minutos o hasta que las verduras estén casi suaves.

Agregue las verduras y la leche a la mezcla de las papas. Revuelva para mezclar y deje que hierva a fuego mediano-alto. Cocine, revolviendo a menudo, durante 5 minutos o hasta que las verduras estén muy suaves.

Rinde 6 porciones como plato fuerte (14 tazas)

Por porción: 239 calorías, 10 g de proteínas, 41 g de carbohidratos, 7 g de grasa, 0 mg de colesterol, 1.090 mg de sodio, 7 g de fibra dietética

Unidades de intercambio: 3 de verdura, 1½ de pan, ½ de carne, 1 de grasa

Elecciones de carbohidratos: 3

GUISO PICANTE DE MAÍZ Y BATATA DULCE

Curiosamente, la batata dulce (camote) no pertenece a la familia botánica de la papa. En realidad pertenece a la familia de las *campánulas* o *gloria de la mañana*. La batata dulce —la cual cuenta con una respetable cantidad de proteínas y elevados niveles de fibra y carbohidratos complejos— es un ingrediente clave de cualquier dieta que pretenda equilibrar el azúcar en la sangre (glucosa).

Tiempo de preparación: 20 minutos • Tiempo de cocción: 27 minutos

- 1 **cucharada de aceite de oliva**
- 1 **cebolla grande picada en trozos grandes**
- 1 **pimiento (ají, pimiento morrón) rojo, picado en trozos grandes**
- 2 **tallos de apio picado**
- ¼ **de cucharadita de sal**
- ¼ **de cucharadita de pimienta negra recién molida**
- 1½ **cucharaditas de cominos molidos**
- ¼ **de cucharadita de orégano seco**

- 1 **batata dulce (camote) grande (1 libra/454 g), pelada y picada en trozos de ½" (1 cm)**
- 1 **paquete (de 10 onzas) de maíz (elote, choclo) congelado**
- 4 **tazas de consomé de pollo**
- ½ **taza de salsa semi-picante + extra para servir**
- ½ **aguacate (palta) maduro, pelado y picado**
- ½ **taza de cilantro fresco picado en trozos grandes (opcional)**

Caliente el aceite en un caldero de hierro para asar (*Dutch oven*) a fuego mediano-bajo. Agregue la cebolla, el pimiento, el apio, la sal y la pimienta negra. Tape y cocine, revolviendo a menudo, durante 10 minutos o hasta que los ingredientes estén suaves. Agregue los cominos y el orégano.

Agregue la batata dulce, el maíz y el consomé. Tape el caldero, suba el fuego y deje que rompa a hervir. Reduzca el fuego y deje que hierva a fuego lento, tapado, durante 12 minutos o hasta que la batata dulce esté suave. Incorpore la salsa y deje que hierva a fuego lento, sin tapar, durante 5 minutos más.

Vierta en tazones (recipientes) y agregue por encima un poco de aguacate, cilantro (si lo está usando) y salsa extra, si lo desea.

Rinde 8 porciones como primer plato (9 tazas)

Por porción: 161 calorías, 4 g de proteínas, 30 g de carbohidratos, 5 g de grasa, 0 mg de colesterol, 680 mg de sodio, 5 g de fibra dietética
Unidades de intercambio: 1 de verdura, 1½ de pan, 1 de grasa
Elecciones de carbohidratos: 2

SOPA DE *SQUASH* Y ALMÍBAR DE ARCE CON MANZANA

Los *squash* son varios tipos de calabazas oriundas de Norteamérica y hay dos categorías principales de estos: los veraniegos y los invernales. Esta receta queda mejor con los invernales y entre estos se encuentran la calabaza común, el *acorn squash*, el *butternut squash* y el *Hubbard*. Todas son ricas fuentes de fibra y de carbohidratos complejos.

Tiempo de preparación: 8 minutos ● Tiempo de cocción: 23 minutos

1 **cucharada de aceite de oliva**

1 **cebolla grande picada en trozos grandes**

2 **manzanas Granny Smith grandes (1 libra/454 g), peladas, sin corazón y picadas en trozos**

$1/4$ **de cucharadita de canela molida**

$1/8$ **de cucharadita de comino molido**

$1/8$ **de cucharadita de sal**

$1/8$ **de cucharadita de pimienta negra recién molida**

1 **paquete (de 12 onzas) de un tipo de *squash* invernal congelado, descongelado**

$2^{1}/_{2}$ **tazas de consomé de pollo**

$3/4$ **de taza de leche semidescremada al 1 por ciento**

$1/4$ **de taza de almíbar de arce puro**

1 **manzana picada**

Caliente el aceite en un caldero de hierro para asar (*Dutch oven*) a fuego mediano. Agregue la cebolla y las manzanas y cocine, revolviendo a menudo, durante 8 minutos o hasta que estén suaves. Agregue la canela, el comino, la sal y la pimienta.

Agregue el *squash* y el consomé. Tape el caldero y deje que rompa a hervir a fuego alto. Reduzca el fuego a bajo y deje que hierva a fuego lento, tapado, revolviendo de vez en cuando, durante 15 minutos.

Muela la sopa en varias tandas en un procesador de alimentos o una licuadora (batidora). Regrese a la cacerola e incorpore la leche y el almíbar de arce. Deje que rompa a hervir a fuego mediano, revolviendo a menudo. Deje que se enfríe un poco, vierta en tazones (recipientes) y adorne cada uno con un poco de manzana picada.

Rinde 6 porciones como primer plato (6 tazas)

Por porción: 180 calorías, 3 g de proteínas, 37 g de carbohidratos, 4 g de grasa, 0 mg de colesterol, 500 mg de sodio, 7 g de fibra dietética

Unidades de intercambio: 1 de fruta, 1 de verdura, 1 de pan, $1/2$ de grasa

Elecciones de carbohidratos: 2

SOPA DE BISTEC A LA PIMIENTA

El *top round*, con sólo un 25 por ciento de calorías procedentes de la grasa, es uno de los cortes de carne de res más saludables que puede comprar. Las proteínas de esta suculenta sopa mantendrán a raya todos sus antojos de comidas saladas y crujientes.

Fotografía en la página 99.

Tiempo de preparación: 20 minutos • Tiempo de cocción: 25 minutos

12 **onzas (340 g) de *top round* de res magro deshuesado y con toda la grasa quitada**

½ **cucharadita de sal**

½ **cucharadita de pimienta negra de molido grueso**

4 **tazas de consomé de carne de res sin grasa**

½ **taza de vino tinto seco (opcional)**

½ **taza de salsa de tomate (jitomate)**

¼ **de cucharadita de tomillo seco**

1 **cucharada de aceite de oliva**

1 **cebolla blanca dulce mediana, partida a la mitad y picada en rodajas finas**

2 **pimientos (ajíes, pimientos morrones) verdes, picados en tiras**

4 **dientes de ajo picados en trocitos**

3 **cucharadas de agua**

1½ **tazas de tomates pequeños partidos a la mitad**

Pique la carne diagonalmente en rebanadas finas de ¼" (6 mm) de grosor. Corte los pedazos grandes a la mitad. Espolvoree con ¼ de cucharadita de la sal y la pimienta negra. Ponga aparte.

Mezcle el consomé de res, el vino (si lo está usando), la salsa de tomate y el tomillo en una cacerola grande. Tape y deje que rompa a hervir a fuego alto. Reduzca el fuego a bajo y deje que hierva a fuego lento, tapado, durante 10 minutos.

Mientras tanto, en un sartén antiadherente grande, caliente el aceite a fuego mediano-alto hasta que se caliente pero no eche humo. Agregue la mitad de las rebanadas de res y fría, volteándolas una vez, durante 2 minutos o hasta que se doren. Pase a un tazón (recipiente) limpio. Fría la carne restante.

Agregue la cebolla, los pimientos, el ajo y $\frac{1}{4}$ de cucharadita restante de sal al sartén. Mezcle bien y agregue 2 cucharadas del agua. Reduzca el fuego a mediano y cocine, revolviendo a menudo, durante 10 minutos o hasta que las verduras estén suaves. Si la cacerola se seca, agregue la cucharada restante de agua. Agregue los tomates y cocine, revolviendo a menudo, durante 5 minutos o hasta que estén suaves.

Agregue la carne de res con su jugo (si es que tiene) y las verduras a la mezcla del consomé de res. Caliente bien todo pero sin que llegue a hervir.

Rinde 4 porciones como plato fuerte (de 8 a 10 tazas)

Por porción: 230 calorías, 26 g de proteínas, 15 g de carbohidratos, 7 g de grasa, 50 mg de colesterol, 670 mg de sodio, 3 g de fibra dietética

Unidades de intercambio: 2 de verdura, $3\frac{1}{2}$ de carne, 1 de grasa

Elecciones de carbohidratos: 1

SOPA LATINA DE POLLO Y ARROZ

El arroz integral es el cereal entero al que sólo le han quitado la cáscara exterior. Al quedar el cereal completo intacto, se obtiene más fibra nutritiva que con la versión blanca desprovista de fibra. También ofrece una textura más espesa y un saborcillo a fruto seco.

Fotografía en la página 103.

Tiempo de preparación: 20 minutos ● Tiempo de cocción: 47 minutos

½ **taza de arroz integral**

1 **libra (454 g) de mitades de pechuga de pollo deshuesadas, sin pellejo y con toda la grasa quitada, picadas en pedazos de 1" (2,5 cm)**

1 **cucharada de chile en polvo**

½ **cucharadita de sal**

½ **cucharadita de pimienta negra recién molida**

2 **cucharadas de aceite de oliva**

2 **cebollas grandes partidas a la mitad y picadas en rodajas gruesas**

4 **dientes de ajo picados en trocitos**

5 **tazas de consomé de pollo**

4 **zanahorias grandes, picadas en rodajas gruesas**

1 **lata (de 15 ½ onzas) de garbanzos, enjuagados y escurridos**

1 **aguacate (palta) maduro, partido a la mitad, sin el hueso, pelado y picado en trozos**

2 **cucharaditas de peladura rallada de limón verde (lima)**

¼ **de taza de jugo de limón verde**

Cocine el arroz en una cacerola pesada mediana de acuerdo con las instrucciones del paquete. Retire del fuego y ponga aparte, tapado.

Mientras tanto, mezcle el pollo, 1½ cucharaditas del chile en polvo, ¼ de cucharadita de sal y ¼ de cucharadita de la pimienta en un tazón (recipiente) mediano. Tape y ponga aparte.

Caliente el aceite en un caldero de hierro para asar (*Dutch oven*) a fuego mediano-alto. Agregue las cebollas y el ajo y fría, revolviendo a menudo, durante 8 minutos o hasta que los ingredientes estén suaves y se doren ligeramente. Agregue las 1½ cucharaditas restantes de chile en polvo, ¼ de cucharadita de sal y ¼ de cucharadita de pimienta. Fría, revolviendo, durante 1 minuto.

Agregue el consomé, las zanahorias y 2 tazas de agua. Tape la cacerola y deje que rompa a hervir. Baje el fuego a mediano y deje que hierva a fuego lento, tapado, durante 5 minutos o hasta que las zanahorias estén suaves.

Agregue los garbanzos y el pollo. Baje el fuego, tape la cacerola y deje que hierva a fuego lento, revolviendo una o dos veces, durante 8 minutos o hasta que el pollo ya no esté rosado. Incorpore el arroz, tape la cacerola y cocine durante 2 minutos más.

Retire del fuego e incorpore el aguacate, la peladura de limón verde y el jugo de limón verde. Sirva inmediatamente.

Nota: puede cocinar el arroz con un día más o menos de antelación. Si no va a servir la sopa de inmediato, o si la va a congelar, no agregue el aguacate, la peladura de limón verde y el jugo de limón verde. Agregue estos ingredientes justo antes de servir la sopa para que sus sabores se mantengan frescos.

Rinde 6 porciones como plato fuerte (14 tazas)

Por porción: 333 calorías, 25 g de proteínas, 32 g de carbohidratos, 12 g de grasa, 45 mg de colesterol, 1,260 mg de sodio, 8 g de fibra dietética

Unidades de intercambio: 2 de verdura, 1 de pan, 3 de carne, 2 de grasa

Elecciones de carbohidratos: 2

SOPA DE FRIJOLES BLANCOS Y *SQUASH* CON SALCHICHA Y SALVIA

Los frijoles (habichuelas) son los mejores alimentos que pueden tomar las personas que están a dieta porque están llenitos de fibra y se digieren lentamente. El *butternut squash* es un tipo de calabaza norteamericana.

Tiempo de preparación: 40 minutos • Tiempo de cocción: 1 hora con 25 minutos
• Tiempo de reposo: Una noche

1½ tazas de frijoles Great Northern o blancos pequeños, lavados y enjuagados

4 tazas de agua

2 tazas de consomé de pollo

8 dientes de ajo pelados

2 ramitos de salvia fresca + 1 cucharada de salvia picada

½ cucharadita de pimienta negra recién molida

2 tazas de trozos de ½" (1 cm) de *butternut squash*, pelado y sin semillas

1 puerro (poro) mediano, partido a la mitad, bien lavado y cortado en rodajas de ½"

2 tallos de apio, picados

¼ de cucharadita de sal

1 cucharadita de aceite de oliva

2 salchichas (8 onzas/227 g) italianas no picantes o perritos calientes de pavo, picados en rodajas

¼ de taza de queso parmesano recién rallado

Ponga los frijoles en un caldero de hierro para asar (*Dutch oven*). Agregue agua suficiente para quedar 2" (5 cm) arriba de la superficie de los frijoles. Tape el caldero y déjelos a remojo durante toda la noche. Escurra y enjuague y regrese al caldero.

Agregue las 4 tazas de agua, el consomé, el ajo, los ramitos de salvia y la pimienta. Tape el caldero y deje que rompa a hervir a fuego alto. Baje el fuego y deje que hiervan a fuego lento, tapados, revolviendo de vez en cuando, durante 1 hora o hasta que los frijoles estén muy suaves.

Deseche los ramitos de salvia. Machaque los dientes de ajo con una cuchara contra el lado del caldero.

Agregue el *squash*, el puerro, el apio y la sal a los frijoles y aumente el fuego, deje que rompa a hervir. Baje el fuego, tape el caldero y deje que hierva a fuego lento durante 10 minutos.

Mientras tanto, caliente el aceite en un sartén antiadherente mediano a fuego mediano. Agregue las salchichas y fría, volteando a menudo, durante 5 minutos o hasta que estén bien hechas. Escurra sobre toallas de papel.

Agregue las salchichas y la salvia picada a la sopa. Deje que hierva a fuego lento, sin tapar, durante 10 minutos o hasta que las verduras estén suaves y la sopa se haya espesado ligeramente. Vierta en tazones (recipientes) y ponga un poco de queso por encima.

Rinde 6 porciones de plato fuerte (10 tazas)

Por porción: 377 calorías, 20 g de proteínas, 42 g de carbohidratos, 15 g de grasa, 30 mg de colesterol, 800 mg de sodio, 15 g de fibra dietética
Unidades de intercambio: 2 de verdura, 2 de pan, 2 de carne, 2 de grasa
Elecciones de carbohidratos: 3

SOPA DE ALMEJA MULTICOLOR

Los ácidos grasos omega-3 del marisco tienen numerosos beneficios y no es el menor de ellos el que quizás reduzcan el riesgo de sufrir depresión. ¡Si cuando se siente deprimido aumenta su apetito, pruebe un plato de esta colorida sopa!

Fotografía en la página 100.

Tiempo de preparación: 30 minutos • Tiempo de cocción: 45 minutos

- 4 **cucharaditas de aceite de oliva**
- 1 **cebolla grande, picada**
- 2 **tallos de apio picados en trozos grandes**
- 2 **pimientos (ajíes, pimientos morrones) rojos y/o amarillos grandes, picados en trozos grandes**
- ½ **cucharadita de pimienta negra recién molida**
- 3 **onzas (85 g) de tocino canadiense picado**
- 3 **dientes de ajo picados en trocitos**

- 4 **cucharaditas de tomillo fresco picado**
- 3 **tazas de consomé de pollo**
- 12 **onzas (340 g) de papas nuevas, picadas en trozos de ½" (1 cm)**
- 1 **lata (de 14½ onzas) de tomates (jitomates) picados en cubitos, escurridos**
- ½ **taza de vino blanco seco (opcional)**
- 1½ **tazas de agua**
- 2 **docenas de almejas jóvenes (*littleneck clams*), bien limpias**

Caliente el aceite en un caldero de hierro para asar (*Dutch oven*) a fuego mediano. Agregue la cebolla, el apio, los pimientos y la pimienta negra. Revuelva bien, tape el caldero y cocine, revolviendo de vez en cuando, de 12 a 14 minutos o hasta que las verduras estén suaves.

Agregue el tocino canadiense, el ajo y el tomillo. Suba el fuego a mediano-alto y cocine y revuelva durante 5 minutos o hasta que todos los jugos se hayan evaporado.

Agregue el consomé y las papas, tape la cacerola y deje que rompa a hervir. Baje el fuego a mediano-bajo y deje que hierva a fuego lento, tapado, durante 10 minutos o hasta que las papas estén suaves. Incorpore los tomates y el vino (si lo está usando), tape el caldero y deje que hierva a fuego lento durante 5 minutos más. Retire del fuego.

Deje que el agua rompa a hervir en un sartén mediano tapado a fuego alto. Agregue las almejas. Baje el fuego a mediano, tape el sartén y cocine, revolviendo a menudo, de 8 a 10 minutos o hasta que las almejas se abran.

Pase las almejas a un tazón (recipiente) con unas pinzas y deseche las que no se hayan abierto. Cubra un colador de malla fina con toallas de papel humedecido. Vierta el consomé de las almejas por el colador a un vaso de medir, dejando la arenilla. Agregue el consomé a la sopa. Recaliente de ser necesario.

Saque las almejas de sus conchas y pique en trozos grandes. Agregue las almejas a la sopa, recaliente brevemente y vierta en tazones.

Rinde 6 porciones como primer plato (9 $\frac{1}{2}$ tazas sin almejas)

Por porción: 169 calorías, 14 g de proteínas, 20 g de carbohidratos, 5 g de grasa, 25 mg de colesterol, 770 mg de sodio, 4 g de fibra dietética

Unidades de intercambio: 2 de verdura, 1$\frac{1}{2}$ de carne, 1 de grasa

Elecciones de carbohidratos: 3

SOPA ASIÁTICA DE HONGOS CON FIDEOS

Los fideos son un desayuno tradicional en muchas partes de Asia.
Esta suculenta sopa es tan llenadora que tal vez usted también se sienta tentado a
comerla a cualquier hora del día.

Tiempo de preparación: 25 minutos • Tiempo de cocción: 40 minutos

12 onzas (340 g) de filete de cerdo, con toda la grasa quitada

⅛ de cucharadita de sal

1 cucharada de salsa de chile asiática o salsa de chile y ajo

3 onzas (85 g) de fideos *soba* o espaguetis de trigo integral

1 cucharada de aceite de oliva o de cacahuate (maní)

3 dientes de ajo cortados en láminas

1 cucharadita de jengibre fresco pelado y picado en trocitos

3 tazas (8 onzas/227 g) de hongos picados en rodajas finas

2 zanahorias grandes, picadas finamente al sesgo (1⅓ tazas)

4 tazas de consomé de pollo

3 tazas de lechuga romana (orejona) picada en tiras (1 lechuga)

⅓ de taza de cebollines (cebollas de cambray) cortadas en diagonal

⅓ de taza de cilantro fresco picado en trozos grandes

2 cucharaditas de salsa de soya de sodio reducido

Precaliente el asador del horno. Cubra un molde para hornear pequeño o la parte inferior de la charola del asador del horno con papel de aluminio. Rocíe el papel de aluminio con aceite antiadherente en aerosol. Ponga la carne de cerdo en el molde ya preparado, espolvoree con sal y rocíe con la salsa de chile. (Lávese las manos si entran en contacto con la salsa de chile, la cual es picante).

Ase el cerdo a una distancia de 7" u 8" (18 ó 20 cm) de la fuente de calor, volteando varias veces (y apartando la cara de los gases picantes), durante 18 ó 20 minutos o hasta que se tueste en algunos sitios, esté cocido a término medio (un termómetro de lectura instantánea debe registrar 155°F) y los jugos salgan transparentes. Retire el cerdo del fuego y ponga aparte para que repose. (No importa si se enfría, ya que se volverá a calentar en la sopa caliente).

Mientras tanto, deje que rompa a hervir una cacerola mediana de agua. Con el fuego en alto, agregue los fideos *soba* o los espaguetis y cocine, revolviendo a menudo, durante 5 minutos o de acuerdo con las instrucciones del paquete, hasta que estén suaves. Escurra los fideos, regrese a la cacerola y tape para que no se enfríen.

Caliente el aceite en un caldero de hierro para asar (*Dutch oven*) a fuego mediano. Agregue el ajo y el jengibre y fría, revolviendo, durante 1 minuto o hasta que comiencen a soltar su aroma. Agregue los hongos y las zanahorias y fría y revuelva constantemente al estilo asiático durante 8 minutos o hasta que las verduras estén suaves.

Incorpore el consomé, suba el fuego, tape el caldero y deje que rompa a hervir. Reduzca el fuego y deje que hierva a fuego lento, tapado, durante 5 minutos para que se mezclen los sabores. Agregue la lechuga, los cebollines, el cilantro, la salsa de soya y los fideos *soba* y retire del fuego.

Pique el cerdo en rebanadas finas y diagonales y disponga las rebanadas en 4 tazones (recipientes) para sopa grandes. Agregue los jugos del cerdo (si es que hay). Luego vierta la sopa sobre la carne.

Nota: mantenga el extractor de la cocina encendido mientras asa el cerdo. También podría asar a la barbacoa el filete de cerdo, lo que le tomará aproximadamente el mismo tiempo.

Rinde 4 porciones como plato fuerte (8 tazas de consomé y verduras, no se miden con la carne de cerdo)

Por porción: 292 calorías, 26 g de proteínas, 26 g de carbohidratos, 9 g de grasa, 55 mg de colesterol, 1.410 mg de sodio, 4 g de fibra dietética
Unidades de intercambio: 2 de verdura, 1 de pan, 3 de carne, 1 de grasa
Elecciones de carbohidratos: 2

SOPA DE *MISO* CON ESPÁRRAGOS Y SALMÓN

El *miso* es una pasta hecha de soya y uno de los pilares culinarios del Japón.
Viene en una variedad de colores y sabores y es una excelente fuente de proteínas.
Fotografía en la página 101.

Tiempo de preparación: 20 minutos • Tiempo de cocción: 25 minutos

4 **filetes (de 3 onzas/85 g) de salmón sin pellejo**

2 **cucharadas de pasta de *miso***

1 **cucharada de salsa de soya de sodio reducido**

1 **cucharada de aceite de *canola***

2 **dientes de ajo picados en trocitos**

1½ **cucharaditas de jengibre fresco pelado y picado en trocitos**

2 **cucharadas de vino para cocinar *shao-hsing* o vino de jerez seco, opcional (vea la Nota)**

3 **tazas de consomé de verdura**

2 **tazas de rodajas de ¼" (6 mm) de *bok choy* (parta a la mitad a lo largo los tallos anchos y pique en rodajas horizontalmente)**

1 **taza de tirabeques (arvejas mollares), con las hebras quitadas**

1 **taza de trozos de 1" (2,5 cm) de espárragos**

2 **zanahorias picadas en palitos**

½ **taza de cebollines (cebollas de cambray) picadas en rodajas en diagonal**

Ponga el salmón en un plato para pays. Mezcle 1 cucharada de la pasta de *miso* y la salsa de soya en una taza y unte la parte superior del salmón con la pasta. Ponga aparte.

Precaliente el asador del horno. Cubra una charola del asador con papel de aluminio. Rocíe la parrilla para la charola del asador con aceite antiadherente en aerosol.

Ponga el aceite, el ajo y el jengibre en una cacerola pesada grande y fría a fuego mediano, revolviendo, de 1 a 2 minutos o hasta que los ingredientes comiencen a soltar su aroma.

Agregue el vino *shao-hsing* o el de jerez (si lo está usando) y el consomé de verdura, suba el fuego, tape la cacerola y deje que rompa a hervir. Baje el fuego a mediano. Agregue el *bok choy*, los tirabeques, los espárragos y las zanahorias. Tape la cacerola y cocine de 5 a 6 minutos o hasta que las verduras empiecen a suavizarse pero aún estén crujientes. Agregue los cebollines y retire del fuego. Incorpore la cucharada restante de *miso* y tape la cacerola para que no se enfríe.

Después de agregar las verduras al consomé, comience a cocinar el salmón en la charola preparada. Ase el salmón a 5" (13 cm) de la fuente de calor durante 8 ó 10 minutos o hasta que se dore y se ponga apenas opaco en la parte más gruesa.

Pase el salmón a tazones (recipientes) para sopa, vierta la sopa encima y sirva inmediatamente.

Nota: el vino para cocinar shao-hsing *se encuentra en cualquier tienda de productos asiáticos y en muchos supermercados (colmados) grandes. Además, no es caro.*

Rinde 4 porciones como plato fuerte (4 ¾ tazas de sopa sin el salmón)

Por porción: 280 calorías, 22 g de proteínas, 18 g de carbohidratos, 13 g de grasa, 50 mg de colesterol, 1.120 mg de sodio, 4 g de fibra dietética
Unidades de intercambio: 2 de verdura, ½ de pan, 2½ de carne, 1 de grasa
Elecciones de carbohidratos: 1

SOPA DE CEBADA Y CARNE DE RES CON HONGOS

La cebada tiene un sabor robusto y ligeramente acre que en esta sopa complementa a la carne de res y a los hongos maravillosamente bien.

Tiempo de preparación: 25 minutos • **Tiempo de cocción: 1 hora con 40 minutos**

1 cucharada de aceite de oliva

1 libra (454 g) de *top round* de res magro deshuesado y con toda la grasa quitada, picado en cubos de ¾" (2 cm)

2 cebollas medianas, partidas a la mitad y picadas en rodajas finas

3 dientes de ajo picados en trocitos

¾ de cucharadita de sal

¼ de cucharadita de pimienta negra recién molida

½ cucharadita de tomillo seco, desmoronado

10 onzas (284 g) de hongos *cremini* o *portobello* pequeños, picados en rodajas

2 tallos de apio con algunas hojas, picados en rodajas finas

2 zanahorias medianas picadas en rodajas

1 chirivía (pastinaca) mediana, partida a la mitad a lo largo y picada en rodajas

3 tazas de agua

3½ tazas de consomé de carne de res sin grasa

½ taza de cebada perla

Perejil fresco o eneldo picado (opcional)

Caliente el aceite en un caldero de hierro para asar (*Dutch oven*) o en una cacerola grande pesada a fuego mediano. Agregue los cubos de carne. Dore ligeramente la carne hasta que se evapore el líquido. Agregue las cebollas y el ajo y fría de 3 a 5 minutos o hasta que las cebollas estén suaves. Agregue la sal, la pimienta y el tomillo y fría durante 1 minuto. Agregue los hongos y fría durante 3 minutos o hasta que los hongos comiencen a ponerse suaves. Agregue el apio, las zanahorias y la chirivía y revuelva durante 2 minutos. Agregue el agua y el consomé y deje que hierva a fuego lento durante 45 minutos. Agregue la cebada y deje que hierva a fuego lento durante 45 minutos más o hasta que la cebada esté suave. Espolvoree con el perejil o el eneldo fresco, si lo está utilizando.

Rinde 4 porciones como plato fuerte (8 tazas)

Por porción: 462 calorías, 52 g de proteínas, 39 g de carbohidratos, 11 g de grasa, 100 mg de colesterol, 670 mg de sodio, 9 g de fibra dietética

Unidades de intercambio: 2 de verdura, 2 de pan, 7 de carne, 1½ de grasa

Elecciones de carbohidratos: 3

SOPA DE POLLO Y VERDURAS

Si incorpora a su dieta comidas altas en proteínas y bajas en grasa no comerá en exceso. Le ayudarán a evitar esas elevaciones de azúcar en la sangre que lo mandan directamente a la máquina expendedora. El pollo es excelente para mantener el apetito estable y previsible.

Tiempo de preparación: 20 minutos • **Tiempo de cocción: 45 minutos**

4 mitades de pechuga de pollo con el hueso, sin pellejo y con toda la grasa quitada (unas 2 libras/900 g)	1 taza de agua
2 dientes de ajo grandes picados en trocitos	3 zanahorias medianas picadas en trozos (1½ tazas)
1 cucharada de tomillo fresco picado	2 nabos blancos medianos, pelados y picados en pedazos
½ cucharadita de sal	3 tallos de apio con hojas, picados en trozos de 1" (2,5 cm)
¼ de cucharadita de pimienta negra recién molida	2 cebollas medianas cortadas en pedazos
5 tazas de consomé de pollo	½ taza de perejil fresco de hoja plana picado

Corte las pechugas de pollo a la mitad horizontalmente con unas tijeras de cocina. Mezcle el ajo, el tomillo, ¼ de cucharadita de la sal y la pimienta en una taza. Frote el pollo con la mezcla y póngalo en un caldero de hierro para asar (*Dutch oven*).

Agregue el consomé, el agua, las zanahorias, los nabos, el apio, las cebollas y ¼ de cucharadita restante de sal. Tape y deje que rompa a hervir a fuego alto. Reduzca el fuego a bajo y deje que hierva a fuego lento, tapado, durante 45 minutos o hasta que las verduras estén suaves y el pollo ya no esté rosado.

Agregue el perejil y vierta en tazones (recipientes) de sopa hondos.

Rinde de 4 a 6 porciones como plato fuerte (12 tazas)

Por porción: 323 calorías, 48 g de proteínas, 21 g de carbohidratos, 5 g de grasa, 105 mg de colesterol, 1.490 mg de sodio, 5 g de fibra dietética
Unidades de intercambio: 4 de verdura, 6 de carne, ½ de grasa
Elecciones de carbohidratos: 1

SOPA DE CHÍCHAROS PARTIDOS CON ESPECIAS AL ESTILO MADRÁS

¡Gracias a los chícharos, esta receta constituye una excelente fuente de fibra y de carbohidratos complejos! Además, esta sopa cargada de especias se digiere lentamente, por ello se sentirá satisfecho durante horas. Cabe notar que lleva *raita*, un tipo de condimento de origen hindú.

Tiempo de preparación: 20 minutos • Tiempo de cocción: 1 hora con 10 minutos

SOPA

2 **cucharadas de aceite de oliva**

1 **cebolla grande picada en trozos grandes**

3 **dientes de ajo picados en trocitos**

2½ **cucharaditas de cominos molidos**

1 **cucharadita de cilantro en polvo**

1 **cucharadita de jengibre molido**

1 **cucharadita de cúrcuma (azafrán de las Indias) en polvo**

¾ **de cucharadita de pimienta negra recién molida**

1½ **tazas de chícharos (guisantes, arvejas) partidos verdes, lavados y enjuagados**

1 **cuarto de galón (1 l) de consomé de pollo**

2 **zanahorias grandes picadas en rodajas**

1½ **tazas de espinacas picadas congeladas (de una bolsa)**

½ **cucharadita de sal**

RAITA

8 **onzas (227 g) de yogur natural sin grasa**

1 **cucharada de menta fresca picada o ½ cucharadita de seca**

Para hacer la sopa: caliente el aceite en un caldero de hierro para asar (*Dutch oven*) a fuego mediano. Agregue la cebolla y el ajo y fría, revolviendo a menudo, durante 5 minutos o hasta que se suavicen. Agregue los cominos, el cilantro, el jengibre, la cúrcuma y la pimienta y fría, revolviendo, durante 1 minuto.

Agregue los chícharos partidos y el consomé. Suba el fuego, tape el caldero y deje que rompa a hervir. Reduzca el fuego a bajo y deje que hierva a fuego lento, tapado, durante 40 minutos o hasta que los chícharos partidos estén muy suaves.

Agregue las zanahorias, las espinacas y la sal. Tape la cacerola y cocine, revolviendo de vez en cuando, durante 15 minutos más o hasta que las verduras estén suaves.

Para hacer la *raita*: mientras tanto, mezcle el yogur y la menta en un tazón (recipiente) pequeño. Tápelo y déjelo en el refrigerador hasta que lo vaya a servir.

Vierta la sopa en tazones y cubra con un poco de la *raita*.

Rinde 4 porciones como plato fuerte (6 tazas de sopa, 1¼ tazas de *raita*)

Por porción: 419 calorías, 24 g de proteínas, 62 g de carbohidratos, 10 g de grasa, 0 mg de colesterol, 1.410 mg de sodio, 14 g de fibra dietética

Unidades de intercambio: 2 de verdura, 3 de pan, 2 de carne, 1½ de grasa

Elecciones de carbohidratos: 4

SOPA CLÁSICA DE FRIJOLES NEGROS

Los frijoles (habichuelas) negros tienen un sabor dulce, la piel negra y una carne de color crema. Los frijoles negros, con 6 gramos de fibra por media taza, pueden ayudarnos a recortar las calorías porque bloquean la digestión de algunas grasas.

Tiempo de preparación: 30 minutos • Tiempo de cocción: 45 minutos

- 2 cucharadas de aceite de oliva
- 2 cebolla grandes picadas
- 6 dientes de ajo picados en trocitos
- ½ chile serrano, sin semillas y picado en trocitos o 1 chile jalapeño, picado en trocitos, con las semillas (lleve guantes de plástico al manejarlos)
- 3 latas (de 15½ onzas cada una) de frijoles negros, enjuagados y escurridos

- 4 tazas de agua
- ½ cucharadita de sal
- ½ cucharadita de pimienta negra recién molida
- 2 cucharadas de vino de jerez semi-seco (opcional)
- 2 huevos duros picados en trozos grandes
- ⅓ de taza de cebolla dulce picada
- Rodajas de limón

Caliente el aceite en un caldero de hierro para asar (*Dutch oven*) a fuego mediano. Agregue las cebollas, el ajo y el chile. Fría, revolviendo a menudo, durante 7 minutos o hasta que se doren ligeramente.

Incorpore los frijoles, el agua, la sal, la pimienta y el vino de jerez (si lo está utilizando). Tape el caldero y deje que rompa a hervir a fuego alto. Reduzca el fuego a bajo y deje que hierva a fuego lento, tapado, durante 30 minutos para que se mezclen los sabores.

Aplaste la sopa en el caldero con un aplastador hasta lograr una textura espesa y con trozos grandes.

Vierta la sopa en tazones y adorne cada uno con un poco de huevo y cebolla picados y una rodaja de limón.

Rinde 4 porciones como plato fuerte o 6 como primer plato (7 tazas)

Por porción: 200 calorías, 8 g de proteínas, 26 g de carbohidratos, 9 g de grasa, 95 mg de colesterol, 680 mg de sodio, 7 g de fibra dietética
Unidades de intercambio: 2 de verdura, 1 de pan, ½ de carne, 1½ de grasa
Elecciones de carbohidratos: 2

SÁNDWICH CUBANO A LO SALUDABLE

Esta es la versión más saludable y llenadora del tradicional sándwich (emparedado) cubano que se hace normalmente con queso de grasa entera y cerdo asado. Obtendrá el mismo sabor delicioso y las proteínas de alta calidad pero con menos grasa saturada.

Fotografía en la página 103.

Tiempo de preparación: 30 minutos • Tiempo de cocción: 41 minutos

¾ de libra (340 g) de filete de cerdo, con toda la grasa visible quitada

1 cucharadita de aceite de oliva

½ cucharadita de sal de ajo

⅛ de cucharadita de pimienta negra recién molida

1 pan francés multigrano (de 8 onzas/227 g), cortado en 4 pedazos y luego cada uno partido a la mitad

2 cucharadas de mostaza amarilla preparada

4 onzas (113 g) de queso suizo bajo en grasa

4 onzas de pepinillos para sándwich

Precaliente el horno a 425°F. Rocíe una rejilla (parrilla) de alambre con aceite antiadherente en aerosol y póngala sobre un molde para hornear plano.

Unte el filete de cerdo con el aceite de oliva. Espolvoree con la sal de ajo y la pimienta. Ase durante 30 ó 35 minutos o hasta que un termómetro de carne insertado en el centro de la carne registre 155°F y los jugos salgan transparentes. Enfríe el cerdo durante 15 minutos.

Pique la carne en rebanadas finas al bies. Unte la parte de abajo de la mitad inferior del pan con la mostaza. Agregue el queso, el cerdo y una capa de rodajas de pepinillos montadas unas sobre otras. Ponga encima las restantes mitades de pan.

Caliente un sartén grande antiadherente a fuego mediano. Agregue los sándwiches con el lado superior hacia abajo y ponga otro sartén pesado arriba de los sándwiches, presionándolos ligeramente para aplanarlos. Cocine durante 6 minutos. Voltee los sándwiches y vuelva a colocar el segundo sartén encima. Cocine de 5 a 6 minutos o hasta que el queso se derrita y los sándwiches estén planos y bien calientes por todos sitios. Retire del sartén y corte cada sándwich a la mitad en ángulo cerrado. Sirva inmediatamente.

Rinde 4 porciones

Por porción: 415 calorías, 31 g de proteínas, 45 g de carbohidratos, 12 g de grasa, 65 mg de colesterol, 1,130 mg de sodio, 4 g de fibra dietética

Unidades de intercambio: 3 de pan, 4 de carne, 1½ de grasa

Elecciones de carbohidratos: 3

SÁNDWICHES DE JAMÓN, PERA Y QUESO TIPO *GORGONZOLA*

El queso tipo *Gorgonzola* es uno de los mejores quesos de Italia. Su sabor acre es el acompañamiento perfecto para el dulzor de la pera y el sabor salado del jamón magro.

Tiempo de preparación: 15 minutos • Tiempo de cocción: 1 minuto

- 8 **rebanadas de pan multigrano tostado**
- 2 **cucharadas de mayonesa** *light* **con sabor a tomates (jitomates) secados al sol**
- 1 **taza de** *arugula* **pequeña o berros**
- 8 **lonjas (lascas) finas de jamón al horno magro y bajo en sodio**
- 1 **pera madura roja Bartlett, dividida en 4 partes, sin el corazón y picada en pedazos finos**
- ¼ **de taza de queso tipo** *Gorgonzola*, **desmoronado**

Precaliente el asador del horno. Ponga 4 rebanadas de pan en una bandeja de hornear. Unte con la mayonesa y amontone la *arugula* o los berros encima, dividiéndolos a partes iguales. Cubra con 2 rebanadas de jamón en cada sándwich. Acomode los pedazos de pera arriba y espolvoree el queso.

Ponga bajo el asador del horno de 1 a 2 minutos o hasta que el queso se derrita. Cubra con las restantes rebanadas tostadas. Corte en diagonal y sirva caliente.

Rinde 4 porciones

Por porción: 259 calorías, 14 g de proteínas, 34 g de carbohidratos, 9 g de grasa, 25 mg de colesterol, 800 mg de sodio, 5 g de fibra dietética
Unidades de intercambio: ½ de fruta, 2 de pan, 1 de carne, 1 de grasa
Elecciones de carbohidratos: 2

SÁNDWICHES DE PAVO AHUMADO

La pechuga de pavo (chompipe) gana sin duda el concurso de las carnes frías (tipo fiambre). Contiene cantidades insignificativas de grasa saturada y aporta pocas calorías, y aun así, es tan llenadora como cualquiera de las otras carnes frías altas en grasa. Nota: estos sándwiches (emparedados) no llevan pan sino tortillas que luego se enrollan y "envuelven" a los ingredientes; de ahí su nombre en inglés —"wrap"—, lo cual significa "envolver".

Tiempo de preparación: 25 minutos • Tiempo de cocción: 10 minutos

- 1 **cucharada de aceite de oliva**
- 2 **cebollas picadas en rodajas finas**
- 1 **chile jalapeño, sin semillas y picado en trocitos (lleve guantes de plástico para manejarlo)**
- ¼ **de cucharadita de chile en polvo**
- ¼ **de cucharadita de orégano seco**

- 1 **libra (454 g) de pechuga de pavo ahumado y picada finamente**
- 4 **tortillas con sabor a espinaca (de 8"/20 cm de diámetro)**
- ½ **taza de salsa de arándano agrio preparada**
- 1 *arugula* **pequeña, bien limpia y lavada (cerca de 1 taza)**

Caliente un sartén mediano antiadherente a fuego mediano y agregue el aceite. Agregue las cebollas, el chile, el chile en polvo y el orégano. Fría, revolviendo de vez en cuando, durante 10 ó 12 minutos o hasta que las cebollas estén doradas y suaves. Retire del fuego y enfríe durante 10 minutos.

Ponga ¼ de libra (113 g) de pavo en el centro de cada tortilla. Cubra con 2 cucharadas de salsa de arándano agrio, 2 cucharadas de la mezcla de la cebolla y ¼ de taza de hojas de *arugula* no muy apretadas. Con el relleno mirando hacia usted horizontalmente, doble la parte inferior de la tortilla sobre el relleno. Doble los 2 lados y luego enrolle la parte inferior sobre el relleno y arregle los lados para formar un paquete uniforme.

Rinde 4 porciones

Por porción: 331 calorías, 26 g de proteínas, 39 g de carbohidratos, 9 g de grasa, 45 mg de colesterol, 1.120 mg de sodio, 4 g de fibra dietética

Unidades de intercambio: ½ de fruta, 1½ de verdura, 1 de pan, 3 de carne, 1½ de grasa

Elecciones de carbohidratos: 3

SÁNDWICHES DE PICADILLO DE PAVO

Entre los sabores dulces y salados que consentirán a su paladar, así como la abundante cantidad de fibra, usted seguramente quedará tan satisfecho después de comer estos sándwiches (emparedados) que no querrá picar entre comidas.

Tiempo de preparación: 30 minutos • Tiempo de cocción: 31 minutos

1 cucharadita de aceite de oliva

1 cebolla grande picada finamente

1 pimiento (ají, pimiento morrón) rojo grande, picado

¾ de libra (113 g) de pechuga de pavo (chompipe) molida

2 dientes de ajo picados

1 cucharada de chile en polvo

2 cucharaditas de cominos molidos

¼ de cucharadita de canela molida

1 lata (de 16 onzas) de salsa de tomate (jitomate) sin sal añadida

3 cucharadas de vinagre balsámico

⅓ de taza de pasas amarillas picadas

¼ de taza de aceitunas verdes rellenas de pimiento, picadas

¼ de cucharadita de sal

¼ de cucharadita de pimienta negra recién molida

4 panecillos para sándwich blandos de trigo integral

Caliente un sartén antiadherente a fuego mediano. Agregue el aceite, la cebolla y el pimiento y fría durante 10 minutos o hasta que estén suaves, revolviendo de vez en cuando. Suba el fuego a mediano-alto y agregue el pavo. Cocine durante 5 minutos o hasta que se dore y ya no esté rosado en el centro al separar la carne con una cuchara.

Incorpore el ajo, el chile en polvo, los cominos y la canela y fría durante 1 minuto. Agregue la salsa de tomate, el vinagre, las pasas, las aceitunas, la sal y la pimienta negra. Deje que hierva a fuego lento durante 15 minutos o hasta que se espese, revolviendo de vez en cuando.

Ponga la mezcla de la carne en las mitades inferiores de los panecillos, dividiendo a partes iguales entre todos. Cubra con las partes superiores de los pacenillos.

Rinde 4 porciones

Por porción: 391 calorías, 21 g de proteínas, 53 g de carbohidratos, 12 g de grasa, 65 mg de colesterol, 620 mg de sodio, 8 g de fibra dietética

Unidades de intercambio: 1 de fruta, 3 de verdura, 2 de pan, 2 de carne, ½ de grasa

Elecciones de carbohidratos: 4

ATÚN A LA SICILIANA CON PAN INTEGRAL

El atún es una excelente fuente de proteínas formadoras de músculo y ácidos grasos omega-3. Este sándwich (emparedado), rebosante del alegre sabor del limón y las crujientes verduras, representa una buena alternativa a las combinaciones tradicionales cargadas de mayonesa.

Tiempo de preparación: 10 minutos

- 1 **lata (de 6 onzas) de atún blanco en agua, escurrido**
- 3 **cucharadas de zanahoria finamente picada**
- 3 **cucharadas de apio finamente picado**
- 2 **cucharadas de cebolla morada finamente picada**
- 2 **cucharadas de perejil finamente picado**
- 2 **cucharaditas de alcaparras escurridas**

- $2\frac{1}{2}$ **cucharaditas de aceite de oliva**
- $1\frac{1}{2}$ **cucharaditas de jugo de limón**
- $\frac{1}{8}$ **de cucharadita de semillas de hinojo aplastadas**
- $\frac{1}{8}$ **de cucharadita de sal**
- $\frac{1}{8}$ **de cucharadita de pimienta negra recién molida**
- 4 **rebanadas de pan multigrano**

Combine el atún, la zanahoria, el apio, la cebolla, el perejil y las alcaparras en un tazón (recipiente) mediano. Mezcle bien todos los ingredientes. Incorpore el aceite de oliva, el jugo de limón, las semillas de hinojo, la sal y la pimienta. Ponga 2 rebanadas del pan sobre una superficie de trabajo y vierta encima de cada una la mitad de la mezcla del atún. Cubra con las restantes rebanadas de pan.

Nota: prepare el atún y las verduras picadas el día anterior y guárdelo en el refrigerador hasta que vaya a usarlo. Antes de servir, agregue las alcaparras, el aceite de oliva, el jugo de limón, las semillas de hinojo, la sal y la pimienta.

Rinde 2 porciones

Por porción: 270 calorías, 26 g de proteínas, 29 g de carbohidratos, 6 g de grasa, 35 mg de colesterol, 900 mg de sodio, 5 g de fibra dietética

Unidades de intercambio: $\frac{1}{2}$ de verdura, 2 de pan, 3 de carne

Elecciones de carbohidratos: 2

HAMBURGUESAS DE GARBANZO, SEMILLA DE LINO Y AVENA CON *TZATZIKI*

¡A nivel nutricional estas llenadoras hamburguesas superan con creces a sus primas lejanas de los restaurantes de comida rápida! Los garbanzos contienen la increíble cantidad de 7 gramos de fibra por media taza. Las semillas de lino (linaza) —que se encuentran en las tiendas de productos naturales— son, además de una excelente fuente de fibra, una rica fuente de ácidos grasos omega-3. Por último, los copos de avena mantendrán estables sus niveles de azúcar en la sangre (glucosa). Por cierto, el *tzatziki* es un tipo de salsa oriunda de Grecia que les da un toque fresco al sabor de las hamburguesas.

Tiempo de preparación: 20 minutos • Tiempo de cocción: 10 minutos

TZATZIKI

- ½ pepino mediano, pelado, sin semillas, rallado y bien seco
- ¼ de taza de yogur natural sin grasa
- ½ cucharadita de ajo picado en trocitos
- ⅛ de cucharadita de sal
- ⅛ de cucharadita de pimienta negra recién molida

HAMBURGUESAS

- 6 cucharadas de semillas de lino
- 1 lata (de 15 ½ onzas) de garbanzos, enjuagados y escurridos
- ¼ de taza de copos de avena
- 2 dientes de ajo
- 2 cucharadas de agua
- ¼ de taza de menta fresca picada
- 2 cucharadas de jugo de limón
- 2 cucharaditas de cominos molidos
- 1 cucharadita de sal
- ⅛ de cucharadita de pimienta negra recién molida
- ¼ de taza de *panko* (pan rallado japonés)
- 1 huevo ligeramente batido
- 1 cucharada de aceite de oliva
- 4 panecillos de hamburguesa de trigo integral
- 1 tomate (jitomate) mediano, picado en 8 rodajas
- ½ taza de brotes de alfalfa

Para hacer el *tzatziki*: mezcle el pepino, el yogur, el ajo, la sal y la pimienta en un tazón (recipiente) pequeño. Tape el tazón y guárdelo en el refrigerador mientras prepara las hamburguesas.

Para hacer las hamburguesas: muela 5 cucharadas de las semillas de lino en un molinillo de especias o de café hasta lograr una harina fina. Mezcle los garbanzos, la avena, el ajo y el agua en el tazón de un procesador de alimentos. Pulse el procesador hasta que la mezcla quede picada en trozos grandes. Agregue la menta, el jugo de limón, el comino, la sal, la pimienta y las semillas de lino molidas. Pulse el procesador de alimentos hasta que la mezcla apenas se combine. Divida la mezcla en 4 partes iguales y forme una hamburguesa de 1/2" (1,27 cm) de grosor con cada una.

Mezcle el *panko* y las semillas de lino restantes en un plato. Sumerja las hamburguesas en el huevo, luego empane (empanice) en la mezcla del *panko*.

Caliente el aceite en un sartén grande antiadherente a fuego mediano-alto. Agregue las hamburguesas y fríalas de 5 a 6 minutos por cada lado o hasta que estén doradas.

En la parte inferior de cada panecillo ponga 2 rodajas de tomate y 2 cucharadas de brotes de alfalfa. Disponga las hamburguesas arriba de los brotes y cubra cada hamburguesa con una cucharada un poco colmada (copeteada) de la salsa *tzatziki*.

Rinde 4 porciones

Por porción: 408 calorías, 15 g de proteínas, 60 g de carbohidratos, 14 g de grasa, 45 mg de colesterol, 1.220 mg de sodio, 13 g de fibra dietética
Unidades de intercambio: 1/2 de verdura, 4 de pan, 1/2 de carne, 2 de grasa
Elecciones de carbohidratos: 4

PANES ÁRABES CON PIMIENTO, CHALOTE Y QUESO *FETA*

Los pimientos son una de las verduras con mayor densidad de nutrientes que puede uno comprar. Están retacados de antioxidantes, al igual que los chalotes, que son miembros de la familia de la cebolla. En esta receta están un poco caramelizados para realzar aún más su dulzor natural.

Tiempo de preparación: 30 minutos • Tiempo de cocción: 15 minutos

- **4 pimientos (ajíes, pimientos morrones) rojos, partidos a la mitad y sin el corazón**
- **8 chalotes pelados (partidos a la mitad si son grandes)**
- **¾ de taza de queso *feta*, desmoronado**
- **2 cucharadas de albahaca fresca picada**
- **1 cucharada de cebollinos o cebollines (cebollas de cambray), picados**

- **1 cucharada de jugo de limón**
- **⅛ de cucharadita de sal**
- **¼ de cucharadita de pimienta negra recién molida**
- **4 panes árabes (panes de *pita*) de trigo integral (de 6"/15 cm de di metro)**
- **2 cucharaditas de aceitunas *kalamata* picadas**

Precaliente el asador del horno. Cubra una bandeja de hornear con papel de aluminio.

Disponga los pimientos con el lado de la piel hacia arriba sobre la bandeja de hornear, acomodando los chalotes debajo de las mitades de los pimientos. Ase en el asador durante 8 minutos. Voltee los pimientos y destape los chalotes. Ase de 4 a 6 minutos más o hasta que se suavicen y se tuesten. Envuelva las verduras en el papel de aluminio y déjelas reposar durante 10 minutos. Quite las pieles de los pimientos. Corte los pimientos a la mitad a lo largo y luego pique horizontalmente en tiras cortas. Pique los chalotes en rodajas.

Mientras tanto, mezcle el queso *feta*, la albahaca, los cebollinos o los cebollines, el jugo de limón, la sal y la pimienta negra en un tazón (recipiente) pequeño.

Unte la mezcla del *feta* en los panes árabes, dividiéndola a partes iguales y extendiéndola uniformemente. Ponga arriba los pimientos, los chalotes y las aceitunas, dividiendo los ingredientes a partes iguales. Divida los panes en cuatro trozos y sirva tibios o a temperatura ambiente.

Nota: para servirlos tibios, ponga los panes árabes en una bandeja de hornear. Hornee en un horno precalentado a 425°F durante 4 minutos o hasta que estén calientes por todas partes.

Rinde 4 porciones

Por porción: 304 calorías, 12 g de proteínas, 48 g de carbohidratos, 9 g de grasa, 25 mg de colesterol, 810 mg de sodio, 7 g de fibra dietética

Unidades de intercambio: 2 $\frac{1}{2}$ de verdura, 2 de pan, 1$\frac{1}{2}$ de grasa

Elecciones de carbohidratos: 3

SÁNDWICHES DE CAMARÓN Y ENSALADA DE HINOJO

El camarón es el marisco favorito de los estadounidenses. Constituye una excelente fuente de proteínas bajas en calorías: sólo 84 calorías por una porción de 3 onzas (85 g). En este sándwich, combina especialmente bien con los ligeros sabores a regaliz (orozuz) del hinojo fresco.

Tiempo de preparación: 15 minutos

¼ de taza de yogur natural bajo en grasa

1½ cucharadas de mayonesa *light*

1 cucharada de jugo de limón

1 cucharadita de peladura rallada de limón

¼ de cucharadita de azúcar

¼ de cucharadita de sal

⅛ de cucharadita de salsa de chile rojo

½ bulbo de hinojo pequeño, sin el corazón, limpio, picado en rodajas finas horizontalmente y luego en trozos de ¾" (2 cm)

8 onzas (227 g) de camarón mediano, cocido

2 cucharadas de hojas de hinojo o perejil picado

2 cucharadas de chalotes o cebollines (cebollas de cambray) pelados y picados

8 rebanadas de pan integral tostado

8 hojas suaves de lechuga

Bata a mano el yogur, la mayonesa, el jugo de limón, la peladura de limón, el azúcar, la sal y la salsa de chile en un tazón (recipiente) mediano hasta que se mezclen. Agregue al tazón el hinojo, el camarón, las hojas de hinojo o el perejil y los chalotes o los cebollines. Mezcle bien.

Acomode 4 rebanadas del pan en una tabla de picar. Ponga 2 hojas de lechuga arriba de cada una de ellas. Coloque la ensalada de camarón e hinojo encima, dividiéndola a partes iguales y extendiéndola uniformemente. Cubra con las rebanadas de pan restantes y corte diagonalmente.

Nota: puede hacer la ensalada hasta 6 horas antes y guardarla en el refrigerador.

Rinde 4 porciones

Por porción: 238 calorías, 19 g de proteínas, 32 g de carbohidratos, 5 g de grasa, 115 mg de colesterol, 650 mg de sodio, 5 g de fibra dietética

Unidades de intercambio: ½ de verdura, 2 de pan, 2 de carne, ½ de grasa

Elecciones de carbohidratos: 2

SÁNDWICHES DE VERDURAS A LA PARRILLA

Esta colorida variedad de verduras, aliñada (aderezada) con un chorrito de aceite de oliva, da como resultado un sándwich (emparedado) que sin duda encabezará cualquier menú. *Fotografía en la página 104.*

Tiempo de preparación: 20 minutos • Tiempo de cocción: 16 minutos

¼ de taza de mayonesa *light*

2 cucharadas de albahaca fresca picada

1 cucharada de ajo asado de frasco, picado

2 cucharaditas de jugo de limón

1 cebolla morada mediana, picada en 4 rodajas

1 pimiento (ají, pimiento morrón) rojo grande, picado en 8 rodajas

1 calabacín grande, picado al sesgo en 8 rodajas

2 cucharaditas de aceite de oliva

¼ de cucharadita de sal

¼ de cucharadita de pimienta negra recién molida

8 rebanadas de pan de trigo integral preparado con masa fermentada

¾ de taza de *hummus* preparado

1 tomate (jitomate) mediano picado en 8 rodajas

Combine la mayonesa, la albahaca, el ajo y el jugo de limón en un tazón (recipiente) pequeño. Ponga aparte.

Rocíe una parrilla para asador con aceite antiadherente en aerosol. Precaliente la parrilla. Unte la cebolla, el pimiento y el calabacín con el aceite de oliva. Espolvoree con la sal y la pimienta.

Ponga la cebolla y los pimientos en la parrilla y áselos de 10 a 12 minutos, volteándolos una vez, o hasta que las verduras estén bien marcadas y suaves. Ponga las rodajas de calabacín en la parrilla y ase de 6 a 8 minutos, volteando una vez, o hasta que estén marcadas y suaves.

Extienda el *hummus* en 4 rebanadas del pan y póngalas sobre una tabla de picar. Agregue arriba de cada rebanada una rodaja de cebolla separada en ruedas, 2 rodajas de pimiento, 2 rodajas de calabacín y 2 rodajas de tomate. Unte las rebanadas de pan restantes con la mezcla de la mayonesa y póngalas sobre los tomates. Corte cada sándwich a la mitad para servirlos.

Nota: puede asar a la parilla las verduras para este sándwich el día anterior, luego envolverlas y guardarlas en el refrigerador hasta que las vaya a utilizar.

Rinde 4 porciones

Por porción: 310 calorías, 11 g de proteínas, 45 g de carbohidratos, 12 g de grasa, 5 mg de colesterol, 680 mg de sodio, 9 g de fibra dietética

Unidades de intercambio: 1½ de verdura, 2 de pan, 2 de grasa

Elecciones de carbohidratos: 3

ENSALADAS QUE REALMENTE LLENAN

■ RÁPIDO   ■ RAPIDÍSIMO   ▦ DE PREPARACIÓN RÁPIDA

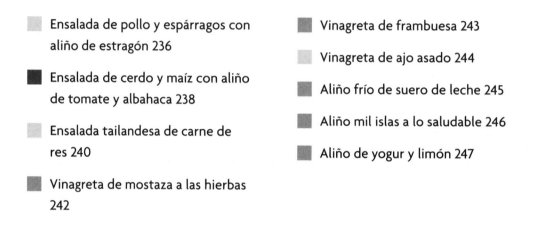
Nota: en las siguientes recetas se refiere a "Elecciones de carbohidratos". Una elección de carbohidrato es una ración de un alimento que contiene aproximadamente unos 15 gramos de carbohidratos. Se toman en cuenta la cantidad de elecciones de carbohidratos para controlar el consumo de estos al seguir un plan alimenticio. Para más información al respecto, debe consultar al médico o a un nutriólogo. Además, si encuentra en este capítulo términos que no entiende o que jamás ha visto, favor de remitirse al glosario en la página 435.

 RÁPIDO RAPIDÍSIMO DE PREPARACIÓN RÁPIDA

ENSALADA PERFECTA DE TOMATE

Los estadounidenses comen más tomates (jitomates) nutritivos, tanto frescos como procesados, que cualquier otra verdura o fruta. Al agregarles aceite de oliva, son aún más saludables. Las grasas monoinsaturadas del aceite ayudan al cuerpo a absorber el pigmento rojo del tomate que se llama licopeno, un compuesto que al parecer nos protege del cáncer y las enfermedades cardíacas.

Tiempo de preparación: 15 minutos • Tiempo de reposo: 30 minutos

2   libras (907 g) de tomates grandes rojos tipo *beefsteak* o *heirloom*

1   taza de tomates pequeños amarillos, rojos y verdes mixtos partidos a la mitad o tomates pequeños de pera

½–¾   de taza de cebolla blanca dulce picada en rodajas finas (opcional)

½   cucharadita de pimienta negra recién molida

¼   de cucharadita de sal

1   cucharada de aceite de oliva

1   cucharada de vinagre balsámico

½   taza de albahaca fresca cortada en pedazos con las manos y no muy apretada (u hojas pequeñas y enteras de albahaca)

Enjuague los tomates grandes y quíteles los corazones. Pique en rodajas gruesas y acomódelas en un platón extendido o platón grande. Esparza los tomates pequeños cortados a la mitad o los tomates de pera y las rodajas de cebolla (si las está utilizando) sobre las rodajas de tomate. Espolvoree con la pimienta y la sal.

Mezcle el aceite y el vinagre balsámico en una taza con un tenedor. Rocíe sobre la ensalada y espolvoree la albahaca sobre todo. Tape con una lámina de papel encerado y deje reposar durante 30 minutos antes de servir.

Rinde 6 porciones como guarnición

Por porción: 61 calorías, 2 g de proteínas, 9 g de carbohidratos, 3 g de grasa, 0 mg de colesterol, 115 mg de sodio, 2 g de fibra dietética

Unidades de intercambio: 1½ de verdura, ½ de grasa

Elecciones de carbohidratos: 1

ENSALADA DE PIMIENTO CON PASAS AMARILLAS Y PIÑONES

Hay pocas verduras que pueden estar a la altura de los pimientos en lo que se refiere a su perfil nutricional. Están cargados de las vitaminas y los minerales que nuestro cuerpo necesita, incluido el betacaroteno saludable para el corazón. Este plato contiene montones de grasas monoinsaturadas, otro nutriente excepcional para el corazón.

Tiempo de preparación: 6 minutos • Tiempo de cocción: 12 minutos
• Tiempo de reposo: 15 minutos

1 cucharada + 1 cucharadita de aceite de oliva

1 pimiento (ají, pimiento morrón) rojo grande, picado en tiras finas

1 cucharadita de azúcar morena (mascabado)

¼ de cucharadita + ⅛ de cucharadita de sal

¼ de cucharadita de pimienta negra recién molida

1 cucharada + 1 cucharadita de vinagre balsámico

2 cucharadas de jugo de naranja (china)

2 cucharadas de pasas amarillas

2 cucharadas de piñones o almendras picadas en láminas

3 tazas de *arugula* o espinacas pequeñas

Caliente 1 cucharada de aceite en un sartén grande antiadherente a fuego mediano. Agregue el pimiento y espolvoree con el azúcar morena (mascabado), ¼ de cucharadita de sal y ⅛ de cucharadita de la pimienta. Revuelva para que se mezcle todo bien. Fría, revolviendo a menudo, durante 8 ó 10 minutos o hasta que el pimiento esté muy suave y un poco dorado.

Agregue 1 cucharada del vinagre y deje que eche burbujas durante 30 segundos. Incorpore el jugo de naranja (china) y las pasas y pase las tiras de pimiento y los jugos de la cocción a un tazón (recipiente) pequeño. Tape el tazón con un pedazo de papel encerado, dejándolo suelto, y deje reposar de 15 a 25 minutos o hasta que esté a temperatura ambiente.

Mientras tanto, cocine los piñones o las almendras en láminas en un sartén pequeño antiadherente a fuego mediano, revolviendo a menudo, durante 3 ó 4 minutos o hasta que estén ligeramente tostados. Pase a un plato y deje enfriar.

Ponga la *arugula* o la espinaca en una ensaladera poco honda. Agregue $\frac{1}{8}$ de cucharadita de la sal y la restante cucharadita de aceite, 1 cucharadita de vinagre balsámico y $\frac{1}{8}$ de cucharadita de pimienta. Mézclelo todo bien.

Vierta la mezcla del pimiento sobre la *arugula* o las espinacas pequeñas y espolvoree con los piñones o las almendras.

Rinde 4 porciones como guarnición o primer plato

Por porción: 105 calorías, 2 g de proteínas, 11 g de carbohidratos, 7 g de grasa, 0 mg de colesterol, 240 mg de sodio, 1 g de fibra dietética

Unidades de intercambio: $\frac{1}{2}$ de fruta, 1 de verdura, 1 de grasa

Elecciones de carbohidratos: 1

ENSALADA DE REMOLACHA Y MANZANA

¡La combinación de remolachas (betabeles) y manzanas en esta ensalada
contribuye a lograr un sabor único!

DE PREPARACIÓN
RÁPIDA

Tiempo de preparación: 10 minutos • Tiempo de cocción: 1 hora con 3 minutos

¾ **de libra (340 g) de remolachas medianas, pesadas sin las hojas (vea la Nota)**

2 **cucharadas de pacanas**

5 **cucharaditas de vinagre balsámico**

1 **cucharada de aceite de oliva**

1 **cucharadita de romero fresco picado**

½ **cucharadita de mostaza *Dijon***

¼ **de cucharadita de sal**

⅛ **de cucharadita de pimienta negra recién molida**

1 **chalote mediano, partido a la mitad y picado en rodajas finas**

3 **tazas de escarola cortada en pedazos o 1 manojo grande de berros, con los tallos gruesos cortados**

1 **manzana mediana Gala o Fuji (6 onzas/ 170 g), sin el corazón y picada en palitos**

Precaliente el horno a 400°F.

Corte las partes superiores de las remolachas, dejando ½" (1 cm) de los tallos y las raíces intactos. Ponga las remolachas en un trozo de papel de aluminio. Doble el papel de aluminio y envuelva las remolachas cerrando las orillas. Ponga el paquete de papel de aluminio directamente sobre la parrilla del horno y áselo de 1 a 1½ horas o hasta que las remolachas estén suaves. Retire del horno, abra el paquete y deje aparte hasta que se enfríe lo suficiente para manejarlo. Pele las remolachas y píquelas en pedazos finos.

Cocine las pacanas en un sartén pequeño antiadherente a fuego mediano, revolviendo a menudo, de 3 a 4 minutos o hasta que estén ligeramente tostadas. Vierta en un plato y deje que se enfríen. Pique en trozos grandes.

Mezcle con un tenedor el vinagre, el aceite, el romero, la mostaza, la sal y la pimienta en una ensaladera. Agregue el chalote. Agregue las remolachas, la *escarola* o los berros, la manzana y las pacanas tostadas. Mezcle suavemente.

Nota: puede cocinar las remolachas 1 ó 2 días antes.

Rinde 4 porciones como guarnición

Por porción: 129 calorías, 2 g de proteínas, 18 g de carbohidratos, 6 g de grasa, 0 mg de colesterol, 240 mg de sodio, 5 g de fibra dietética

Unidades de intercambio: ½ de fruta, 2 de verdura, 1 de grasa

Elecciones de carbohidratos: 1

ENSALADA *ANTIPASTO*

Disfrute los refrescantes sabores veraniegos de esta ensalada en cualquier época del año.

Tiempo de preparación: 18 minutos • **Tiempo de reposo: 5 minutos**

- **2 cucharadas de jugo de limón**
- **1 cucharada + 1 cucharadita de aceite de oliva extra virgen**
- **1 diente de ajo pequeño picado en trocitos**
- **¼ de cucharadita de sal**
- **¼ de cucharadita de pimienta negra recién molida**
- **1 taza de corazones de alcachofa en agua, escurridos y enjuagados, divididos en cuatro trozos, sin las hojas exteriores duras**
- **⅓ de taza de cebolla morada picada en rodajas finas**

- **2 tazas de *arugula* pequeña o espinacas pequeñas**
- **2 tazas de escalora cortada en pedazos o lechuga romana (orejona)**
- **2 tomates (jitomates) italianos pequeños (plum tomatoes), picados en pedazos finos**
- **½ taza de corazones de apio picados en rodajas**
- **½ taza de pimientos rojos asados al horno y picados en rodajas**
- **¼ de taza de albahaca fresca picada en trozos grandes**

Ponga el jugo de limón, el aceite, el ajo, la sal y la pimienta negra en un frasco pequeño. Tape el frasco y agite para mezclar los ingredientes.

Ponga los corazones de alcachofa y la cebolla morada en un tazón (recipiente) pequeño y mezcle con 1 cucharada del aliño (aderezo). Ponga aparte de 5 a 10 minutos para que se mezclen los sabores.

Para preparar la ensalada, combine la *arugula* o la espinaca, la *escarola* o la lechuga romana, los tomates, el apio y los pimientos rojos en un tazón grande. Agregue el aliño restante y mezcle muy bien. Acomode en un platón extendido o platón. Vierta las alcachofas marinadas encima y espolvoree con la albahaca.

Rinde 4 porciones como guarnición

Por porción: 80 calorías, 2 g de proteínas, 9 g de carbohidratos, 5 g de grasa, 0 mg de colesterol, 390 mg de sodio, 3 g de fibra dietética
Unidades de intercambio: 1½ de verdura, 1 de grasa
Elecciones de carbohidratos: ½

ENSALADA DE INVIERNO CON *ROQUEFORT*

RÁPIDO

Las nueces son una excelente fuente de nutrientes. Además de contener compuestos que tal vez nos protejan de las enfermedades cardíacas y el cáncer, también son ricas en fibra y grasas monoinsaturadas y contienen pequeñas cantidades de omega-3.

Tiempo de preparación: 20 minutos • **Tiempo de cocción: 4 minutos**

2 cucharadas de nueces

5 cucharaditas de vinagre de manzana

1 cucharada de aceite de nuez (vea la Nota)

2 cucharaditas de miel

1 cucharadita de aceite de oliva

1 cucharadita de sal

¼ de cucharadita de pimienta negra recién molida

¼ de taza de cebolla morada picada

3 tazas de lechuga romana (orejona) cortada en pedazos

½ taza de repollo (col) colorado finamente rallado

½ taza de zanahoria rallada

1 manzana mediana Granny Smith, Gala o Golden Delicious, sin el corazón, picada en rodajas finas y las mismas cortadas a la mitad

2 cucharadas de queso *roquefort* o queso azul desmoronado

Cocine las nueces en un sartén pequeño antiadherente a fuego mediano, revolviendo a menudo, de 3 a 4 minutos o hasta que se tuesten un poco. Pase a un plato y deje que se enfríen. Pique en trozos grandes.

Mezcle con un tenedor el vinagre, el aceite de nuez, la miel, el aceite de oliva, la sal y la pimienta en una ensaladera. Incorpore la cebolla morada.

Agregue la lechuga romana, el repollo colorado, la zanahoria y la manzana y mezcle todos los ingredientes muy bien. Espolvoree con el queso y las nueces tostadas.

Nota: el aceite de nuez es muy perecedero y hay que guardarlo en el refrigerador. Déjelo que se ponga a temperatura ambiente antes de usarlo.

Rinde 4 porciones como guarnición

Por porción: 131 calorías, 3 g de proteínas, 13 g de carbohidratos, 8 g de grasa, 5 mg de colesterol, 670 mg de sodio, 3 g de fibra dietética

Unidades de intercambio: ½ de fruta, 1 de verdura, 1½ de grasa

Elecciones de carbohidratos: 1

ENSALADA DE BATATA DULCE AL *CURRY*

Acabe con los altibajos en el azúcar en sangre (glucosa). La batata dulce (camote) es rica en carbohidratos complejos y fibra, los cuales ayudarán a su cuerpo a mantener estables las reservas de energía.

Fotografía en la página 201.

Fotografía en la página 201.

Tiempo de preparación: 20 minutos • Tiempo de cocción: 14 minutos

2 **libras (907 g) de batatas dulces, peladas y picadas en trozos de unas ¾" (1,8 cm)**

3 **cucharadas de pacanas**

½ **taza de yogur natural sin grasa**

2 **cucharadas de mayonesa** *light*

2 **cucharadas de azúcar morena (mascabado)**

½ **cucharadita de** *curry* **en polvo**

⅛ **de cucharadita de sal**

1 **taza de trocitos de piña de lata en su jugo, escurridos**

3 **cebollines (cebollas de cambray) picados en rodajas**

Ponga las batatas dulces en una cacerola grande y agregue agua fría hasta apenas cubrirlas. Tape la cacerola y deje que rompa a hervir a fuego alto. Reduzca el fuego a bajo y deje que hierva a fuego lento, tapado, de 10 a 12 minutos o hasta que las batatas dulces estén suaves. Escurra y deje enfriar.

Mientras tanto, cocine las pacanas en un sartén pequeño antiadherente a fuego mediano, revolviendo a menudo, de 3 a 4 minutos o hasta que se tuesten un poco. Pase a un plato y deje que se enfríen. Pique en trozos grandes.

Bata a mano el yogur, la mayonesa, el azúcar, el *curry* en polvo y la sal en una ensaladera hasta que se mezcle todo bien. Agregue la piña, los cebollines y las batatas dulces. Mezcle suavemente con una pala de goma (hule). Espolvoree con las pacanas tostadas y sirva inmediatamente o tape y deje enfriar hasta que lo vaya a servir.

Rinde 6 porciones como guarnición

Por porción: 241 calorías, 4 g de proteínas, 49 g de carbohidratos, 4 g de grasa, 0 mg de colesterol, 125 mg de sodio, 6 g de fibra dietética

Unidades de intercambio: ½ de fruta, 2½ de pan, ½ de grasa

Elecciones de carbohidratos: 3

ENSALADA DE ARROZ INTEGRAL Y PEPINO A LA MENTA

El arroz integral contiene más fibra y carbohidratos complejos que su pariente más pálido. Actúa como una esponja, absorbiendo agua al pasar por el tracto intestinal y dejándonos llenos y satisfechos.

Tiempo de preparación: 20 minutos ● Tiempo de cocción: 50 minutos ● Tiempo de reposo: 30 minutos

1 taza de arroz integral, de preferencia de grano corto (vea la Nota)

2½ tazas de agua

4 vainas de cardamomo

1 hoja de laurel

1¼ cucharaditas de sal

1½ tazas de yogur natural sin grasa

2 tazas de pepino de invernadero o tipo *kirby*, picado y pelado (½ pepino largo aproximadamente)

1 taza de rábanos picantes picados (unos 6 rábanos picantes)

4 cebollines (cebollas de cambray) picadas

⅓ de taza de menta fresca cortada en trozos grandes

½ cucharadita de pimienta negra recién molida

Ponga el arroz, el agua, las vainas de cardamomo, la hoja de laurel y ¾ de cucharadita de la sal en una cacerola pesada mediana. Deje que rompa a hervir a fuego alto. Reduzca el fuego a bajo, tape la cacerola y deje que hierva a fuego lento durante 50 ó 60 minutos o hasta que el arroz esté suave y se haya absorbido el agua.

Pase el arroz a un tazón (recipiente), cubra con papel encerado y guarde en el refrigerador o deje reposar a temperatura ambiente durante 30 minutos o hasta que se enfríe. Deseche las vainas de cardamomo y la hoja de laurel.

Agregue al arroz el yogur, los pepinos, los rábanos picantes, los cebollines, la menta, la pimienta y la ½ cucharadita restante de sal. Mezcle todos los ingredientes bien. Sirva inmediatamente o tape y enfríe hasta que lo vaya a servir.

Nota: puede utilizar sobras de arroz para esta receta, en cuyo caso necesitará 3 tazas. De lo contrario, puede cocer el arroz antes ese mismo día o el día anterior.

Rinde 6 porciones como guarnición

Por porción: 156 calorías, 6 g de proteínas, 32 g de carbohidratos, 2 g de grasa, 0 mg de colesterol, 530 mg de sodio, 2 g de fibra dietética

Unidades de intercambio: ½ de leche, 1 de verdura, 1½ de pan

Elecciones de carbohidratos: 2

ENSALADA DE BRÓCOLI Y REPOLLO CON ALIÑO DE *MISO*

Los sabores dulces y refrescantes de esta crujiente ensalada, perfecta para un picnic, le harán sentir de maravilla.

Tiempo de preparación: 15 minutos • Tiempo de cocción: 10 minutos

1 **cucharada de semillas de sésamo (ajonjolí)**

2 **tazas de cabezuelas de brócoli pequeñas**

1½ **cucharadas de *miso* blanco suave**

1½ **cucharadas de vinagre de vino de arroz**

1 **cucharada de aceite de *canola***

2 **cucharaditas de salsa de soya de sodio reducido**

1 **cucharadita de aceite de semillas de lino (linaza)**

¾ **de cucharadita de jengibre fresco, pelado y rallado finamente**

½ **cucharadita de azúcar morena (mascabado)**

4 **tazas de repollo (col) Napa o lechuga repollada (rodajas de 1"/2,5 cm de grosor)**

½ **taza de rábanos picados en rodajas finas**

1 **pepino tipo *kirby* picado en rodajas finas**

2 **cebollines (cebollas de cambray) picados en rodajas finas**

1 **zanahoria grande pelada**

Cocine las semillas de sésamo en un sartén pequeño a fuego mediano, revolviendo, durante 2 minutos, hasta que se doren levemente. Pase a un plato y deje que se enfríen.

Deje que rompa a hervir ½" (1 cm) de agua en una cacerola mediana. Agregue el brócoli, tape la cacerola y cocine, revolviendo varias veces, durante 4 minutos, hasta que empiece a suavizarse, pero aún esté crujiente. Escurra y enfríe brevemente bajo agua fría corriente.

Bata a mano el *miso,* el vinagre de arroz, el aceite de *canola*, la salsa de soya, el aceite de lino, el jengibre y el azúcar en una ensaladera hasta que se mezclen bien todos los ingredientes.

Agregue el repollo o la lechuga, los rábanos, el pepino, los cebollines y el brócoli. Pele tiras largas y rizadas de la zanahoria con un pelador de papas y déjelas caer en la ensaladera. Mezcle bien la ensalada, espolvoree con las semillas de sésamo tostadas y sirva.

Rinde 4 porciones

Por porción: 110 calorías, 4 g de proteínas, 12 g de carbohidratos, 6 g de grasa, 0 mg de colesterol, 330 mg de sodio, 5 g de fibra dietética

Unidades de intercambio: 2 de verdura, 1 de grasa

Elecciones de carbohidratos: 1

ENSALADA DE CANTALOUP Y BERROS CON CEBOLLAS ENCURTIDAS

RÁPIDO

Tanto el cantaloup (melón chino) como las ciruelas son gustos suculentos y bajos en calorías tan tentadores como cualquier merienda (refrigerio, tentempié) azucarada, pero con un toque de fibra extra para que nunca falte. *Fotografía en la página 202.*

Tiempo de preparación: 20 minutos

$\frac{1}{3}$ de taza de cebolla morada picada en trozos grandes

$\frac{1}{4}$ de cucharadita de peladura de limón verde (lima) rallada

2 cucharadas de jugo de limón verde

$\frac{1}{8}$ de cucharadita de sal

1 cucharada de aceite de oliva

2 cucharadas de miel

$\frac{1}{4}$ de cucharadita de pimienta negra recién molida

3 tazas de trozos de $\frac{3}{4}$" (1,8 cm) de cantaloup maduro

2 ciruelas maduras picadas en rodajas finas

1 manojo de berros, con los tallos gruesos cortados

2 cucharadas de queso de cabra o queso *feta*, desmoronado

2 cucharadas de almendras picadas en rodajas o semillas de calabaza (pepitas)

Mezcle con un tenedor la cebolla, la peladura de limón verde, el jugo de limón verde, la sal, el aceite, la miel y la pimienta en una ensaladera. Mezcle bien todos los ingredientes.

Agregue el cantaloup, las ciruelas, los berros, el queso y las almendras o las semillas de calabaza y mezcle bien. Sirva inmediatamente.

Rinde 6 porciones como primer plato

Por porción: 110 calorías, 2 g de proteínas, 18 g de carbohidratos, 4 g de grasa, 0 mg de colesterol, 75 mg de sodio, 2 g de fibra dietética
Unidades de intercambio: 1 de fruta, 1 de grasa
Elecciones de carbohidratos: 1

ENSALADA DE NARANJA Y ACEITUNAS

Todo el mundo sabe que las naranjas (chinas) son una excelente fuente de vitamina C, pero también contienen muchísima fibra. Una naranja brinda 3,1 gramos de fibra.

Fotografía en la página 203.

Tiempo de preparación: 20 minutos • Tiempo de reposo: 15 minutos

 5 **naranjas nável (ombligueras) medianas (1½ tazas picadas en rodajas)**

½ **taza de rábanos picados en rodajas finas (opcional)**

¼ **de taza de cebolla morada picada en rodajas finas**

 6 **aceitunas *kalamata*, sin hueso y picadas en rodajas**

¼ **de cucharadita de pimienta negra recién molida**

 1 **cucharada de aceite de aceituna**

 1 **cucharadita de vinagre balsámico**

   Una pizca de orégano seco

¼ **de cucharadita de sal**

Pele la naranja con un cuchillo afilado, quitando la mayor parte del tejido blanco y fibroso, pero no todo. Pique la naranja en rodajas finas horizontalmente y acomode en un platón extendido o platón. Esparza por arriba los rábanos (si los está usando), la cebolla morada y las aceitunas. Espolvoree con la pimienta.

Mezcle con un tenedor el aceite, el vinagre, el orégano y la sal en una taza. Vierta uniformemente sobre las naranjas. Tape y deje reposar durante al menos 15 minutos antes de servir.

Rinde 4 porciones como guarnición

Por porción: 140 calorías, 1 g de proteínas, 27 g de carbohidratos, 5 g de grasa, 0 mg de colesterol, 238 mg de sodio, 9 g de fibra dietética
Unidades de intercambio: 1½ de fruta, ½ de verdura, 1 de grasa
Elecciones de carbohidratos: 2

ENSALADA DE TORONJA, MANGO Y AGUACATE CON ALIÑO DE VINO DE JEREZ

RÁPIDO

Los aguacates (paltas) son una de las mejores fuentes de grasas monoinsaturadas que puede comprar. ¡Sólo la mitad de una de estas maravillas brinda 9,7 gramos! Combinamos los aguacates con la fibra de los mangos y la toronja (pomelo) para brindarle un gustito tropical a su paladar.

Tiempo de preparación: 20 minutos

1 cucharada de aceite de aceituna

1 cucharada de vino de jerez semi-seco o vinagre de vino de jerez

1½ cucharaditas de vinagre de vino tinto

¼ de cucharadita de sal

⅛ de cucharadita de pimienta negra recién molida

1 toronja rosada grande

4 tazas de verduras de hojas verdes mixtas de diversos colores

1 taza de aguacate maduro picado en rodajas

1 taza de mango maduro picado en rodajas

2 cucharadas de cebolla morada picada

Mezcle con un tenedor el aceite, el vino de jerez o el vinagre de vino de jerez, el vinagre de vino tinto, la sal y la pimienta en una ensaladera.

Pele la toronja con un cuchillo serrado, quitando la mayor parte del tejido blanco y fibroso, pero no todo. Saque la fruta de entre las membranas sobre un tazón (recipiente). Agregue 1½ cucharadas del jugo de toronja al aliño (aderezo) y mezcle bien.

Agregue las verduras de hojas verdes, el aguacate, el mango, la cebolla morada y los gajos de toronja al aliño y mezcle suavemente. Sirva de inmediato.

Rinde 4 porciones como primer plato

Por porción: 129 calorías, 2 g de proteínas, 12 g de carbohidratos, 9 g de grasa, 0 mg de colesterol, 220 mg de sodio, 4 g de fibra dietética
Unidades de intercambio: ½ de fruta, ½ de verdura, 2 de grasa
Elecciones de carbohidratos: 1

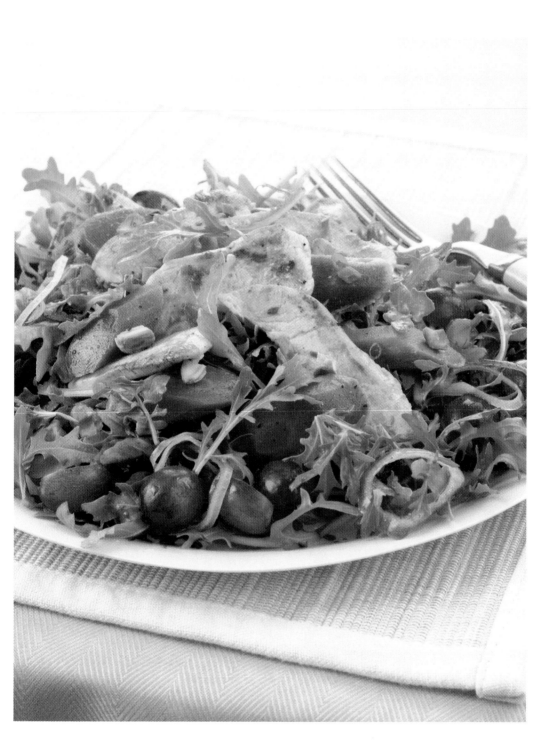

ENSALADA DE ZANAHORIA Y POLLO CON PISTACHOS

Receta en la página 232

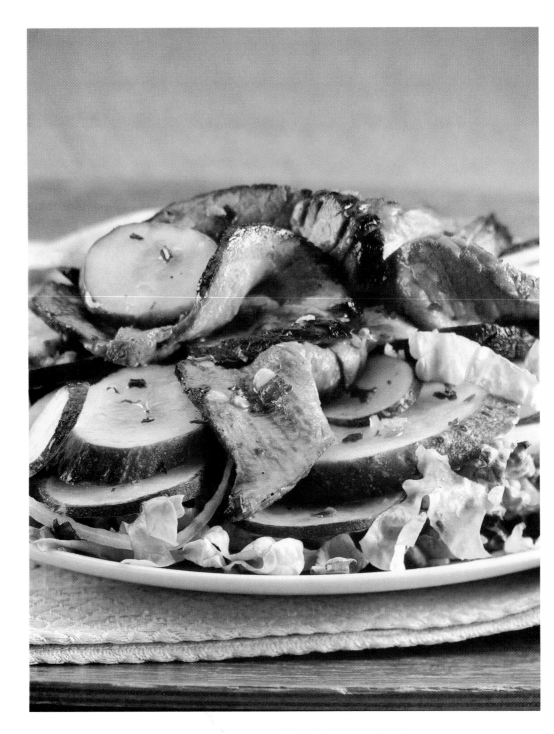

ENSALADA TAILANDESA DE CARNE DE RES

Receta en la página 240

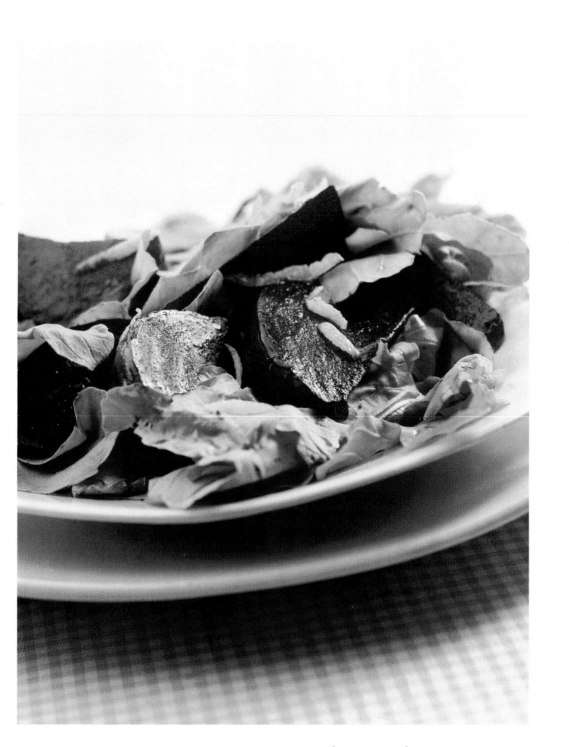

REMOLACHA CON VINAGRE BALSÁMICO Y ANÍS

Receta en la página 252

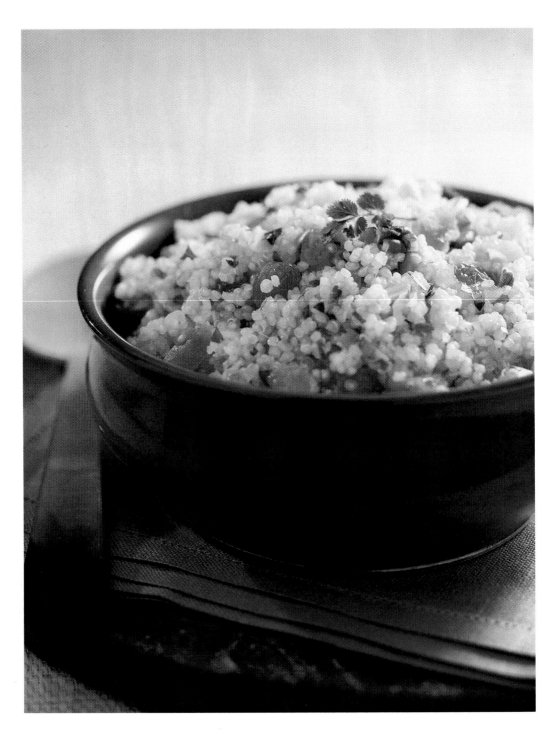

QUINUA CON PASAS, ALBARICOQUES Y PACANAS

Receta en la página 265

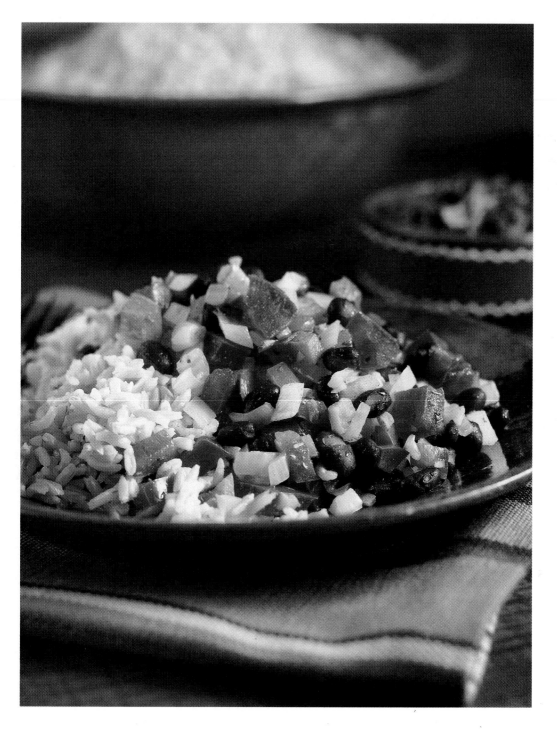

FRIJOLES NEGROS CON ARROZ

Receta en la página 267

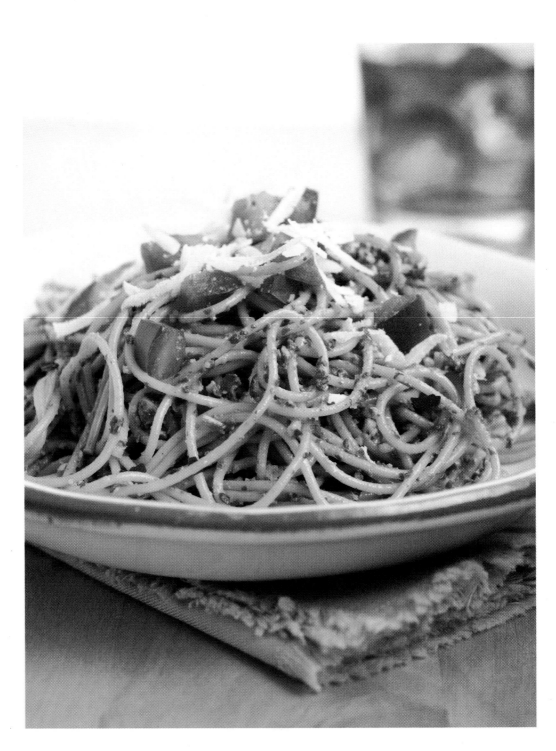

PASTA AL *PESTO* CON NUECES Y ALBAHACA

Receta en la página 272

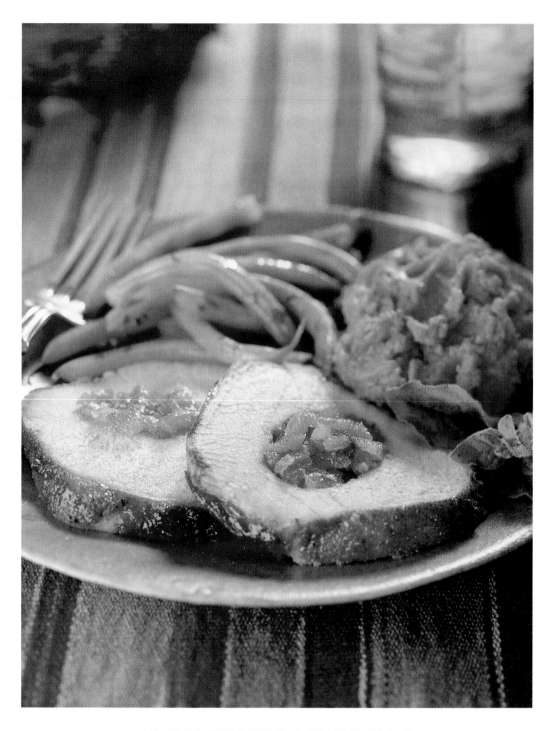

LOMO DE CERDO RELLENO DE ALBARICOQUE
Receta en la página 306

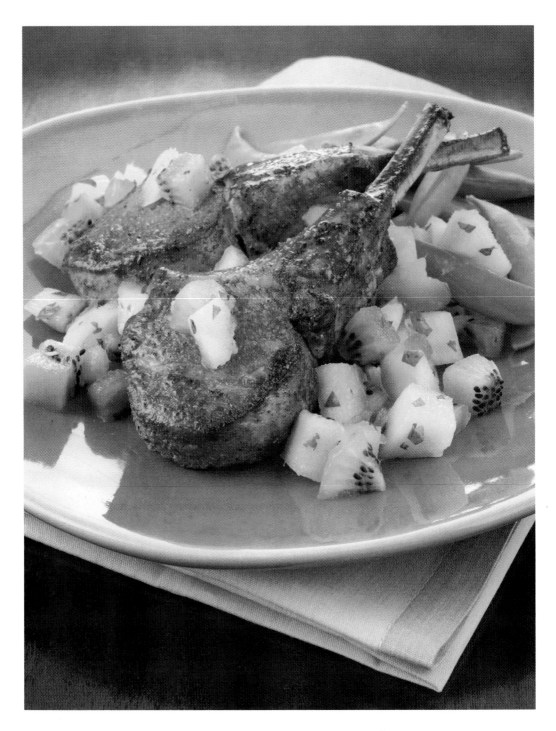

CHULETAS DE CORDERO PICANTES CON UNA GUARNICIÓN DE MANGO Y KIWI

Receta en la página 310

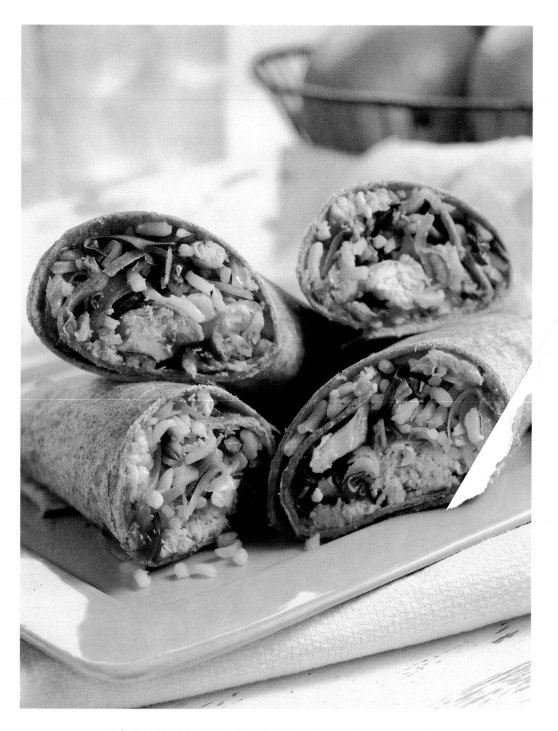

SÁNDWICHES TIPO *WRAP* DE POLLO AL ESTILO DE PEKÍN
Receta en la página 320

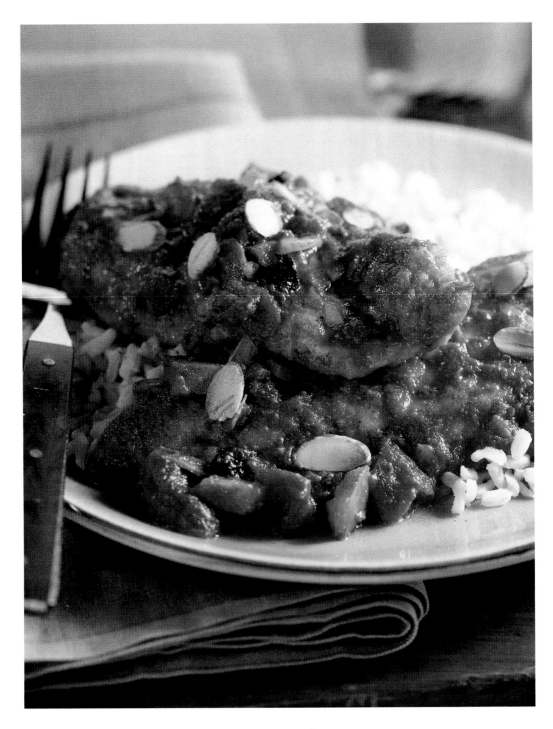

POLLO CAPITÁN
Receta en la página 322

PIÑA Y FRESAS CON CILANTRO Y PIMIENTO

Las piñas (ananás) y las fresas ofrecen una fresca y deliciosa manera de permitirse algo dulce sin la grasa saturada y el azúcar que se encuentran en muchas golosinas procesadas.

Tiempo de preparación: 10 minutos ● **Tiempo de reposo: 15 minutos** ● **Tiempo de refrigeración: 30 minutos**

2 **tazas de fresas frescas sin el cabito y divididas en cuatro trozos**

1 **cucharada de azúcar morena (mascabado) apretada**

4 **tazas de trozos de ½" (1 cm) de piña fresca**

¼ **de taza de cilantro fresco picado**

¼ **de cucharadita de canela en polvo**

⅛ **de cucharadita de cominos molidos**

¼ **de cucharadita de pimienta negra recién molida**

Mezcle las fresas y el azúcar en una ensaladera. Deje reposar durante 15 minutos para que salgan los jugos.

Agregue la piña, el cilantro, la canela, los cominos y la pimienta a las fresas y mezcle con suavidad. Tape la ensaladera y enfríe durante al menos 30 minutos o hasta que lo vaya a servir.

Rinde de 6 a 8 porciones como guarnición

Por porción: 75 calorías, 1 g de proteínas, 19 g de carbohidratos, 1 g de grasa, 0 mg de colesterol, 0 mg de sodio, 3 g de fibra dietética

Unidades de intercambio: 1 de fruta

Elecciones de carbohidratos: 1

ENSALADA DE ESPINACA Y FRESA
CON QUESO *MOZZARELLA*

Esta colorida ensalada rebosa de sabor. Las suaves y cremosas texturas del queso *mozzarella* fresco y los aguacates (paltas) muy maduros son la combinación perfecta cuando se acompaña con este dulce aliño (aderezo) de fresas.

Tiempo de preparación: 18 minutos • Tiempo de cocción: 5 minutos

3 cucharadas de almendras enteras picadas o cortadas en láminas

2 tazas de fresas sin el cabito y picadas en rodajas

2 cucharadas de aceite de oliva extra virgen

2 cucharadas de miel

1 cucharada + 1 cucharadita de vinagre balsámico

½ cucharadita de sal

⅛ de cucharadita de pimienta negra recién molida

1 bolsa (de 6 onzas) de espinacas pequeñas

1 mango mediano maduro, pelado y picado en trozos pequeños

3 bolas pequeñas de queso *mozzarella* fresco (unas 5 onzas/142 g en total), picado en trozos pequeños

1 aguacate maduro, pelado y picado en trozos pequeños

Cocine las almendras en un sartén pequeño a fuego mediano, revolviendo a menudo, durante 3 ó 4 minutos o hasta que se tuesten un poco. Pase a un plato y deje que se enfríen.

Ponga ½ taza de las fresas, el aceite, la miel y el vinagre balsámico en un procesador de alimentos. Muela hasta lograr una consistencia uniforme. Ponga en una ensaladera e incorpore la sal y la pimienta.

Agregue las espinacas, el mango, las almendras tostadas y las 1½ tazas restantes de fresas al aliño y mezcle bien. Espolvoree por arriba con el queso *mozzarella* y el aguacate.

Rinde 4 porciones como plato fuerte

Por porción: 330 calorías, 10 g de proteínas, 26 g de carbohidratos, 22 g de grasa, 30 mg de colesterol, 420 mg de sodio, 6 g de fibra dietética

Unidades de intercambio: ½ de fruta, 1 de verdura, ½ de pan, 1 de carne, 4 de grasa

Elecciones de carbohidratos: 2

Ponga las habichuelas verdes y la cebolla morada en un tazón mediano y mezcle con 1 ó 2 cucharadas del aliño.

Disponga las verduras de hoja verde sobre un platón extendido o platón grande ovalado. Ponga un montón de papas en un lado y un montón de habichuelas verdes en el otro lado. Pique los huevos y los tomates en pedazos y dispóngalos alrededor de la ensalada. Rocíe con el aliño restante.

Rinde 4 porciones como plato fuerte

Por porción: 340 calorías, 10 g de proteínas, 37 g de carbohidratos, 17 g de grasa, 160 mg de colesterol, 380 mg de sodio, 8 g de fibra dietética

Unidades de intercambio: 2$\frac{1}{2}$ de verdura, 1$\frac{1}{2}$ de pan, 1 de carne, 3 de grasa

Elecciones de carbohidratos: 2

ALIÑOS PARA SUS ARTERIAS

En este programa puede utilizar cualquier aliño (aderezo) bajo en grasa que desee, pero Ann Fittante, M.S., R.D., recomienda los aliños hechos con aceite de oliva, de *canola* o de semilla de lino (linaza). A diferencia de muchas marcas bajas en grasa embotelladas, estos aliños contienen grasas 100 por ciento saludables sin transgrasas que obstruyen las arterias.

El aceite de lino tiene un sabor suave y a fruto seco, por ello es perfecto para aliñar las ensaladas. Además, es una rica fuente de ácidos grasos omega-3.

Nota: el aceite de lino es muy vulnerable al calor y a la luz. Para mantenerlo fresco y sabroso, debe guardarlo en el refrigerador y utilizarlo para aliñar las ensaladas o agregarlo a alimentos cocinados. Utilice aceite de oliva o de canola *para cocinar.*

VINAGRETA DE SEMILLAS DE LINO

4 cucharadas de aceite de semillas de lino

2 cucharadas de vinagre balsámico o de vino tinto

1 diente de ajo mediano aplastado

Una pizca de sal

Pimienta negra recién molida, romero, tomillo y otras hierbas frescas o secas al gusto

Bata a mano el aceite, el vinagre, el ajo, la sal y las especias en un tazón (recipiente) pequeño. Cada cucharada contiene cerca de 70 calorías y 8 gramos de grasa. Si desea hacer más cantidad, utilice 1 taza de aceite de lino, $\frac{1}{2}$ taza de vinagre balsámico o de vino tinto, de 3 a 5 dientes de ajo machacado y especias.

ENSALADA DE PRIMAVERA

DE PREPARACIÓN
RÁPIDA

Las ensaladas no tienen por qué ser comida para conejos. Esta suculenta mezcla de proteínas magras, fibra y carbohidratos complejos tiene todos los ingredientes para ser una verdadera comida completa.

Tiempo de preparación: 15 minutos • Tiempo de cocción: 26 minutos

- **3 huevos grandes**
- **½ libra (227 g) de papas pequeñas de cáscara fina, bien limpias y divididas en cuatro trozos**
- **2 pizcas de sal**
- **1 libra (454 g) de espárragos, con los tallos duros quitados y picados en trozos de 2" (5 cm) de largo**
- **4 tazas de espinacas pequeñas**

- **½ taza de rábanos picados en rodajas**
- **½ taza de tomates (jitomates) tipo uva partidos a la mitad**
- **1 cebolleta nudosa o 3 cebollines (cebollas de cambray), picados en rodajas finas**
- **⅓ de taza de Vinagreta de mostaza a las hierbas (página 242) o Vinagreta de ajo asado (página 244)**
- **Pimienta negra recién molida**

Ponga los huevos en una pequeña cacerola y cúbralos con agua fría. Deje que rompa a hervir el agua a fuego alto. Reduzca el fuego a bajo y deje que hierva a fuego lento durante 10 minutos. Enfríe bajo agua fría corriente y pélelos.

Ponga las papas en una cacerola mediana y agregue una pizca de sal. Cúbralas apenas con agua fría, tape la cacerola y deje que rompa a hervir a fuego alto. Reduzca el fuego a mediano y cocine de 8 a 10 minutos o hasta que estén suaves. Escurra y enfríelas brevemente bajo agua fría corriente.

Ponga 1" (2,5 cm) de agua en la misma cacerola mediana y deje que rompa a hervir a fuego alto. Agregue una pizca de la sal y los espárragos y cocine, revolviendo a menudo, de 3 a 4 minutos o hasta que adquieran un color verde brillante y empiecen a suavizarse pero aún estén crujientes. Escurra y enfríe brevemente bajo agua fría corriente.

Forme un lecho de espinacas sobre un platón extendido o platón grande. Pique los huevos en pedazos. Ponga los huevos, las papas, los espárragos, los rábanos y los tomates en montones. Espolvoree con la cebolleta. Vierta la vinagreta por encima o sirva como guarnición. Sazone al gusto con la pimienta.

Nota: si desea más variedad, pruebe agregar 1 lata de atún en trozos conservado en agua o salmón, o algún camarón mediano cocido y pelado.

Rinde 4 porciones como plato fuerte

Por porción: 207 calorías, 11 g de proteínas, 21 g de carbohidratos, 10 g de grasa, 160 mg de colesterol, 250 mg de sodio, 6 g de fibra dietética

Unidades de intercambio: 2 de verdura, $\frac{1}{2}$ de pan, 1 de carne, 1$\frac{1}{2}$ de grasa

Elecciones de carbohidratos: 1

ENSALADA DE CÚSCUS AL *CURRY*

DE PREPARACIÓN RÁPIDA

El cuscús, un diminuto cereal con aspecto nacarado, es un alimento básico de los países del Norte de África. Sólo una ración de $1/2$ taza de cuscús de trigo integral proporciona más de 7 gramos de proteínas, que le ayudarán a sentirse menos tentado a picar. Algunos expertos piensan que al combinar las proteínas con carbohidratos complejos (como los de los frijoles/habichuelas) se reducen los antojos de dulces.

Tiempo de preparación: 15 minutos • Tiempo de cocción: 8 minutos • Tiempo de reposo: 1 hora

$1\frac{1}{4}$ tazas de consomé de pollo o de verdura de sodio reducido

1 calabacín picado en trozos grandes

1–2 cucharaditas de pasta de *curry* verde

$\frac{1}{4}$ de cucharadita de pimienta negra recién molida

1 taza de cuscús de trigo integral

$\frac{1}{3}$ de taza de orejones (albaricoques, chabacanos, damascos secos), picados

3 cucharadas de pasas amarillas

3 cucharadas de almendras cortadas en láminas

1 lata (de 15–16 onzas) de frijoles pequeños rosados o bien colorados, enjuagados y escurridos

1 tomate (jitomate) grande, picado

$\frac{1}{2}$ taza de perejil de hoja plana fresco, picado en trozos grandes

$\frac{1}{4}$ de taza de cebolla morada picada

$\frac{1}{4}$ de taza de jugo de limón verde (lima)

2 cucharadas de aceite de oliva

Mezcle el consomé, el calabacín, la pasta de *curry* y la pimienta en una cacerola mediana. Tape la cacerola y deje que rompa a hervir a fuego alto. Agregue el cuscús, los orejones y las pasas. Retire del fuego y deje reposar, tapado, durante 10 minutos.

Mientras tanto, cocine las almendras en un sartén pequeño antiadherente a fuego mediano, revolviendo a menudo, de 3 a 4 minutos o hasta que se tuesten ligeramente. Pase a un plato y deje enfriar.

Esponje el cuscús con un tenedor. Pase a un tazón (recipiente) grande, cúbralo con un pedazo de papel encerado y deje reposar durante 20 minutos hasta que se enfríe.

Agregue los frijoles, el tomate, el perejil, la cebolla morada, el jugo de limón verde y el aceite a la mezcla del cuscús y mezcle bien todos los ingredientes. Tape el tazón y deje reposar durante 30 minutos o guárdelo en el refrigerador hasta que lo vaya a servir. Espolvoree con las almendras justo antes de servir.

Rinde 4 porciones como plato fuerte, de 6 a 8 porciones como guarnición

Por porción: 350 calorías, 12 g de proteínas, 57 g de carbohidratos, 10 g de grasa, 0 mg de colesterol, 480 mg de sodio, 11 g de fibra dietética
Unidades de intercambio: 2 de pan, $\frac{1}{2}$ de carne, 2 de grasa
Elecciones de carbohidratos: 4

ENSALADA DEL MEDIO ORIENTE CON PAN ÁRABE CRUJIENTE

Los cereales integrales de esta ensalada lo ayudarán a equilibrar su nivel de azúcar en la sangre (glucosa) durante horas.

Tiempo de preparación: 20 minutos • Tiempo de cocción: 12 minutos • Tiempo de enfriamiento: 10 minutos

- 2 panes árabes (panes de *pita*) medianos de trigo integral (de 6"/15 cm de diámetro)
- ¾ de cucharadita de orégano seco, desmoronado
- 3 cucharadas de piñones
- 1 cucharada de semillas de sésamo (ajonjolí)
- ¼ de taza de jugo de limón
- 3 cucharadas de aceite de oliva extra virgen
- 1 diente de ajo picado en trocitos
- ½ cucharadita de pimentón (paprika)
- ½ cucharadita de sal
- 1 lata (de 15 onzas) de frijoles (habichuelas) rosados o frijoles pintos, enjuagados y escurridos
- 4 cebollines (cebollas de cambray) picados en rodajas
- 4 tazas de lechuga romana (orejona) picada en rodajas
- 1 taza de pimiento (ají, pimiento morrón) rojo picado
- 1 taza de rábanos picantes, partidos en cuatro trozos
- 1 taza de trozos de pepino
- ¼ de taza de eneldo fresco cortado

Precaliente el horno a 400°F.

Corte alrededor del perímetro de cada pan árabe con unas tijeras de cocina para formar 2 círculos. Ponga los círculos con el lado rugoso hacia arriba en una bandeja de hornear y espolvoree con ½ cucharadita del orégano. Ponga los piñones y las semillas de sésamo en un molde para hornear pequeño o en un sartén apto para usarse en el horno.

Hornee el pan árabe de 8 a 10 minutos, sin voltear, hasta que esté crujiente y tostado. Hornee los piñones y las semillas de sésamo de 4 a 5 minutos, revolviendo dos veces, hasta que se doren. Retire ambos del horno. Deje los panes árabes sobre la bandeja de hornear. Pase los piñones y las semillas a un tazón (recipiente). Deje que se enfríen. Cuando se enfríe el pan, rómpalo en trozos de 1" (2,5 cm) aproximadamente.

Rocíe un sartén mediano antiadherente con aceite antiadherente en aerosol. Caliente a fuego mediano-alto. Agregue el camarón y fría, volteándolo a menudo, durante 4 minutos o hasta que esté opaco en la parte más gruesa.

Agregue el camarón con sus jugos a la ensalada y espolvoree con las 2 cucharadas de cilantro. Sirva inmediatamente.

Rinde 4 porciones como plato fuerte

Por porción: 296 calorías, 27 g de proteínas, 15 g de carbohidratos, 16 g de grasa, 170 mg de colesterol, 570 mg de sodio, 7 g de fibra dietética
Unidades de intercambio: 2 de verdura, 3 de carne, 3 de grasa
Elecciones de carbohidratos: 1

FIDEOS CON SÉSAMO Y SALMÓN

Todos los tipos de pescado contienen ácidos grasos omega-3, pero el salmón es el as de los ácidos, ya que cuenta con la mayor cantidad. El salmón tipo *Chinook* es el que más tiene entre todos los tipos de salmón.

Tiempo de preparación: 20 minutos • **Tiempo de cocción: 15 minutos**

- 5 onzas (142 g) de fideos *soba* o de trigo integral
- 3 tazas de cabezuelas pequeñas de brócoli
- 2 zanahorias grandes, picadas en rodajas finas diagonales
- 2 cucharaditas de aceite de sésamo (ajonjolí) tostado
- 1 taza de cebollines (cebollas de cambray) picados en rodajas finas
- 1 cucharada de jengibre fresco pelado picado en trocitos
- 1 cucharada de ajo picado en trocitos

- 12 onzas (340 g) de filete de salmón sin piel, picado horizontalmente en rodajas de unas 1½" (4 cm) de largo y ⅓" (1 cm) de grosor
- 1 cucharadita de peladura de limón rallada
- 2 cucharadas de crema de cacahuate
- 2 cucharadas de salsa de soya de sodio reducido
- 2 cucharadas de jugo de limón
- 1½–2 cucharaditas de salsa asiática de chile y ajo
- 1½ tazas de pepino de invernadero cortado en juliana

Ponga agua en una olla grande tapada y deje que rompa a hervir a fuego alto.

Agregue los fideos *soba* o de trigo integral y cocine, revolviendo a menudo, durante 2 minutos. Agregue el brócoli y las zanahorias y continúe cocinando, revolviendo de vez en cuando, durante 4 minutos más o hasta que los fideos estén suaves y las verduras empiecen a suavizarse, pero aún estén crujientes. Saque y reserve ½ taza de líquido de la cocción. Escurra los fideos y las verduras en un colador.

Incorpore en un sartén grande antiadherente el aceite, los cebollines, el jengibre y el ajo. Fría a fuego mediano, revolviendo a menudo, durante 3 ó 4 minutos o hasta que los cebollines se marchiten. Pase la mitad de la mezcla a una ensaladera grande, dejando la mitad restante en el sartén.

Agregue el salmón al sartén y espolvoree con la peladura de limón. Fría, revolviendo suavemente con una pala, de 4 a 5 minutos o hasta que apenas esté opaco en la parte más gruesa. Retire del fuego.

Incorpore con un batidor de mano la crema de cacahuate, la salsa de soya, el jugo de limón y la salsa de chile a la mezcla de los cebollines en la ensaladera. Vaya mezclando gradualmente con el batidor de mano de 3 a 4 cucharadas del líquido de cocción de la pasta que reservó hasta que esté cremosa.

Agregue los fideos, las verduras y el pepino a la mezcla de la crema de mantequilla y mezcle bien. Agregue el salmón y los jugos que queden en el sartén y mezcle con cuidado. Sirva inmediatamente o refrigere de 1 a 2 horas, hasta que lo vaya a servir. Si la ensalada está demasiado seca, agregue un poco más de líquido de cocción.

Rinde 4 porciones como plato fuerte

Por porción: 410 calorías, 28 g de proteínas, 42 g de carbohidratos, 16 g de grasa, 50 mg de colesterol, 610 mg de sodio, 5 g de fibra dietética
Unidades de intercambio: 2 de verdura, 2 de pan, 3 de carne, 2 de grasa
Elecciones de carbohidratos: 3

ENSALADA DE ZANAHORIA Y POLLO CON PISTACHOS

Asar al horno es una maravillosa manera de extraer el dulzor natural de cualquier verdura. En esta colorida ensalada, los suaves trozos de zanahoria son el contrapunto perfecto al persistente sabor a fruto seco de los crujientes pistachos.

Fotografía en la página 205.

Tiempo de preparación: 20 minutos • Tiempo de cocción: 25 minutos

- 1 libra (454 g) de zanahorias grandes, peladas y picadas en rodajas diagonales de ½" (1 cm: más o menos 2 tazas)
- 1 cucharada de azúcar morena (mascabado)
- 2 cucharadas de aceite de oliva extra virgen
- ½ cucharadita de sal
- ½ cucharadita de pimienta negra recién molida
- 2 mitades de pechuga de pollo deshuesada y sin pellejo (de 6 onzas/170 g cada una), picadas horizontalmente en rebanadas finas

- 4 cucharadas de cebollinos (cebolletas) frescos cortados o tallos verdes de cebollín, picados en rodajas
- 1 cucharada + 1 cucharadita de vinagre de manzana
- 1 chalote mediano picado en rodajas finas
- 2 tazas de *arugula* pequeña
- 1 manojo de berros, sin los tallos duros
- 1½ tazas de uvas rojas sin semillas
- 2 cucharadas de pistachos sin cáscara, sin sal y picados

Precaliente el horno a 425°F. Rocíe un molde para hornear de 11" × 9" (28 cm × 23 cm) y una bandeja de hornear con bordes con aceite de oliva antiadherente en aerosol.

Ponga las zanahorias en el molde para hornear ya preparado. Espolvoree con el azúcar, 1 cucharadita del aceite de oliva y ⅛ de cucharadita de tanto la sal como de la pimienta. Mezcle bien. Ase al horno, revolviendo varias veces, durante 25 minutos, hasta que las zanahorias estén suaves y ligeramente doradas por las orillas.

Unos 5 minutos antes de que estén hechas las zanahorias, ponga el pollo en un montón sobre la bandeja de hornear ya preparada. Rocíe con 1 cucharadita del aceite y espolvoree con 2 cucharadas de los cebollinos y ⅛ de cucharadita de tanto la sal como de la pimienta. Mezcle. Disponga en una sola capa. Ase al horno, volteando una vez, de 5 a 7 minutos hasta que se haga por todas partes. Retire las zanahorias y el pollo del horno y deje enfriar durante unos minutos.

Para preparar el aliño (aderezo), mezcle en una ensaladera el vinagre, el chalote y el aceite restante, 2 cucharadas de los cebollinos y ¼ de cucharadita de tanto la sal como de la pimienta. Deje reposar 5 minutos o más para que se mezclen los sabores.

Para terminar la ensalada, agregue la *arugula*, los berros y las uvas al aliño y mezcle bien. Extienda en un platón extendido o platón. Agregue las zanahorias, el pollo con sus jugos y espolvoree con los pistachos. Sirva tibio.

Rinde 4 porciones como plato fuerte

Por porción: 310 calorías, 23 g de proteínas, 32 g de carbohidratos, 10 g de grasa, 50 mg de colesterol, 450 mg de sodio, 5 g de fibra dietética

Unidades de intercambio: 1 de fruta, 2 de verdura, ½ de pan, 3 de carne, 2 de grasa

Elecciones de carbohidratos: 2

ENSALADA DE POLLO
Y NUECES DE LA INDIA

La cantidad de grasa que contiene una nuez de la India (anacardo, semilla de cajuil, castaña de cajú) parece extraordinaria. Por suerte, la mayor parte es monoinsaturada, por lo tanto, estos deliciosos y sabrosos frutos secos están permitidos.

Tiempo de preparación: 25 minutos • Tiempo de cocción: 14 minutos

12 onzas (340 g) de mitades de pechuga de pollo deshuesada y sin pellejo, picadas en tiras finas horizontalmente

4 cucharadas de salsa de soya de sodio reducido

$\frac{1}{4}$–$\frac{1}{2}$ cucharadita de pimienta roja molida

3 cucharadas de nueces de la India crudas

2 cucharadas de aceite de oliva o de *canola*

5 dientes de ajo picados en láminas

$1\frac{1}{2}$ cucharadas de jengibre fresco pelado y picado en láminas

1 pimiento (ají, pimiento morrón) grande rojo, picado en tiras finas

2 zanahorias medianas picadas en rodajas finas

4 cebollines (cebollas de cambray), picadas en rodajas diagonalmente

$\frac{1}{2}$ taza de jugo de naranja (china)

3 tazas de lechuga repollada rallada

3 tazas de espinacas pequeñas

Mezcle el pollo, 2 cucharadas de la salsa de soya y la pimienta roja molida al gusto en un tazón (recipiente) mediano. Tape y deje aparte.

Cocine las nueces de la India en un sartén pequeño antiadherente a fuego mediano, revolviendo a menudo, durante 3 ó 4 minutos o hasta que se tuesten ligeramente. Pase a un plato y deje enfriar.

Caliente 1 cucharada del aceite en un sartén grande antiadherente a fuego mediano-alto. Agregue el ajo y el jengibre y fría y revuelva constantemente al estilo asiático durante 1 ó 2 minutos o hasta que los ingredientes empiecen a soltar su aroma y estén ligeramente dorados. Agregue el pollo y fría y revuelva constantemente durante 3 ó 4 minutos o hasta que ya no esté rosado. Pase a un tazón limpio.

Ponga la cucharada restante de aceite en el mismo sartén y caliente a fuego mediano-alto. Agregue el pimiento y las zanahorias y fría y revuelva constantemente durante 3 minutos. Agregue los cebollines y fría y revuelva durante 2 minutos más o hasta que las verduras empiecen a suavizarse pero aún estén crujientes. Regrese el pollo con sus jugos al sartén. Agregue el jugo de naranja y las 2 cucharadas restantes de la salsa de soya. Deje que rompa a hervir, revolviendo. Deje que hierva durante 30 segundos; retire del fuego.

Mezcle la lechuga y las espinacas en un platón extendido grande y hondo o en un tazón plano y amplio. Vierta la mezcla del pollo encima. Espolvoree con las nueces de la India y sirva inmediatamente.

Rinde 4 porciones como plato fuerte

Por porción: 286 calorías, 24 g de proteínas, 18 g de carbohidratos, 11 g de grasa, 50 mg de colesterol, 670 mg de sodio, 4 g de fibra dietética
Unidades de intercambio: 2 de verdura, 3 de carne, 2 de grasa
Elecciones de carbohidratos: 1

ENSALADA DE POLLO Y ESPÁRRAGOS CON ALIÑO DE ESTRAGÓN

¿Tiene invitados extra para almorzar? Sirva esta exquisita ensalada sobre un lecho de verduras de hoja verde, como una mezcla de berros y lechuga *Bibb*, una combinación de verduras de hoja verde pequeñas o con tomates (jitomates) picados en rodajas.

Tiempo de preparación: 12 minutos • Tiempo de cocción: 30 minutos

2 mitades de pechuga de pollo deshuesada y sin pellejo (de 6 onzas/170 g cada una)	½ cucharadita de mostaza granulada
Una pizca de sal	½ cucharadita de pimienta negra recién molida
2 huevos grandes	1 taza de pepino picado en trozos grandes
1 libra (454 g) de espárragos, sin los extremos duros, picados en trozos de 1" (2,5 cm)	1 taza de apio picado en rodajas finas
¼ de taza + 2 cucharadas de mayonesa *light*	4 cebollines (cebollas de cambray) picados en rodajas finas
1 cucharadita de peladura de limón rallada	2 cucharadas de nueces picadas en trozos grandes
1 cucharada de jugo de limón	
½ cucharadita de estragón seco, desmoronado	

Ponga las pechugas de pollo en un sartén mediano. Agregue agua hasta apenas cubrirlas y sal. Tape el sartén y deje que rompa a hervir a fuego alto. Reduzca el fuego a bajo y deje que hierva a fuego lento, volteando el pollo una vez, durante 8 ó 10 minutos hasta que se cueza por todas partes. Pase a un plato y deje reposar hasta que esté lo suficientemente frío para manejarlo. Rompa en trozos.

Mientras tanto, ponga los huevos en una cacerola mediana y cubra con agua fría. Deje que rompa a hervir a fuego alto. Reduzca el fuego a bajo y deje que hierva a fuego lento durante 10 minutos. Enfríe bajo agua fría corriente y pélelos. Saque las yemas y guárdelas para otro uso. Pique las claras en trozos grandes.

En la misma cacerola deje que ½" (1 cm) de agua rompa a hervir a fuego alto. Agregue los espárragos y cocine, revolviendo a menudo, de 4 a 5 minutos, hasta que empiecen a suavizarse pero aún estén crujientes. Escurra y enfríe brevemente bajo el agua fría corriente.

Bata a mano en una ensaladera la mayonesa, la peladura y el jugo de limón, el estragón, la mostaza, la pimienta y $\frac{1}{2}$ cucharadita de sal. Agregue el pepino, el apio, los cebollines, el pollo, las claras de huevo y los espárragos y mezcle suavemente con una pala de goma (hule). Espolvoree con las nueces y sirva.

Rinde 4 porciones

Por porción: 260 calorías, 26 g de proteínas, 9 g de carbohidratos, 14 g de grasa, 165 mg de colesterol, 310 mg de sodio, 3 g de fibra dietética

Unidades de intercambio: 1 de verdura, $3\frac{1}{2}$ de carne, 2 de grasa

Elecciones de carbohidratos: $\frac{1}{2}$

ENSALADA DE CERDO Y MAÍZ CON ALIÑO DE TOMATE Y ALBAHACA

Las ensaladas con carnes como el cerdo y el pollo constituyen estupendas comidas en sí mismas que combinan todos los elementos de una comida saludable en un solo plato.

Tiempo de preparación: 15 minutos • Tiempo de cocción: 8 minutos

- **1 filete de cerdo (de 12 onzas/340 g), con toda la grasa quitada, picado en rebanadas delgadas de ½" (1 cm) de grosor y cada rebanada cortada a la mitad horizontalmente**
- **½ taza de albahaca fresca picada en rodajas finas**
- **2 cucharadas de aceite de oliva**
- **2 dientes de ajo picados en trocitos**
- **½ cucharadita de pimienta negra de molido grueso**
- **½ cucharadita de sal**

- **6 onzas de tomates (jitomates) de lata, picados en cubos**
- **2 cucharaditas de vinagre de vino tinto**
- **1½ tazas de granos de maíz (elote, choclo) congelado**
- **2 tazas de pimiento (ají, pimiento morrón) rojo picado**
- **3 cucharadas de agua**
- **4 tazas de verduras de hojas verdes mixtas de diversos colores**

Ponga el filete de cerdo en un tazón (recipiente) mediano. Agregue ¼ de taza de la albahaca, 1 cucharada del aceite, el ajo, la pimienta y ¼ de cucharadita de la sal. Mezcle para que la carne quede bien recubierta. Deje aparte mientras prepara el resto de la ensalada.

Ponga los tomates picados en cubos en una ensaladera grande. Incorpore el vinagre y el ¼ de taza restante de albahaca, la cucharada restante del aceite y ¼ de cucharadita restante de la sal.

Ponga el maíz, el pimiento y el agua en un sartén antiadherente grande. Tape y fría a fuego mediano-alto, revolviendo a menudo, de 3 a 4 minutos o hasta que el maíz esté suave. Incorpore a la mezcla del tomate.

Seque el sartén. Ponga el filete de cerdo en el mismo sartén y fría a fuego mediano, volteando a menudo, durante 5 minutos o hasta que apenas esté un poco rosado en la parte más gruesa.

Agregue la carne con sus jugos a la mezcla del tomate y el maíz. Agregue las verduras de hoja verde mixtas y mezcle bien los ingredientes hasta que se marchiten ligeramente las verduras. Sirva inmediatamente.

Rinde 4 porciones como plato fuerte

Por porción: 258 calorías, 22 g de proteínas, 23 g de carbohidratos, 10 g de grasa, 55 mg de colesterol, 460 mg de sodio, 5 g de fibra dietética

Unidades de intercambio: 1 de verdura, 1 de pan, 3 de carne, 2 de grasa

Elecciones de carbohidratos: 2

ENSALADA TAILANDESA DE CARNE DE RES

¿Sabía que la carne de res puede ser tan baja en grasa saturada y tan saludable como el pollo? Escoja cortes que tengan la palabra *loin* o *round* en el nombre y podrá disfrutar una comida alta en proteínas que es tan saludable como el pollo.

Fotografía en la página 206.

Tiempo de preparación: 20 minutos • Tiempo de cocción: 12 minutos • Tiempo de reposo: 10 minutos

1 bistec *top round* de res magro y deshuesado (de 12 onzas/340 g), con toda la grasa quitada

½ cucharadita de pimienta roja molida

3 cucharadas de jugo de limón verde (lima)

5 cucharaditas de salsa de pescado

2 cucharadas de aceite de oliva o de *canola*

1 cucharada de azúcar

1 diente de ajo machacado con un triturador de ajo

6 tazas de lechugas de hoja verde y roja mixtas ralladas, romana (orejona) o verduras de hoja verde mixtas crujientes y de diversos colores

1 taza de pepino picado en rodajas

½ taza de cebolla blanca dulce picada en rodajas finas

½ taza de rábanos picantes picados en rodajas finas

½ taza de cilantro fresco picado en trozos grandes

¼ taza de menta fresca picada en trozos grandes

Precaliente el asador del horno. Cubra una charola del asador del horno con papel de aluminio. Rocíe la parrilla para la charola del asador (*broiler-pan rack*) con aceite antiadherente en aerosol. Frote el bistec por ambos lados con ¼ de cucharadita de la pimienta roja molida.

Ase el bistec a una distancia de 4" a 6" (de 10 a 15 cm) de la fuente de calor, volteándolo una vez, durante 12 ó 15 minutos, dependiendo del grosor o hasta que un termómetro de lectura instantánea registre 145°F al insertarse en el centro de la carne, si la quiere entre término medio e inglés (medio cocido). Pase a un plato.

Para preparar el aliño (aderezo), mezcle con un tenedor en una ensaladera grande el jugo de limón verde, la salsa de pescado, el azúcar, el ajo y el ¼ de cucharadita restante de pimienta roja molida. Vierta 1 cucharada del aliño sobre el bistec que está en el plato y déjelo reposar durante 10 minutos.

Agregue la lechuga o las verduras de hoja verde, el pepino, la cebolla, los rábanos picantes, el cilantro y la menta al aliño restante y mezcle bien. Divida entre los 4 platos.

Pique el bistec al sesgo en rebanadas finas y disponga arriba de las ensaladas. Vierta los jugos del bistec por encima.

Rinde 4 porciones como plato fuerte

Por porción: 250 calorías, 21 g de proteínas, 11 g de carbohidratos, 14 g de grasa, 35 mg de colesterol, 630 mg de sodio, 2 g de fibra dietética
Unidades de intercambio: 1 de verdura, 3 de carne, 2 de grasa
Elecciones de carbohidratos: 1

VINAGRETA DE MOSTAZA A LAS HIERBAS

RÁPIDISIMO

Este es un buen aliño (aderezo) básico que queda delicioso con verduras de hoja verde mixtas, espárragos al vapor y papas al horno. Cambie el sabor agregando chalote picado en trocitos o ajo o sustituyendo el vinagre por jugo de limón.

Tiempo de preparación: 8 minutos

¼ de taza de consomé de verdura

2 cucharadas de perejil fresco, picado

2 cucharadas de vinagre de vino tinto

4 cucharaditas de mostaza *Dijon*

1½ cucharaditas de tomillo fresco picado

¼ de cucharadita de sal

⅛ de cucharadita de pimienta negra recién molida

⅓ de taza de aceite de oliva

Ponga el consomé, el perejil, el vinagre, la mostaza, el tomillo, la sal y la pimienta en un tazón (recipiente) mediano. Bata a mano hasta que se mezclen bien todos los ingredientes. Vaya incorporando el aceite mientras bate a mano vertiéndolo lenta y uniformemente. Pase a un frasco pequeño y métalo al refrigerador hasta que lo vaya a servir.

Nota: puede guardar este aliño durante 4 ó 5 días en el refrigerador.

Rinde 12 porciones de 1 cucharada (¾ de taza)

Por porción: 59 calorías, 0 g de proteínas, 0 g de carbohidratos, 6 g de grasa, 0 mg de colesterol, 100 mg de sodio, 0 g de fibra dietética

Unidades de intercambio: 1 de grasa

Elecciones de carbohidratos: 0

VINAGRETA DE FRAMBUESA

Esta vinagreta es excelente con verduras de hoja verde pequeñas, unas pocas frambuesas frescas y algunos pedazos de cantaloup (melón chino). También queda bien con ensaladas de fruta fresca.

Tiempo de preparación: 7 minutos

½ taza de frambuesas congeladas, descongeladas (reserve los jugos)

1 cucharadita de azúcar

¼ de taza de mermelada de frambuesa sin azúcar

2 cucharadas de concentrado de jugo congelado de uva blanca y frambuesa

2 cucharadas de vinagre de vino tinto

2 cucharadas de aceite de oliva (que no sea extra virgen)

½ cucharadita de sal

⅛ de cucharadita de pimienta negra recién molida

Machaque con un batidor de mano las frambuesas con su jugo y el azúcar en un tazón (recipiente) mediano.

Agregue la mermelada de frambuesa, el concentrado de jugo, el vinagre, el aceite, la sal y la pimienta y bata a mano hasta que se mezclen bien todos los ingredientes. Pase a un frasco pequeño y métalo al refrigerador hasta que lo vaya a servir.

Rinde 12 porciones de 1 cucharada (¾ de taza)

Por porción: 34 calorías, 0 g de proteínas, 6 g de carbohidratos, 1 g de grasa, 0 mg de colesterol, 60 mg de sodio, 0 g de fibra dietética
Unidades de intercambio: ½ de grasa
Elecciones de carbohidratos: 0

VINAGRETA DE AJO ASADO

Pruebe esta vinagreta en la Ensalada de primavera (página 222) o con *arugula* mezclada con peras maduras picadas en rodajas, pacanas tostadas y queso de cabra.

Tiempo de preparación: 12 minutos • Tiempo de cocción: 45 minutos

1 cabeza de ajo mediana, asada al horno

3 cucharadas de consomé de pollo o de verdura

2 cucharadas de vinagre balsámico

¼ de taza de perejil de hoja plana fresco picado

2 cucharaditas de romero fresco picado (opcional)

½ cucharadita de sal

¼ de cucharadita de pimienta negra recién molida

⅓ de taza de aceite de oliva

Precaliente el horno a 400°F.

Corte una rodaja fina de la parte superior del ajo para que se vean los dientes. Ponga la cabeza con el lado cortado hacia arriba en un trozo grande de papel de aluminio. Cierre bien la parte superior y los lados del papel de aluminio. Ponga en el horno y ase de 45 a 60 minutos o hasta que los dientes estén muy suaves y ligeramente dorados. Retire del horno, abra el paquete y deje aparte hasta que se enfríe lo suficiente para manejarlo.

Extraiga los dientes en un tazón (recipiente) mediano. Machaque el ajo con el dorso de una cuchara grande de metal hasta formar una pasta suave.

Incorpore gradualmente, batiendo a mano, el consomé y el vinagre. Incorpore el perejil, el romero (si lo está usando), la sal y la pimienta. Luego vaya incorporando el aceite lenta y uniformemente mientras bate a mano. Pase a un frasco pequeño y guarde en el refrigerador hasta que lo vaya a servir.

Nota: el aliño (aderezo) se espesa en el refrigerador. Déjelo que llegue a temperatura ambiente antes de consumirlo.

Rinde 12 porciones de 1 cucharada (¾ de taza)

Por porción: 64 calorías, 0 g de proteínas, 2 g de carbohidratos, 6 g de grasa, 0 mg de colesterol, 115 mg de sodio, 0 g de fibra dietética

Unidades de intercambio: 1 de grasa

Elecciones de carbohidratos: 0

ALIÑO FRÍO DE SUERO DE LECHE

Este aliño (aderezo) queda delicioso sobre lechugas crujientes, ensaladas de tomate (jitomate) o ensaladas de pepino y cebolla con unas cuantas remolachas (betabeles) picadas en rodajas. Es también un sabroso complemento para el pescado frito al horno.

Tiempo de preparación: 8 minutos

1 taza de suero de leche

¼ de taza de mayonesa *light*

2 cucharadas de eneldo fresco cortado

1 diente de ajo machacado en un triturador de ajo

¼ de cucharadita de peladura de limón rallada

1 cucharada de jugo de limón

½ cucharadita de mostaza granulada

¼ de cucharadita de sal

¼ de cucharadita de pimienta negra recién molida

Bata a mano en un tazón (recipiente) mediano el suero de leche, la mayonesa, el eneldo, el ajo, la peladura de limón, el jugo de limón, la mostaza, la sal y la pimienta hasta que se mezclen bien todos los ingredientes. Pase a un frasco pequeño y guarde en el refrigerador hasta que lo vaya a servir.

Rinde 10 porciones de 2 cucharadas (1¼ tazas)

Por porción: 25 calorías, 1 g de proteínas, 2 g de carbohidratos, 1 g de grasa, 0 mg de colesterol, 120 mg de sodio, 0 g de fibra dietética

Unidades de intercambio: 0

Elecciones de carbohidratos: 0

RÁPIDISIMO

ALIÑO MIL ISLAS A LO SALUDABLE

Gracias a esta versión baja en calorías de un aliño (aderezo) clásico, agregará variedad a su rutina. Sírvalo sobre pedazos de lechuga repollada y esparza repollo (col) colorado y zanahoria rallados por encima para obtener más fibra. También está delicioso con camarón asado al horno.

Tiempo de preparación: 5 minutos

½ taza de mayonesa *light*

¼ de taza de crema agria sin grasa

¼ de taza de salsa de tomate con trozos grandes de tomate, semi-picante

2 cucharadas de *relish* de pepinillo

2 cucharadas de vinagre balsámico

1 cucharada de pasta de tomate (jitomate)

⅛ de cucharadita de sal

⅛ de cucharadita de pimienta negra recién molida

Ponga la mayonesa, la crema agria, la salsa, el *relish*, el vinagre, la pasta de tomate, la sal y la pimienta en un tazón (recipiente) mediano. Bata a mano hasta que se mezclen bien todos los ingredientes. Pase a un frasco pequeño y guarde en el refrigerador hasta que lo vaya a servir.

Nota: en inglés, la salsa de tomate con trozos del mismo se llama chunky salsa. *El* relish *de pepinillo es un tipo de condimento y en inglés se llama* dill pickle relish.

Rinde 16 porciones de 1 cucharada (1 taza)

Por porción: 24 calorías, 0 g de proteínas, 3 g de carbohidratos, 1 g de grasa, 0 mg de colesterol, 105 mg de sodio, 0 g de fibra dietética

Unidades de intercambio: 0

Elecciones de carbohidratos: 0

ALIÑO DE YOGUR Y LIMÓN

Este aliño (aderezo) ácido es excelente con una ensalada de crujiente lechuga romana (orejona) y berros, sobre tomates (jitomates) maduros picados en rodajas con pepinos y sobre cebollines (cebollas de cambray). También puede ponerlo sobre pedazos de aguacate (palta), o bien sirve como una salsa especialmente sabrosa para mojar verduras crudas y crujientes.

Tiempo de preparación: 7 minutos

²⁄₃ **de taza de yogur natural sin grasa**

3 **cucharadas de aceite de oliva**

½ **cucharadita de peladura de limón rallada**

3 **cucharadas de jugo de limón**

1 **cucharada de menta fresca picada**

1 **cucharada de cilantro fresco picado**

1 **cucharadita de miel**

¼ **de cucharadita de orégano seco desmoronado**

½ **cucharadita de sal**

⅛ **de cucharadita de pimienta negra recién molida**

Ponga el yogur, el aceite, la peladura de limón, el jugo de limón, la menta, el cilantro, la miel, el orégano, la sal y la pimienta en un tazón (recipiente) mediano. Bata a mano hasta que se mezclen todos los ingredientes. Pase a un frasco pequeño y guarde en el refrigerador hasta que lo vaya a servir.

Rinde 8 porciones de 2 cucharadas (1 taza)

Por porción: 60 calorías, 1 g de proteínas, 3 g de carbohidratos, 5 g de grasa, 0 mg de colesterol, 160 mg de sodio, 0 g de fibra dietética
Unidades de intercambio: 1 de grasa
Elecciones de carbohidratos: 0

GUARNICIONES

■ RÁPIDO   ■ RAPIDÍSIMO   ■ DE PREPARACIÓN RÁPIDA

Nota: en las siguientes recetas se refiere a "Elecciones de carbohidratos". Una elección de carbohidrato es una ración de un alimento que contiene aproximadamente unos 15 gramos de carbohidratos. Se toman en cuenta la cantidad de elecciones de carbohidratos para controlar el consumo de estos al seguir un plan alimenticio. Para más información al respecto, debe consultar al médico o a un nutriólogo. Además, si encuentra en este capítulo términos que no entiende o que jamás ha visto, favor de remitirse al glosario en la página 435.

GUISO DE ESPÁRRAGOS Y MAÍZ ASADOS AL HORNO

Este guiso norteamericano tradicionalmente consiste en habas blancas, maíz y a veces pescado o carne curada. En nuestra versión, utilizamos verduras altas en fibra para evitar que el nivel de azúcar en sangre (glucosa) caiga en picada, de modo que no le darán tentaciones de agarrar la golosina más cercana.

Tiempo de preparación: 10 minutos • **Tiempo de cocción: 15 minutos**

1 **libra (454 g) de espárragos bien limpios**

4 **cucharaditas de aceite de oliva**

2 **cucharaditas de ajo picado en trocitos**

1 **paquete (de 10 onzas) de habas blancas pequeñas congeladas, descongeladas**

1 **lata (de 7 onzas) de granos de maíz (elote, choclo) amarillo, escurridos**

1 **cucharadita de orégano fresco picado**

1 **taza de tomates (jitomates) pequeños, partidos a la mitad**

½ **cucharadita de sal**

¼ **de cucharadita de pimienta negra recién molida**

Precaliente el horno a 400°F. Rocíe una bandeja de hornear ligeramente con aceite antiadherente en aerosol.

Mezcle los espárragos con 1 cucharadita del aceite en un tazón (recipiente) mediano y extienda en una sola capa sobre la bandeja de hornear. Ase durante 8 ó 10 minutos o hasta que estén suaves. Retire del horno y deje enfriar durante 5 minutos. Pique los espárragos en trozos de 1" (2,5 cm) de largo y reserve.

Caliente las 3 cucharaditas restantes de aceite en un sartén grande antiadherente a fuego mediano-alto. Agregue el ajo y fría durante 30 segundos. Agregue las habas blancas, el maíz y el orégano. Fría, revolviendo de vez en cuando, durante 3 ó 4 minutos o hasta que las habas blancas estén suaves y el maíz comience a dorarse levemente. Incorpore los tomates pequeños y cocine de 2 a 3 minutos o hasta que los tomates empiecen a marchitarse. Agregue los espárragos, la sal y la pimienta y cocine durante 1 ó 2 minutos, hasta que esté caliente.

Rinde 4 porciones

Por porción: 199 calorías, 9 g de proteínas, 31 g de carbohidratos, 5 g de grasa, 0 mg de colesterol, 420 mg de sodio, 8 g de fibra dietética
Unidades de intercambio: 1½ de verdura, 1½ de pan, 1 de grasa
Elecciones de carbohidratos: 2

REMOLACHA CON VINAGRE BALSÁMICO Y ANÍS

El contenido nutricional de las remolachas (betabeles) tanto frescas como de lata es prácticamente el mismo. *Fotografía en la página 207.*

Tiempo de preparación: 15 minutos • **Tiempo de cocción: 45 minutos** • **Tiempo de reposo: 30 minutos**

1 **libra (454 g) de remolachas (1 manojo aproximadamente), de unas 2" (5 cm) de diámetro cada una, bien limpias**

1 **taza de jugo de naranja (china)**

2 **cucharadas de vinagre balsámico**

2 **vainas de anís estrellado**

1 **cucharada de azúcar**

1 **manojo mediano de *arugula* (unas 4 tazas), limpio y lavado**

1 **cucharada de jugo de limón**

1 **cucharadita de peladura de limón rallada**

1 **cucharada de aceite de oliva**

¼ **de cucharadita de sal**

⅛ **de cucharadita de pimienta negra recién molida**

Precaliente el horno a 425°F.

Envuelva las remolachas en papel de aluminio y póngalas directamente en la parrilla del horno. Áselas durante 45 minutos o hasta que un cuchillo atraviese fácilmente las remolachas. Deje enfriar durante 30 minutos, a continuación pele y pique cada remolacha en 8 pedazos.

Mientras tanto, combine el jugo de naranja (china), el vinagre, el anís estrellado y el azúcar en una cacerola mediana a fuego mediano-alto para hacer un almíbar (sirope). Deje que la mezcla rompa a hervir y cocine durante 12 ó 14 minutos o hasta que se reduzca a unas 2½ ó 3 cucharadas del almíbar. Deseche el anís y luego, mezcle el almíbar con las remolachas.

Mezcle la *arugula* con el jugo de limón, la peladura de limón, el aceite, la sal y la pimienta. Disponga sobre 4 fuentes de servir (bandejas, platones). Divida las remolachas en 4 pedazos y ponga cada uno arriba de la *arugula*. Rocíe el almíbar restante de naranja y vinagre balsámico sobre cada bandeja. Sirva inmediatamente.

Nota: puede hacer las remolachas y el almíbar de esta receta con un máximo de 3 días de antelación. Refrigere los ingredientes y mézclelos justo antes de servir para obtener una ensalada fría.

Rinde 4 porciones

Por porción: 130 calorías, 3 g de proteínas, 23 g de carbohidratos, 4 g de grasa, 0 mg de colesterol, 240 mg de sodio, 4 g de fibra dietética

Unidades de intercambio: ½ de fruta, 2 de verdura, 1 de grasa

Elecciones de carbohidratos: 1

MAZORCAS DE MAÍZ CON GLASEADO DE CHILE Y ALMÍBAR DE ARCE

Los chiles chipotles son en realidad chiles jalapeños (cuaresmeños). Se pueden encontrar secos o en lata en adobo. Se piensa que los chiles muy picantes aceleran el metabolismo y ayudan a quemar calorías.

Tiempo de preparación: 10 minutos • Tiempo de cocción: 25 minutos

⅓ de taza de almíbar de arce

2 cucharadas de mantequilla

2 cucharaditas de jugo de limón verde (lima)

1 chile chipotle pequeño en adobo, finamente picado en trocitos, 1 cucharadita aproximadamente (vea la Nota)

1 cucharadita de salsa de soya de sodio reducido

¼ de cucharadita de cominos molidos

¼ de cucharadita de sal

4 mazorcas de maíz (elote, choclo), sin las chalas

1 cucharada de cilantro fresco picado (opcional)

Rocíe una parrilla para asador con aceite antiadherente en aerosol. Precaliente la parrilla.

Mezcle el almíbar de arce, la mantequilla, el jugo de limón verde, el chile, la salsa de soya, los cominos y la sal en una cacerola mediana. Deje que hierva a fuego lento y cocine de 12 a 14 minutos o hasta que se espese y adquiera la consistencia del almíbar.

Ponga el maíz sobre la parrilla y áselo durante 2 minutos. Unte el maíz con un poco de la mezcla del almíbar y gire la mazorca un cuarto de giro. Continúe untando y volteando las mazorcas cada 2 minutos durante 6 u 8 minutos más o hasta que el maíz esté bien marcado y totalmente hecho. Pase las mazorcas a una bandeja (platón) de servir y unte con el almíbar restante. Espolvoree con el cilantro, si lo está usando, y sirva inmediatamente.

Nota: el aceite de los chiles se pega a la piel y no basta el agua para limpiarlo. Después de manejar los chiles, lávese las manos con agua y jabón.

Rinde 4 porciones

Por porción: 206 calorías, 3 g de proteínas, 38 g de carbohidratos, 7 g de grasa, 15 mg de colesterol, 260 mg de sodio, 2 g de fibra dietética

Unidades de intercambio: 2½ de pan, 1 de grasa

Elecciones de carbohidratos: 3

SOFRITO DE *SQUASH* Y TOMATE

Aproveche al máximo las verduras frescas de la huerta. Esta sencilla guarnición queda perfecta con pescado y carne de res. Esta receta también emplea una variedad de calabaza norteamericana llamada *squash*. Hay dos categorías de *squash*: los veraniegos y los invernales. Para esta receta, es mejor usar un *squash* veraniego; por eso empleamos el calabacín. Junto con el calabacín, usted puede usar otros tipos de *squash* veraniego, como el *scallop squash* o el *straightneck squash*.

Tiempo de preparación: 8 minutos • Tiempo de cocción: 10 minutos

1 cucharada de aceite de oliva

2 dientes de ajo picados en trocitos

2 calabacines medianos, partidos a la mitad y picados en rodajas finas con forma de media luna

1 *squash* veraniego amarillo mediano, partido a la mitad y picado en rodajas finas con forma de media luna

3 tomates (jitomates) italianos (*plum tomatoes*) grandes, partidos a la mitad, sin el corazón y picados en rodajas

¼ de cucharadita de sal

Una pizca de pimienta negra recién molida

2–3 cucharadas de albahaca fresca picada o cebollinos (cebolletas) frescos cortados

Caliente el aceite a fuego mediano en un sartén grande antiadherente. Agregue el ajo y fría durante 1 minuto, revolviendo, hasta que empiece a soltar su aroma.

Agregue el calabacín y el *squash* y mezcle bien con el aceite. Fría durante 5 minutos, revolviendo a menudo, hasta que se suavicen. Incorpore los tomates y espolvoree con la sal y la pimienta. Tape el sartén y cocine de 3 a 4 minutos, revolviendo a menudo, hasta que los tomates estén suaves y comiencen a soltar sus jugos.

Espolvoree con la albahaca o los cebollinos y sirva.

Rinde 4 porciones

Por porción: 60 calorías, 2 g de proteínas, 7 g de carbohidratos, 3½ g de grasa, 0 mg de colesterol, 160 mg de sodio, 2 g de fibra dietética
Unidades de intercambio: 1 de verdura, 1 de grasa
Elecciones de carbohidratos: ½

RATATOUILLE ASADO AL HORNO

El *ratatouille* es un guiso (estofado) de verduras oriundo de Francia. Se puede servir caliente o frío, como guarnición o como entremés. De cualquier manera, el proceso de asarlo al horno garantiza los dulces resultados y nuestra versión se ideó según los principios nutricionales que guían nuestro programa El Sabor de la Salud.

Tiempo de preparación: 20 minutos • Tiempo de cocción: 1 hora con 10 minutos

1 **berenjena (de 1 libra/454 g aproximadamente), limpia, pelada y picada en pedazos de $\frac{1}{2}$" (1 cm)**

1 **calabacín mediano (de unas 8 onzas/227 g), limpio y picado en pedazos de $\frac{1}{2}$" (1 cm)**

1 **cebolla mediana picada**

1 **pimiento (ají, pimiento morrón) rojo, sin semillas y picado en pedazos de $\frac{1}{2}$" (1 cm)**

$\frac{1}{2}$ **bulbo de hinojo mediano, sin el corazón y picado en rodajas finas**

1 **cucharada de aceite de oliva**

1 **cucharadita de tomillo fresco picado**

$\frac{1}{2}$ **cucharadita de romero fresco picado**

1 **lata (de 15$\frac{1}{2}$ onzas) de tomates picados en cubos**

2 **cucharaditas de ajo picado en trocitos**

1$\frac{1}{2}$ **cucharaditas de orégano fresco picado**

$\frac{1}{2}$ **cucharadita de sal**

$\frac{1}{4}$ **de cucharadita de pimienta negra recién molida**

1 **cucharada de queso parmesano rallado**

Precaliente el horno a 400°F. Rocíe una olla (charola) grande para asar con aceite antiadherente en aerosol.

Combine la berenjena, el calabacín, la cebolla, el pimiento y el hinojo en un tazón (recipiente) grande. Mezcle con el aceite, el tomillo y el romero. Extienda las verduras uniformemente en la olla. Ase, revolviendo de vez en cuando, durante 50 ó 55 minutos o hasta que las verduras estén ligeramente doradas y suaves. Pase las verduras a una fuente para hornear (refractario) cuadrada de 9" (23 cm) rociada con aceite antiadherente en aerosol. Agregue los tomates en cubos (con su jugo), el ajo, el orégano, la sal y la pimienta. Mezcle bien. Espolvoree la parte de arriba con el queso. Hornee durante 20 ó 22 minutos o hasta que la salsa se espese y la parte superior eche burbujas.

Rinde 4 porciones

Por porción: 129 calorías, 4 g de proteínas, 22 g de carbohidratos, 4 g de grasa, 0 mg de colesterol, 480 mg de sodio, 7 g de fibra dietética

Unidades de intercambio: 4 de verdura, 1 de grasa

Elecciones de carbohidratos: 1

SOFRITO DE HABICHUELAS VERDES, CEBOLLA DULCE Y TOMATE

Esta colorida mezcla sin duda mejorará cualquier plato fuerte. Los tomates (jitomates) tipo uva son una adición sorprendentemente dulce.

Tiempo de preparación: 15 minutos • Tiempo de cocción: 20 minutos

¾ de libra (340 g) de habichuelas verdes (ejotes) frescas, limpias y partidas a la mitad

1 cucharada de aceite de oliva

1 cebolla dulce pequeña, picada en rebanadas finas

1 pimiento (ají, pimiento morrón) rojo, sin semillas y picado en tiras

2 dientes de ajo picados en láminas finas

¼ de cucharadita de sal

⅛ de cucharadita de pimienta negra recién molida

1 pinta de tomates tipo uva (*grape tomatoes*) partidos a la mitad

1 cucharada de consomé de verdura o de pollo, o de agua

2 cucharaditas de mejorana fresca picada en trozos grandes o perejil de hoja plana

Ponga ½" (1 cm) de agua en un sartén grande y hondo y deje que rompa a hervir a fuego alto. Agregue las habichuelas verdes, tape el sartén y cocine de 6 a 8 minutos, hasta que estén suaves. Escurra.

Seque el sartén. Caliente el aceite en el mismo sartén a fuego mediano. Incorpore la cebolla, el pimiento, el ajo, la sal y la pimienta negra. Fría durante 6 minutos, revolviendo a menudo, hasta que se suavicen. Agregue los tomates. Mezcle bien y agregue el consomé o el agua. Cocine de 2 a 3 minutos, revolviendo a menudo, hasta que los tomates empiecen a desmoronarse.

Agregue las habichuelas y la mejorana o el perejil. Mezcle durante 1 minuto, hasta que esté bien caliente. Sirva caliente o a temperatura ambiente.

Rinde 4 porciones

Por porción: 90 calorías, 2 g de proteínas, 12 g de carbohidratos, 3½ g de grasa, 0 mg de colesterol, 90 mg de sodio, 5 g de fibra dietética
Unidades de intercambio: 2 de verdura, 1 de grasa
Elecciones de carbohidratos: 1

SOFRITO DE HONGOS SILVESTRES

Los hongos constituyen un ingrediente básico de la dieta porque contienen pocas calorías, mucho sabor y representan un bonito complemento para cualquier plato fuerte.

Tiempo de preparación: 15 minutos • Tiempo de cocción: 14 minutos

1	cucharada de aceite de oliva	1	cucharadita de romero fresco picado
½	taza de cebolla picada	1	cucharada de ajo picado en trocitos
1	paquete (de 10 onzas) de hongos blancos picados en rodajas (vea la Nota)	½	cucharadita de sal
8	onzas (227 g) de hongos *shiitake*, sin los pies y partidos a la mitad	⅛	de cucharadita de pimienta negra recién molida
6	onzas (170 g) de hongos *ostra*, limpios y partidos a la mitad	¼	de taza de vino de Madeira o de consomé de carne de res

Caliente el aceite en un sartén grande antiadherente a fuego mediano-alto. Agregue la cebolla y fría durante 1 minuto. Agregue los hongos y el romero, poniéndolos en un montón en el sartén. Fría de 10 a 12 minutos, revolviendo de vez en cuando, hasta que los hongos suelten su líquido y comiencen a dorarse. Agregue el ajo, la sal y la pimienta y fría de 2 a 3 minutos más, o hasta que el ajo comience a dorarse. Vierta el vino o el consomé y cocine durante 1 ó 2 minutos o hasta que se evapore el líquido.

Nota: en lugar de comprar distintos tipos de hongos, puede utilizar 4 ó 5 paquetes de hongos silvestres o domésticos mixtos. Este plato puede servirse con carne de res, pollo o pasta cocida.

Rinde 4 porciones

Por porción: 115 calorías, 6 g de proteínas, 12 g de carbohidratos, 3 g de grasa, 0 mg de colesterol, 310 mg de sodio, 3 g de fibra dietética

Unidades de intercambio: 2 de verdura, 1 de grasa

Elecciones de carbohidratos: 1

ACORN SQUASH HORNEADO CON MIEL

Esta receta emplea una variedad de calabaza norteamericana llamada *squash*. Hay dos categorías de *squash*: los veraniegos y los invernales. En este caso, utilizamos el *acorn squash*, un tipo invernal. A pesar de las categorías, tanto los *squash* invernales como los veraniegos se consiguen en los supermercados (colmados) durante casi todo el año. Sólo una cucharada de miel ayuda a extraer el dulzor natural de este plato otoñal tan preciado. Una pizca de canela es el ingrediente perfecto para espolvorearlo.

Tiempo de preparación: 5 minutos • Tiempo de cocción: 1 hora con 15 minutos

1   *acorn squash*, 1½ libras (680 g) aproximadamente

¼   de cucharadita de canela en polvo

¼   de cucharadita de sal

Una pizca de pimienta negra recién molida

1   cucharadita de aceite de oliva

1   cucharada de miel

Precaliente el horno a 350°F.

Corte el *squash* a la mitad y saque las semillas con una cuchara. Vuelva a picar cada mitad a la mitad y póngalo en una fuente para hornear (refractario) de 13" × 9" (33 cm × 23 cm).

Espolvoree cada cuarto de *squash* con la canela, la sal y la pimienta. Rocíe con el aceite y luego la miel.

Hornee durante 1 hora con 15 minutos o 1 hora con 30 minutos, hasta que el *squash* esté ligeramente dorado y suave al pincharlo con un tenedor.

Rinde 4 porciones

Por porción: 80 calorías, 1 g de proteínas, 18 g de carbohidratos, 1½ g de grasa, 0 mg de colesterol, 75 mg de sodio, 2 g de fibra dietética
Unidades de intercambio: 2 de verdura
Elecciones de carbohidratos: 1

SPAGHETTI SQUASH CON ESPECIAS DEL NORTE DE ÁFRICA

Esta receta emplea una variedad de calabaza norteamericana llamada *squash*. Hay dos categorías de *squash*: los veraniegos y los invernales. En este caso, utilizamos el *spaghetti squash*, un tipo invernal. A pesar de las categorías, tanto los *squash* invernales como los veraniegos se consiguen en los supermercados (colmados) durante casi todo el año y realmente no tienen temporadas. El *spaghetti squash* es extraordinario por lo que *no* contiene: grasa saturada, sodio ni montones de calorías.

Tiempo de preparación: 15 minutos • Tiempo de cocción: 50 minutos

- 1 **_spaghetti squash_ (2$\frac{1}{2}$ libras/1 kg), partido a la mitad y sin semillas**
- $\frac{1}{3}$ **de taza de pasas amarillas**
- $\frac{1}{4}$ **de taza de jugo de naranja (china)**
- 2 **cucharadas de mantequilla**
- 1 **cucharadita de cominos molidos**

- $\frac{3}{4}$ **de cucharadita de canela en polvo**
- $\frac{1}{2}$ **cucharadita de sal**
- $\frac{1}{8}$ **de cucharadita de pimienta de Cayena**
- 1 **cucharadita de peladura de naranja rallada (opcional)**

Precaliente el horno a 350°F.

Ponga las mitades del *squash*, con el lado cortado hacia abajo, en una fuente para hornear (refractario) de 13" × 9" (33 cm × 23 cm). Agregue suficiente agua para llegar a $\frac{1}{2}$" (1 cm) de la altura de las mitades de *squash*. Hornee de 40 a 45 minutos o hasta que el *squash* esté en su punto. Retire del horno y deje enfriar durante 10 minutos. Raspe las fibras del *squash* con un tenedor. Pase a un tazón (recipiente).

Mientras tanto, combine las pasas y el jugo de naranja en una cacerola pequeña a fuego mediano-alto. Deje que rompa a hervir, luego retire del fuego y déjelo reposar durante 10 minutos.

Derrita la mantequilla en un sartén grande antiadherente a fuego mediano. Agregue los cominos, la canela, la sal y la pimienta de Cayena y fría durante 1 minuto o hasta que las especias empiecen a soltar su aroma. Agregue el *squash*, las pasas hervidas con el jugo de naranja y cocine durante 1 minuto o hasta que esté caliente y bien mezclado. Retire del fuego e incorpore la peladura de naranja, si la está usando.

Rinde 4 porciones

Por porción: 185 calorías, 3 g de proteínas, 31 g de carbohidratos, 8 g de grasa, 15 mg de colesterol, 400 mg de sodio, 5 g de fibra dietética

Unidades de intercambio: 1 de fruta, 3 de verdura, 1 de grasa

Elecciones de carbohidratos: 2

NABOS, CEBOLLAS Y ZANAHORIAS GLASEADAS

Este atractivo trío de verduras es lo suficientemente sabroso para la cena de Acción de Gracias y lo suficientemente fácil de preparar durante cualquier noche de la semana, además de contener una poderosa mezcla de carbohidratos complejos y fibra.

Tiempo de preparación: 15 minutos ● **Tiempo de cocción: 30 minutos**

4 nabos pelados (¾ de libra/340 g), picados en 8 pedazos cada uno

2 tazas de cebollas blancas pequeñas congeladas (unas 10 onzas/284 g), descongeladas

1 taza de zanahorias cambray

1¼ tazas de consomé de pollo

2 cucharadas de vinagre balsámico

2 cucharadas de azúcar morena (mascabado) apretada

4 cucharaditas de mantequilla

½ cucharadita de cominos molidos

¼ de cucharadita de sal

⅛ de cucharadita de pimienta negra recién molida

2 cucharadas de perejil fresco picado

Combine los nabos, las cebollas, las zanahorias, el consomé, el vinagre, el azúcar, la mantequilla, los cominos, la sal y la pimienta en un sartén grande a fuego mediano-alto. Deje que rompa a hervir, reduzca el fuego a mediano y deje que hierva a fuego lento, revolviendo de vez en cuando, de 20 a 25 minutos o hasta que se evapore el líquido. Continúe cocinando, revolviendo a menudo, de 4 a 6 minutos más, o hasta que las verduras estén doradas y brillantes. Retire del fuego y agregue el perejil.

Rinde 4 porciones

Por porción: 173 calorías, 4 g de proteínas, 31 g de carbohidratos, 5 g de grasa, 10 mg de colesterol, 580 mg de sodio, 6 g de fibra dietética
Unidades de intercambio: 4½ de verdura, 1 de grasa
Elecciones de carbohidratos: 2

COLES DE BRUSELAS ASADAS AL HORNO

Cuando las coles (repollitos) de Bruselas se asan al horno adquieren un sorprendente saborcito a fruto seco que no se aprecia de otra manera. Y otra razón más para agregarlas al menú: ¡una porción de coles de Bruselas contiene la misma cantidad de fibra o más que 2 rebanadas de pan de trigo integral!

Tiempo de preparación: 10 minutos • **Tiempo de cocción: 18 minutos**

1½ **libras (680 g) de coles de Bruselas, partidas en cuatro pedazos**

1 **cucharada de aceite de oliva**

½ **cucharadita de sal**

⅛ **de cucharadita de pimienta negra recién molida**

4 **dientes de ajo picados en rodajas**

Precaliente el horno a 400°F. Rocíe una bandeja de hornear con aceite antiadherente en aerosol.

Mezcle las coles de Bruselas y el aceite en un tazón (recipiente) grande. Extiéndalas en una sola capa sobre la bandeja de hornear. Espolvoree con la sal y la pimienta. Ase las coles de Bruselas, agitando la bandeja de vez en cuando, durante 10 minutos. Retire la bandeja de hornear del horno y agregue el ajo. Regrese al horno y ase durante 8 ó 10 minutos más o hasta que las coles de Bruselas estén suaves y las orillas ligeramente doradas.

Rinde 4 porciones

Por porción: 108 calorías, 6 g de proteínas, 16 g de carbohidratos, 4 g de grasa, 0 mg de colesterol, 330 mg de sodio, 7 g de fibra dietética

Unidades de intercambio: 3 de verdura, 1 de grasa

Elecciones de carbohidratos: 1

PURÉ DE PAPAS ROJAS Y SUERO DE LECHE CON CEBOLLINES

El dulce y cremoso suero de leche otorga un leve pero penetrante sabor a este puré de papas. Y las suaves cáscaras de las papas rojas agregan fibra extra al plato acabado.

Tiempo de preparación: 6 minutos • **Tiempo de cocción: 12 minutos**

1½ libras (680 g) de papas rojas pequeñas, bien lavadas y partidas a la mitad

1 taza de consomé de pollo o de verdura sin grasa y de sodio reducido

½ taza de suero de leche bajo en grasa

¼ de cucharadita de sal

¼ de cucharadita de pimienta negra recién molida

2 cebollines (cebollas de cambray) picados en rodajas finas

Ponga las papas, el consomé y agua suficiente para apenas cubrir las papas en una cacerola grande y pesada. Deje que rompa a hervir a fuego alto. Reduzca el fuego a bajo, con la cacerola parcialmente tapada, y deje que hierva a fuego lento durante 12 ó 15 minutos, hasta que las papas estén muy suaves.

Reserve ¼ de taza del agua de cocción. Escurra las papas y regréselas a la cacerola. Aplástelas con un aplastador de papas hasta que estén muy suaves.

Mientras bate con una cuchara de madera, vaya incorporando a la cacerola el suero de leche —un poco a la vez— y suficiente agua de cocción de la que reservó para hacer que las papas estén húmedas pero con una textura grumosa. Agregue la sal y la pimienta y espolvoree con los cebollines.

Rinde 4 porciones

Por porción: 160 calorías, 5 g de proteínas, 32 g de carbohidratos, 0 g de grasa, 0 mg de colesterol, 310 mg de sodio, 2 g de fibra dietética
Unidades de intercambio: 2 de pan
Elecciones de carbohidratos: 2

PAPITAS FRITAS AL HORNO CON ESPECIAS TIPO *CAJUN*

Resulta difícil creer que las papitas fritas puedan tener algún atributo alimenticio, pero si obviamos la sal y la grasa saturada, constituyen un gustito alto en fibra, alto en grasas monoinsaturadas y con muchísimo sabor. Por cierto, las especias tipo *Cajun* se originaron con un grupo étnico del mismo nombre que vive en el estado de Luisiana y cuenta con sus propias tradiciones culinarias. Sin embargo, las especias tipo *Cajun* se encuentran en todo el país y deben de estar en la sección de las especias de la mayoría de los supermercados (colmados). *Fotografía en la página 283.*

Tiempo de preparación: 10 minutos ● Tiempo de cocción: 35 minutos

4 papas blancas para hornear (unas 2 libras/907 g), picadas a lo largo en 12 pedazos cada una

1½ cucharadas de aceite de oliva

1 cucharadita de chile en polvo

1 cucharadita de cominos molidos

1 cucharadita de pimentón (paprika) dulce

1 cucharadita de orégano seco

¼ de cucharadita de tomillo seco

1 cucharadita de sal

⅛ de cucharadita de pimienta de Cayena

Precaliente el horno a 450°F. Rocíe una bandeja de hornear con aceite antiadherente en aerosol.

Mezcle muy bien las papas y el aceite en un tazón (recipiente) grande. Combine el chile en polvo, los cominos, el pimentón, el orégano, el tomillo, la sal y la pimienta de Cayena en un tazón pequeño. Espolvoree las papas con la mezcla de especias, asegurándose de recubrir bien las papas.

Disponga los pedazos de papa en una sola capa sobre la bandeja de hornear. Hornee durante 20 minutos. Voltee las papas y hornee durante 15 ó 17 minutos más, hasta que estén crujientes.

Rinde 4 porciones

Por porción: 109 calorías, 5 g de proteínas, 12 g de carbohidratos, 5 g de grasa, 0 mg de colesterol, 610 mg de sodio, 6 g de fibra dietética

Unidades de intercambio: 1 de pan, 1 de grasa

Elecciones de carbohidratos: 1

COLESLAW DE MANZANA AL *CURRY*

El repollo (col) es uno de los mejores amigos de los cocineros. Es versátil, fácil de preparar y se puede conseguir con facilidad. También es excelente para la salud. Los miembros de la familia del repollo están retacados de compuestos nutritivos, entre los que se encuentra la fibra y los carbohidratos complejos que dejan a uno satisfecho.

Tiempo de preparación: 20 minutos • Tiempo de reposo: 10 minutos

- **5 tazas de repollo verde rallado (½ cabezuela mediana aproximadamente)**
- **¾ de taza de zanahoria rallada (1 grande aproximadamente)**
- **2 manzanas Granny Smith, peladas, sin corazón y ralladas**
- **2 cebollines (cebollas de cambray) picados**
- **⅓ de taza de pasas amarillas**

- **2 cucharadas de menta fresca picada**
- **½ taza de mayonesa *light***
- **2 cucharadas de jugo de manzana**
- **2 cucharaditas de curry Madrás en polvo**
- **½ cucharadita de sal**
- **¼ de cucharadita de pimienta negra recién molida**

Combine el repollo, la zanahoria, las manzanas, los cebollines, las pasas y la menta en un tazón (recipiente) grande. Combine en otro tazón la mayonesa, el jugo de manzana, el *curry* en polvo, la sal y la pimienta. Agregue la mezcla de la mayonesa a la mezcla del repollo y mezcle bien. Deje reposar durante 10 minutos antes de servir.

Rinde 4 porciones

Por porción: 206 calorías, 3 g de proteínas, 29 g de carbohidratos, 10 g de grasa, 10 mg de colesterol, 560 mg de sodio, 5 g de fibra dietética

Unidades de intercambio: 1 de fruta, 2 de verdura, 2 de grasa

Elecciones de carbohidratos: 2

QUINUA CON PASAS, ALBARICOQUES Y PACANAS

La quinua, que en un tiempo fue el ingrediente básico principal de los incas, es un tipo de cereal que resulta ser una de las mejores fuentes vegetales de proteínas. En este plato concreto, crea el marco para que los sabores de las frutas y de las pacanas se mezclen a la perfección. *Fotografía en la página 208.*

Tiempo de preparación: 15 minutos • Tiempo de cocción: 20 minutos

3 cucharadas de pacanas picadas

²⁄₃ de taza de quinua

²⁄₃ de taza de jugo de naranja (china)

²⁄₃ de taza de agua

¹⁄₃ de taza de orejones (albaricoques, chabacanos, damascos secos) picados

¹⁄₄ de taza de pasas amarillas

2 cebollines (cebollas de cambray) finamente picados

1 cucharada de cilantro fresco picado

1 cucharada de jugo de limón

1 cucharada de aceite de oliva

¹⁄₂ cucharadita de sal

Cocine las pacanas en un sartén pequeño antiadherente a fuego mediano, revolviendo a menudo, durante 3 ó 4 minutos o hasta que se tuesten levemente. Pase a un plato y deje que se enfríen.

Ponga la quinua en un colador de malla fina y enjuague bajo agua fría corriente durante 2 minutos. Combine la quinua, el jugo de naranja y el agua en una cacerola mediana. Deje que rompa a hervir a fuego alto, reduzca el fuego a mediano-bajo, tape la cacerola y deje que hierva a fuego lento durante 12 ó 15 minutos o hasta que se absorba el líquido. Pase la quinua a un tazón (recipiente) grande. Agregue los orejones, las pasas, los cebollines, el cilantro y las pacanas tostadas. Agregue el jugo de limón, el aceite y la sal, mezclando bien todos los ingredientes.

Rinde 4 porciones

Por porción: 266 calorías, 5 g de proteínas, 42 g de carbohidratos, 9 g de grasa, 0 mg de colesterol, 300 mg de sodio, 4 g de fibra dietética

Unidades de intercambio: 1¹⁄₂ de fruta, 1¹⁄₂ de pan, 1¹⁄₂ de grasa

Elecciones de carbohidratos: 3

MACARRONES CON QUESO

Este plato tradicional es un favorito en las mesas de muchos estadounidenses. Normalmente contiene muchísima grasa, llegando a unos 22 gramos por cada porción de 1 taza. En esta receta recortamos considerablemente la grasa, aumentamos las proteínas e incluso agregamos un toque de fibra sin sacrificar el cremoso y rico sabor.

Tiempo de preparación: 15 minutos • Tiempo de cocción: 35 minutos

½ **libra (227 g) de macarrones multigrano**

¼ **de taza de harina sin blanquear**

2½ **tazas de leche semidescremada al 1 por ciento**

1 **diente de ajo partido a la mitad**

½ **cucharadita de mostaza en polvo**

¼ **de cucharadita de sal**

¼ **de cucharadita de pimienta roja molida**

1⅓ **tazas de queso *Cheddar* bajo en grasa extra fuerte rallado**

2 **cucharadas de pan rallado (molido) seco**

2 **cucharadas de queso parmesano rallado**

Precaliente el horno a 350°F. Rocíe una fuente para hornear (refractario) mediana con aceite antiadherente en aerosol.

Cocine los macarrones en una cacerola mediana siguiendo las instrucciones del paquete y escúrralos.

Mientras tanto, ponga la harina en una cacerola mediana. Vaya agregando gradualmente la leche, batiendo a mano constantemente, hasta lograr una consistencia uniforme. Agregue el ajo, la mostaza en polvo, la sal y la pimienta roja. Ponga a fuego mediano. Cocine, batiendo a mano constantemente, durante 7 u 8 minutos o hasta que se espese. Retire del fuego. Retire el ajo y deséchelo. Agregue el queso *Cheddar*. Revuelva hasta que adquiera una consistencia uniforme. Agregue los macarrones. Mezcle. Vierta en la fuente para hornear ya preparada.

Mezcle el pan rallado y el queso parmesano en un tazón (recipiente) pequeño. Espolvoree sobre la fuente. Hornee durante 15 ó 20 minutos o hasta que eche burbujas y se dore un poco.

Rinde 6 porciones

Por porción: 300 calorías, 19 g de proteínas, 37 g de carbohidratos, 9 g de grasa, 25 mg de colesterol, 350 mg de sodio, 3 g de fibra dietética

Unidades de intercambio: ½ de pan, 1 de grasa, 1 de carne, ½ de lácteos

Elecciones de carbohidratos: 2

FRIJOLES NEGROS CON ARROZ

Esta suculenta guarnición no solamente es alta en fibra sino que también contiene esa combinación mágica de proteínas y carbohidratos para mantener estables nuestros niveles de energía. El arroz *basmati* es un tipo de arroz muy aromático que proviene de la India. *Fotografía en la página 209.*

Tiempo de preparación: 15 minutos • **Tiempo de cocción: 40 minutos**

½ taza de arroz *basmati* integral

1 cucharada de aceite de oliva

2 cucharaditas de ajo picado en trocitos

½ taza de cebolla picada

1 cucharadita de orégano seco

1 cucharadita de cominos molidos

¾ de cucharadita de cilantro en polvo (*ground coriander*)

½ taza de pimiento (ají, pimiento morrón) verde picado

1 tomate (jitomate) italiano (*plum tomato*) grande, sin el corazón, sin semillas y picado

1 cucharada de vinagre de vino tinto

1 lata (de 15½ onzas) de frijoles (habichuelas) negros

¼ de cucharadita de sal

⅛ de cucharadita de pimienta negra recién molida

⅓ de taza de agua

Cocine el arroz en una cacerola mediana de acuerdo con las instrucciones del paquete. Esponje el arroz con un tenedor.

Mientras tanto, caliente el aceite en una cacerola mediana a fuego mediano. Agregue el ajo, la cebolla, el orégano, el comino y el cilantro. Fría, revolviendo de vez en cuando, durante 2 minutos o hasta que la cebolla comience a suavizarse. Agregue el pimiento y fría durante 4 minutos más o hasta que esté suave. Incorpore el tomate y el vinagre y fría 1 minuto. Agregue los frijoles, la sal, la pimienta negra y el agua y deje que hierva a fuego lento, revolviendo de vez en cuando, durante 5 minutos. Sirva sobre el arroz.

Rinde 4 porciones

Por porción: 208 calorías, 7 g de proteínas, 40 g de carbohidratos, 5 g de grasa, 0 mg de colesterol, 600 mg de sodio, 8 g de fibra dietética

Unidades de intercambio: 1 de verdura, 2 de pan, 1 de grasa

Elecciones de carbohidratos: 3

ARROZ *BASMATI* INTEGRAL FRITO

El arroz *basmati*, cultivado desde hace mucho tiempo a los pies del Himalaya y en la India, ahora se cultiva en los Estados Unidos y se puede conseguir fácilmente.

Tiempo de preparación: 25 minutos • **Tiempo de cocción: 57 minutos** • **Tiempo de reposo: 15 minutos**

- ²/₃ **de taza de arroz *basmati* integral**
- 2 **cucharadas de aceite de sésamo (ajonjolí)**
- 1 **huevo, un poco batido**
- 2 **cucharaditas de jengibre fresco rallado**
- 1 **cucharadita de ajo picado en trocitos**
- 2 **cebollines (cebollas de cambray), picadas en trozos de ¼" (6 mm)**

- ¼ **de libra (113 g) de comelotodos (arvejas chinas), limpios**
- ½ **taza de chícharos (guisantes, arvejas) y zanahorias congelados, descongelados**
- 3 **cucharadas de salsa de soya de sodio reducido**

Cocine el arroz en una cacerola mediana de acuerdo con las indicaciones del paquete. Esponje el arroz con un tenedor, extiéndalo sobre una bandeja de hornear y déjelo enfriar durante al menos 15 minutos.

Caliente 1 cucharada del aceite en un sartén grande antiadherente a fuego mediano-alto. Agregue el huevo y fría, revolviendo, durante 2 minutos o hasta que esté firme. Pase a un tazón (recipiente) y reserve. Caliente la cucharada restante de aceite y agregue el jengibre, el ajo, los cebollines y los comelotodos al sartén. Fría, revolviendo a menudo, durante 2 minutos. Agregue los chícharos, las zanahorias y el arroz y fría de 2 a 3 minutos o hasta que las verduras empiecen a suavizarse pero aún estén crujientes. Agregue la salsa de soya y fría de 3 a 5 minutos más o hasta que el arroz esté bien caliente.

Rinde 4 porciones

Por porción: 228 calorías, 6 g de proteínas, 32 g de carbohidratos, 9 g de grasa, 45 mg de colesterol, 530 mg de sodio, 4 g de fibra dietética
Unidades de intercambio: ½ de verdura, 1½ de pan, 1½ de grasa
Elecciones de carbohidratos: 2

VINAGRETA DE LENTEJAS

Las lentejas son un alimento versátil, alto en proteínas y fácil de preparar y agregar a muchos platos. ¡Diecisiete gramos de fibra nunca supieron tan deliciosos!

DE PREPARACIÓN RÁPIDA

Tiempo de preparación: 15 minutos • Tiempo de cocción: 18 minutos

½ **cebolla mediana, con el extremo de la raíz limpio pero intacto**

3 **dientes de ajo**

1 **hoja de laurel**

4 **tazas de agua**

1 **taza de lentejas marrones (cafés) bien lavadas**

½ **taza de cebolla colorada picada finamente**

½ **taza de zanahorias picadas**

½ **taza de apio picado**

½ **taza de pimiento (ají, pimiento morrón) rojo, picado**

¼ **de taza de albahaca fresca picada**

1 **cucharada de alcaparras, escurridas**

3 **cucharadas de vinagre balsámico**

2 **cucharadas de aceite de oliva**

½ **cucharadita de sal**

¼ **de cucharadita de pimienta negra recién molida**

Mezcle la cebolla, el ajo y la hoja de laurel con el agua en una cacerola grande. Deje que el agua rompa a hervir a fuego mediano-alto. Agregue las lentejas, reduzca el fuego a mediano y deje que hierva a fuego lento durante 18 ó 20 minutos o hasta que estén suaves. Escurra las lentejas y deseche la cebolla, el ajo y la hoja de laurel.

Pase las lentejas a un tazón (recipiente) grande e incorpore la cebolla colorada, las zanahorias, el apio, el pimiento, la albahaca y las alcaparras, mezclándolo todo bien. Agregue el vinagre, el aceite, la sal y la pimienta. Mezcle bien y sirva a temperatura ambiente o refrigere para servirlo frío más tarde.

Rinde 4 porciones

Por porción: 266 calorías, 15 g de proteínas, 37 g de carbohidratos, 8 g de grasa, 0 mg de colesterol, 390 mg de sodio, 17 g de fibra dietética

Unidades de intercambio: 1 de verdura, 2 de pan, ½ de carne, 1½ de grasa

Elecciones de carbohidratos: 2

CUSCÚS AL ESTILO MEDITERRÁNEO

El cuscús, un cereal procedente del Norte de África, ahora se puede encontrar fácilmente en los Estados Unidos. Afortunadamente, ahora resulta más fácil aprovechar los beneficios de las proteínas magras que se encuentran en cada granito perlado.

Tiempo de preparación: 15 minutos • Tiempo de cocción: 7 minutos
• Tiempo de reposo: 10 minutos

RÁPIDO

1¼ tazas de agua

¾ de taza de cuscús de trigo integral

½ cucharadita de sal

½ taza de frijoles (habichuelas) colorados, enjuagados y escurridos

½ pepino mediano, pelado, sin semillas y picado

½ pimiento (ají, pimiento morrón) verde picado

¼ de cebolla colorada picada

½ taza de queso *feta* de grasa reducida

2 cucharadas de eneldo fresco picado

1 cucharada de alcaparras escurridas

2 cucharadas de jugo de limón

1 cucharada de aceite de oliva

¼ de cucharadita de pimienta negra recién molida

Deje que el agua rompa a hervir en una cacerola mediana a fuego mediano-alto. Agregue el cuscús y ¼ de cucharadita de la sal. Deje que vuelva a hervir, reduzca el fuego a bajo, tape la cacerola y deje que hierva a fuego lento durante 2 minutos. Retire del fuego y deje reposar durante 5 minutos. Esponje con un tenedor y deje que se enfríe durante 5 minutos más.

Mientras tanto, combine en un tazón (recipiente) los frijoles colorados, el pepino, el pimiento, la cebolla, el queso *feta*, el eneldo y las alcaparras. Agregue el cuscús y mezcle bien. Combine en un tazón pequeño el jugo de limón, el aceite de oliva, la pimienta y el ¼ de cucharadita restante de sal. Vierta sobre el cuscús y mezcle bien.

Nota: puede preparar esta receta hasta con 1 día de antelación. Guárdela en un recipiente de plástico y cierre hermético en el refrigerador.

Rinde 4 porciones

Por porción: 244 calorías, 11 g de proteínas, 41 g de carbohidratos, 6 g de grasa, 5 mg de colesterol, 590 mg de sodio, 7 g de fibra dietética

Unidades de intercambio: ½ de verdura, 2½ de pan, 1 de carne, 1 de grasa

Elecciones de carbohidratos: 3

CUSCÚS CON ALMENDRAS Y CEREZAS SECAS

Perfecta tibia o a temperatura ambiente, como acompañante del cerdo asado al horno o como relleno para *squash*, esta versátil guarnición hará que todos le pidan la receta.

Tiempo de preparación: 4 minutos • **Tiempo de cocción: 15 minutos**
• **Tiempo de reposo: 10 minutos**

- 1 cucharada de aceite de oliva
- ½ taza de cebolla colorada picada
- ¾ de taza de consomé de pollo o de verdura sin grasa y de sodio reducido
- ¾ de taza de agua
- ¼ de cucharadita de canela en polvo
- ¼ de cucharadita de sal

- ⅛ de cucharadita de pimienta negra recién molida
- ¾ de taza de cuscús de trigo integral
- ¼ de taza de cerezas secas sin edulcorante
- 2 cucharadas de almendras cortadas en láminas
- 2 cucharadas de pepitas sin sal (semillas de calabaza crudas)

Caliente el aceite a fuego mediano en una cacerola mediana. Agregue la cebolla colorada y fría durante 3 ó 4 minutos, revolviendo a menudo, hasta que esté suave.

Mientras tanto, deje que el consomé y el agua rompan a hervir en una cacerola pequeña.

Agregue la canela, la sal y la pimienta a la cebolla, luego incorpore el cuscús y las cerezas secas. Vierta la mezcla del consomé hirviendo y deje que vuelva a hervir.

Retire el cuscús del fuego, tápelo y deje que repose durante 10 minutos o hasta que esté suave y el agua se haya absorbido.

Mientras tanto, cocine las almendras en un sartén pequeño a fuego mediano durante 4 minutos, revolviendo a menudo, hasta que estén tostadas. Pase a un plato.

Esponje el cuscús con un tenedor. Espolvoree con las almendras tostadas y las pepitas y sirva.

Rinde 4 porciones (4 tazas)

Por porción: 160 calorías, 5 g de proteínas, 20 g de carbohidratos, 7 g de grasa, 0 mg de colesterol, 230 mg de sodio, 4 g de fibra dietética

Unidades de intercambio: ½ de verdura, 1 de pan, 1½ de grasa

Elecciones de carbohidratos: 1

PASTA AL *PESTO* CON NUECES Y ALBAHACA

Si desea que el plato resulte un poco más crujiente, pique en trozos grandes y tueste 1 cucharada de nueces y espolvoréelas por encima. El *pesto* que se prepara aquí es un tipo de salsa italiana tradicionalmente hecha de piñones, ajo, queso y otros ingredientes. Hemos modificado la receta tradicional un poco para adecuarla a nuestro programa.
Fotografía en la página 210.

Tiempo de preparación: 9 minutos • **Tiempo de cocción: 10 minutos**

1¼ tazas de albahaca fresca apretada

¼ de taza de nueces

1 diente de ajo pelado

1 cucharada de aceite de oliva extra virgen

¼ de cucharadita de sal

⅛ de cucharadita de pimienta roja molida

8 onzas (227 g) de fideos cabello de ángel multigrano

¼ de taza de tomate (jitomate) picado (opcional)

¼ de taza de queso parmesano recién rallado

Para preparar el *pesto*, en un procesador de alimentos ponga la albahaca, las nueces, el ajo, el aceite, la sal y la pimienta molida. Procese, parando la máquina una o dos veces para raspar los lados, hasta lograr la consistencia de un fino puré. Pase a un platón hondo.

Mientras tanto, deje que rompa a hervir agua con sal en una olla mediana. Agregue los fideos y cocine de acuerdo con las indicaciones del paquete. Escurra, reservando ½ taza del agua de la cocción.

Agregue 2 ó 3 cucharadas del agua de los fideos al *pesto* para calentarlo y hacerlo más cremoso. Agregue la pasta y mezcle, añadiendo más agua de los fideos si está seco. Espolvoree con el tomate, si lo está usando, y el queso.

Rinde 4 porciones

Por porción: 260 calorías, 10 g de proteínas, 34 g de carbohidratos, 11 g de grasa, 5 mg de colesterol, 260 mg de sodio, 6 g de fibra dietética
Unidades de intercambio: 2 de pan, 2 de grasa
Elecciones de carbohidratos: 2

PASTA ROMANA CON QUESO PECORINO

Sólo 1 taza de espaguetis de trigo integral contiene 5,4 gramos de fibra, en comparación con la variedad de harina blanca, que sólo tiene 2,2. Un poco de queso romano agrega muchas proteínas y sabor.

RÁPIDO

Tiempo de preparación: 5 minutos • **Tiempo de cocción: 15 minutos**

8 **onzas (227 g) de espaguetis de trigo integral**

7 **cucharadas de queso pecorino romano rallado**

2 **cucharadas de perejil fresco picado**

1 **cucharada de aceite de oliva**

¼ **de cucharadita de pimienta roja molida**

¼ **de cucharadita de sal**

⅛ **de cucharadita de pimienta negra recién molida**

Deje que rompa a hervir agua con un poco de sal en una olla grande. Agregue la pasta y cocine de acuerdo con las indicaciones del paquete. Escurra la pasta, reservando ½ taza del agua de la cocción. Pase la pasta a un tazón (recipiente) grande. Agregue 6 cucharadas del queso, el perejil, el aceite, la pimienta roja, la sal y la pimienta negra. Mezcle bien, agregando el agua de la pasta, 1 cucharada a la vez, hasta lograr la consistencia deseada. Divida entre 4 platones hondos. Espolvoree los platones con la cucharada restante de queso.

Rinde 4 porciones

Por porción: 272 calorías, 12 g de proteínas, 43 g de carbohidratos, 7 g de grasa, 10 mg de colesterol, 280 mg de sodio, 7 g de fibra dietética

Unidades de intercambio: 2½ de pan, ½ de carne, 1 de grasa

Elecciones de carbohidratos: 3

FIDEOS *SOBA* CON SALSA DE CACAHUATE

Los estadounidenses consumen 700 millones de libras (318 millones de kilos) de crema de cacahuate cada año. ¡Quizás sea porque esta merienda (refrigerio, tentempié) espesa y llenadora, hasta los topes de proteínas y grasa monoinsaturada, puede en realidad ayudarnos a adelgazar! Además, podrá probar un nuevo sabor a través de los fideos *soba*, oriundos de Japón, los cuales se hacen de alforjón (trigo sarraceno).

Tiempo de preparación: 10 minutos ● Tiempo de cocción: 15 minutos

3 cucharadas de crema de cacahuate

2 cucharadas de agua

1 cucharada de miel

1 cucharada de vinagre de arroz

1 cucharada de salsa de soya de sodio reducido

1 cucharadita de jengibre fresco rallado

1 cucharadita de aceite de sésamo (ajonjolí)

⅛ de cucharadita de pimienta roja molida

4 onzas (113 g) de fideos *soba* o de pasta de trigo integral

2 zanahorias picadas en palitos pequeños

2 cebollines (cebollas de cambray) picados

Combine la crema de cacahuate, el agua, la miel, el vinagre, la salsa de soya, el jengibre, el aceite y la pimienta molida en una cacerola pequeña a fuego mediano-alto. Deje que rompa a hervir y cocine, revolviendo constantemente, durante 1 minuto. Ponga aparte y mantenga caliente.

Ponga agua en una olla y deje que rompa a hervir. Agregue la pasta y deje que vuelva a hervir. Cueza la pasta durante 4 minutos, luego incorpore las zanahorias. Cocine durante 2 minutos más o hasta que las zanahorias empiecen a suavizarse pero aún estén crujientes. Escurra la pasta y pase a un tazón (recipiente) grande. Mezcle con los cebollines y la salsa de crema de cacahuate. Sirva inmediatamente.

Rinde 4 porciones

Por porción: 195 calorías, 7 g de proteínas, 33 g de carbohidratos, 5 g de grasa, 0 mg de colesterol, 420 mg de sodio, 2 g de fibra dietética
Unidades de intercambio: 1 de verdura, 1½ de pan, ½ de carne, 1 de grasa
Elecciones de carbohidratos: 2

TRIÁNGULOS DE MAÍZ CON QUESO PARMESANO Y *PROSCIUTTO*

Esta guarnición completa sus comidas con una saludable porción de carbohidratos complejos y además llevo el rico sabor del *prosciutto*, un tipo de jamón italiano.

Tiempo de preparación: 15 minutos • Tiempo de cocción: 13 minutos • Tiempo de refrigeración: 4 horas

1 taza de leche semidescremada al 1 por ciento

1 taza de agua

1 cucharadita de ajo picado en trocitos

¼ de cucharadita de tomillo seco

¼ de cucharadita de sal

⅛ de cucharadita de pimienta negra molida

1 taza de harina de maíz fina

2 onzas (57 g) de *prosciutto* picado en lonjas (lascas) finas, picadas

3 cucharadas de perejil fresco picado

4 cucharadas de queso parmesano rallado

1 cucharadita de aceite de oliva

Rocíe un molde para hornear cuadrado de 8" (20 cm) con aceite antiadherente en aerosol.

Combine la leche, el agua, el ajo, el tomillo, la sal y la pimienta en una cacerola mediana a fuego mediano-alto. Deje que rompa a hervir y vaya incorporando gradualmente, mientras bate a mano y revuelve constantemente, la harina de maíz. Reduzca el fuego a bajo, tape la cacerola y cocine, revolviendo de vez en cuando, durante 5 minutos o hasta que esté espeso. Retire del fuego y agregue el *prosciutto*, el perejil y 3 cucharadas del queso. Extienda sobre el fondo del molde ya preparado. Ponga envoltura autoadherente de plástico sobre la superficie y refrigere durante 4 horas.

Precaliente el asador del horno. Rocíe una bandeja de hornear con aceite antiadherente en aerosol.

Saque del refrigerador la mezcla de la harina de maíz y pásela a una tabla de picar. Corte 4 triángulos iguales. Pase a la bandeja de hornear ya preparada y unte con el aceite. Espolvoree con el queso restante. Ase a 4" (10 cm) de la fuente de calor durante 3 ó 4 minutos o hasta que los triángulos estén dorados y calientes. Sirva inmediatamente.

Nota: puede hacer este plato con antelación preparando la receta hasta el momento de cortar en triángulos. Refrigere durante un máximo de 2 días, luego siga las indicaciones de la receta.

Rinde 4 porciones

Por porción: 190 calorías, 10 g de proteínas, 27 g de carbohidratos, 5 g de grasa, 10 mg de colesterol, 440 mg de sodio, 2 g de fibra dietética

Unidades de intercambio: ½ de leche, 1½ de pan, 1 de carne, ½ de grasa

Elecciones de carbohidratos: 2

CARNE DE RES Y CERDO

Nota: en las siguientes recetas se refiere a "Elecciones de carbohidratos". Una elección de carbohidrato es una ración de un alimento que contiene aproximadamente unos 15 gramos de carbohidratos. Se toman en cuenta la cantidad de elecciones de carbohidratos para controlar el consumo de estos al seguir un plan alimenticio. Para más información al respecto, debe consultar al médico o a un nutriólogo. Además, si encuentra en este capítulo términos que no entiende o que jamás ha visto, favor de remitirse al glosario en la página 435.

■ RÁPIDO ■ RAPIDÍSIMO ■ DE PREPARACIÓN RÁPIDA

BISTEC A LA PARRILLA CON TOSTADA MULTIGRANO

No crea el mito tan habitual entre las personas que están a dieta de que uno debe dejar la carne de res para adelgazar. Los estudios han demostrado que los cortes magros (bajos en grasa) de res no sólo son bajos en grasa, sino que, al combinarlos con carbohidratos complejos (como el pan multigrano), pueden disminuir nuestro apetito de dulces.

Tiempo de preparación: 10 minutos • Tiempo de cocción: 14 minutos

- 2 rebanadas de pan multigrano
- ½ cucharadita de aceite de oliva
- 1 diente de ajo
- ½ libra (g) de bistec *sirloin* magro y deshuesado, con toda la grasa visible quitada
- ¾ de cucharadita de granos de pimienta tricolor, quebrados
- 2 cucharadas de salsa barbacoa
- 2 cucharadas de salsa de rábano picante (raíz fuerte) blanco preparada
- ½ tomate (jitomate) picado en 4 rodajas

Precaliente el horno a 425°F.

Unte 1 lado de cada rebanada del pan con el aceite. Ponga el lado con el aceite hacia arriba en una bandeja de hornear y hornee de 7 a 8 minutos o hasta que el pan esté dorado y crujiente. Retire del horno y frote el lado del aceite un poco con el ajo. Deseche el ajo sobrante y mantenga la tostada tibia.

Ponga el bistec en un plato o una superficie de trabajo y oprima los granos de pimienta contra ambos lados. Rocíe una sartén tipo parrilla (*grill pan*) con aceite antiadherente en aerosol y caliente a fuego mediano. Cocine el bistec durante 3 minutos, luego voltéelo y úntelo con 1 cucharada de la salsa barbacoa. Cocine durante 3 minutos más, luego voltee el bistec y úntelo con la restante salsa barbacoa. Cocine 1 minuto más o hasta que un termómetro de lectura instantánea registre 145ºF al insertarse en el centro de la carne, si la quiere entre término medio e inglés (medio cocido).

Retire de la parrilla y rebane el bistec. Extienda 1 cucharada de salsa de rábano picante sobre cada rebanada de pan y ponga encima la mitad del bistec rebanado. Ponga 2 rodajas de tomate sobre cada bistec.

Rinde 2 porciones

Por porción: 330 calorías, 28 g de proteínas, 19 g de carbohidratos, 5 g de grasa, 80 mg de colesterol, 420 mg de sodio, 2 g de fibra dietética

Unidades de intercambio: ½ de verdura, 1 de pan, 2½ de carne, ½ de grasa

Elecciones de carbohidratos: 1

BISTECS DE LOMO CON SALSA DE MOSTAZA Y RÁBANO PICANTE

Estos tiernos bistecs son lo suficientemente elegantes para ofrecerlos a sus invitados y se preparan en un dos por tres, además van acompañados de una cremosa salsa que no olvidará.

Tiempo de preparación: 7 minutos • Tiempo de cocción: 7 minutos

SALSA

- 3 cucharadas de crema agria de grasa reducida
- 1 tomate (jitomate) italiano pequeño (*plum tomato*), picado finamente
- 2 cucharadas de cebollinos (cebolletas) o de tallos verdes de cebollín, frescos y cortados

- 1 cucharada de rábano picante (raíz fuerte) blanco preparado
- 1 chalote pequeño picado en trocitos
- 1 cucharadita de mostaza granulada

BISTECS

- 4 bistecs de lomo (*tenderloin*) de res deshuesados (de 4 onzas/113 g), con toda la grasa quitada

- ¾ de cucharadita de pimienta negra de molido grueso
- ¼ de cucharadita de sal
- 1 cucharada de mostaza granulada

Para hacer la salsa: mezcle la crema agria, el tomate italiano, los cebollinos o los tallos verdes de cebollín, el rábano picante, el chalote y la mostaza en un tazón (recipiente) pequeño hasta que estén todos los ingredientes bien mezclados.

Para hacer los bistecs: precaliente el asador del horno. Rocíe la rejilla de la charola del asador del horno con aceite antiadherente de oliva en aerosol.

Espolvoree los bistecs por ambos lados con la sal y la pimienta. Póngalos en la charola ya preparada. Ase a 2" ó 4" (5 cm ó 10 cm) de distancia de la fuente de calor durante 4 ó 5 minutos, hasta que se doren. Voltee y unte la parte superior con la mostaza. Ase 3 ó 4 minutos más para que queden entre término medio e inglés (medio cocido) o hasta que estén cocidos al término que a usted le guste.

Retire del fuego, pase a un plato y deje reposar durante 5 minutos. Sirva los bistecs con la salsa.

Rinde 4 porciones

Por porción: 200 calorías, 26 g de proteínas, 3 g de carbohidratos, 9 g de grasa, 80 mg de colesterol, 290 mg de sodio, 0 g de fibra dietética

Unidades de intercambio: 3½ de carne, 1½ de grasa

Elecciones de carbohidratos: 0

DE PREPARACIÓN RÁPIDA

CARNE ASADA

Unos investigadores de Francia descubrieron que la gente se siente más feliz después de tomar una comida con proteínas, y este sabroso plato brinda muchas. ¡Ya tiene una razón para sonreír!

Tiempo de preparación: 15 minutos • Tiempo de cocción: 2 horas con 25 minutos

4 cucharadas de harina sin blanquear o multiusos

¾ de cucharadita de orégano seco

½ cucharadita de tomillo seco

½ cucharadita de sal

¼ de cucharadita de pimienta negra recién molida

1½ libras (680 g) de *eye of round* para asar deshuesado, con toda la grasa visible quitada

1 lata (de 15½ onzas) de consomé de res de sodio reducido y sin grasa

½ taza de vino tinto o vino sin alcohol (opcional)

1 cucharadita de salsa *Worcestershire*

2 cucharaditas de aceite de oliva

1 hoja de laurel

¾ de libra (340 g) de papas rojas nuevas, lavadas y cortadas en 8 trozos

¾ de libra de nabos blancos pelados y cortados en 8 trozos

1 taza de cebollas blancas pequeñas congeladas, descongeladas

1 taza de zanahorias cambray

Precaliente el horno a 400°F.

Mezcle la harina, el orégano, el tomillo, la sal y la pimienta en un tazón (recipiente) grande. Recubra totalmente la carne, sacudiéndola un poco para eliminar el exceso, y pásela a un plato. Incorpore a la mezcla de la harina restante el consomé, el vino (si lo está usando) y la salsa *Worcestershire*, batiendo a mano hasta lograr una consistencia uniforme.

Caliente el aceite en una olla resistente al horno o en un caldero de hierro para asar (*Dutch oven*). Agregue la carne de res y dórela durante 2 minutos de cada lado. Retire del fuego y agregue la mezcla del consomé y la hoja de laurel. Tape la olla y cocine durante 1½ horas. Agregue las papas, los nabos, las cebollas y las zanahorias. Tape la olla y regrese al horno. Hornee durante 45 ó 55 minutos más hasta que la carne y las verduras estén suaves. Retire la hoja de laurel y sirva.

Rinde 6 porciones

Por porción: 254 calorías, 29 g de proteínas, 19 g de carbohidratos, 7 g de grasa, 60 mg de colesterol, 330 mg de sodio, 5 g de fibra dietética

Unidades de intercambio: 2 de verdura, ½ de pan, 4 de carne, 1 de grasa

Elecciones de carbohidratos: 1

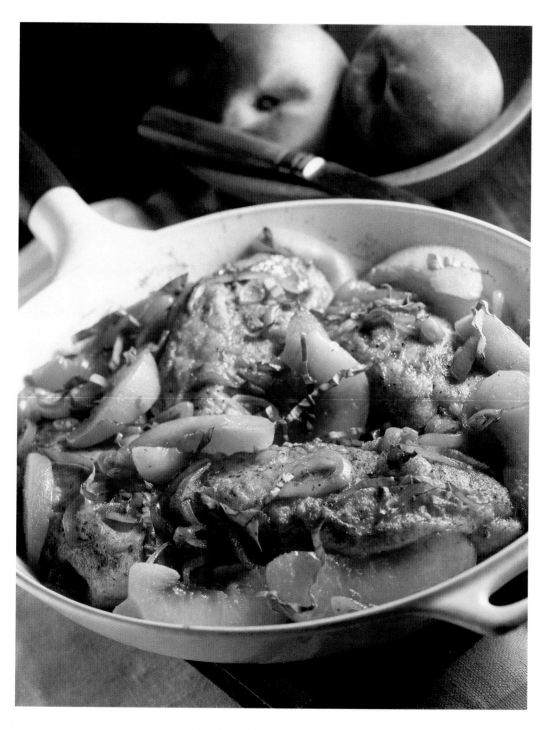

POLLO CON MELOCOTONES Y VINO TINTO

Receta en la página 324

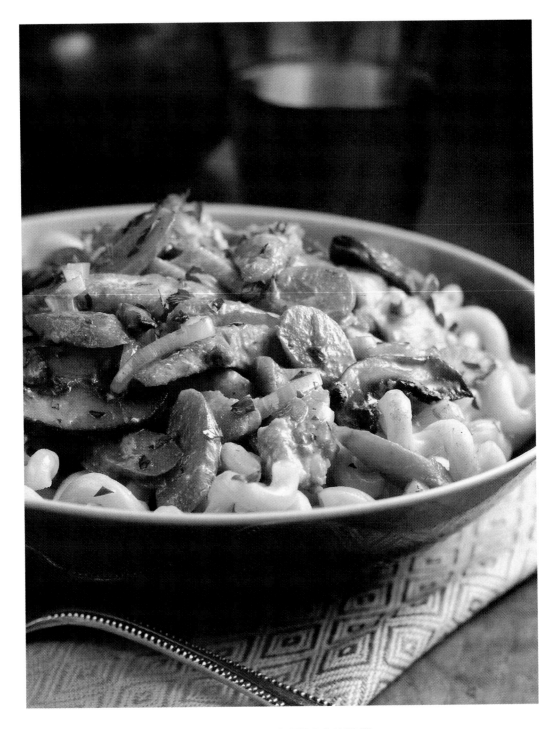

SABROSO PAVO *STROGANOFF*
Receta en la página 332

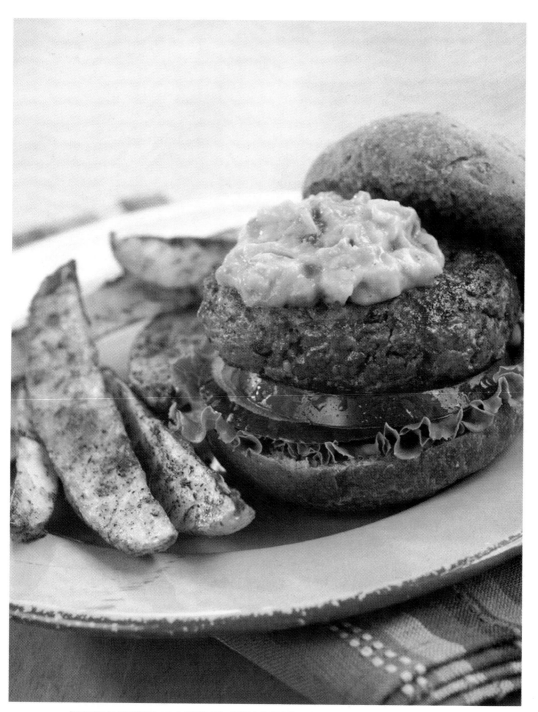

PAPITAS FRITAS AL HORNO CON ESPECIAS TIPO *CAJUN (IZQUIERDA)*
Y HAMBURGUESAS PICANTES DE PAVO Y FRIJOLES CON GUACAMOLE *(DERECHA)*

Receta en la páginas 263 y 340, respectivamente

283

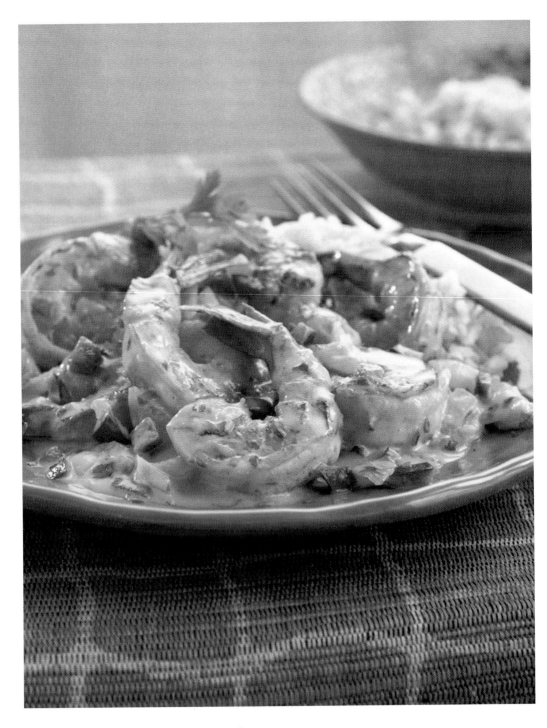

CAMARÓN Y COCO AL *CURRY*

Receta en la página 358

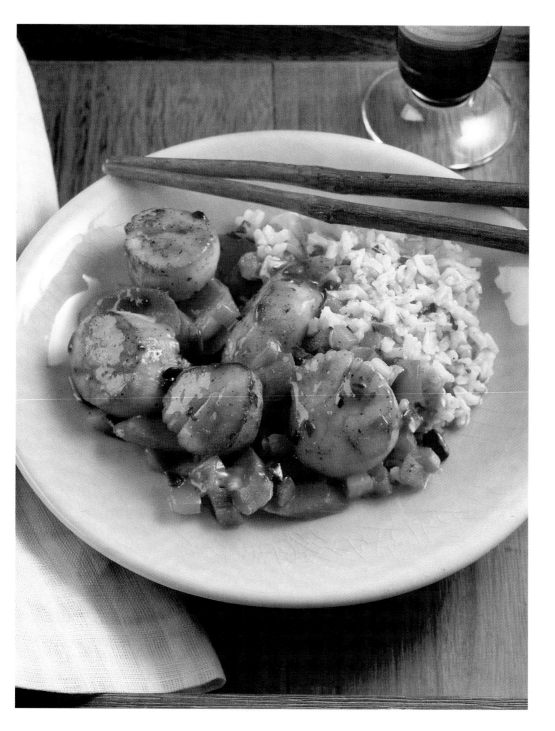

VIEIRAS FRITAS Y REVUELTAS CON SALSA DE FRIJOLES NEGROS

Receta en la página 360

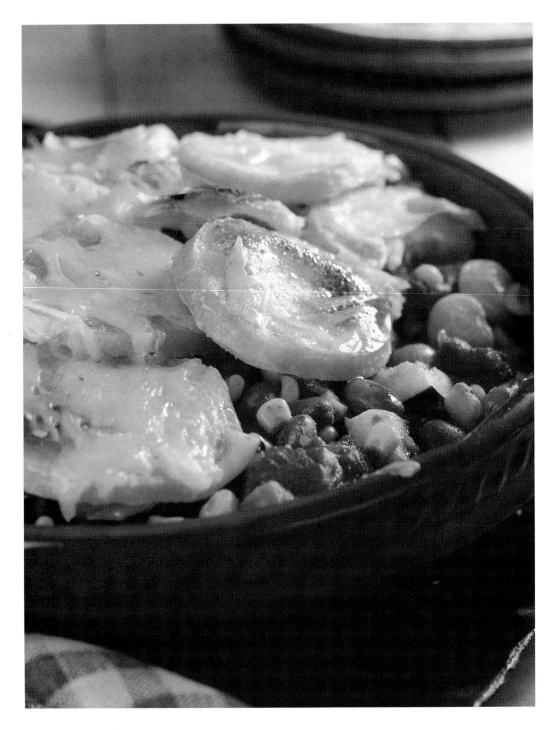

PASTEL DE FRIJOLES, TOMATE Y VERDURAS

Receta en la página 366

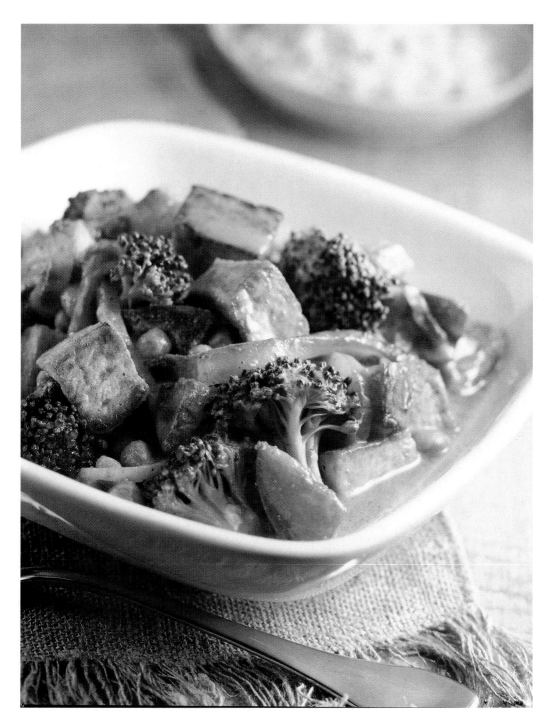

TOFU AL CURRY

Receta en la página 367

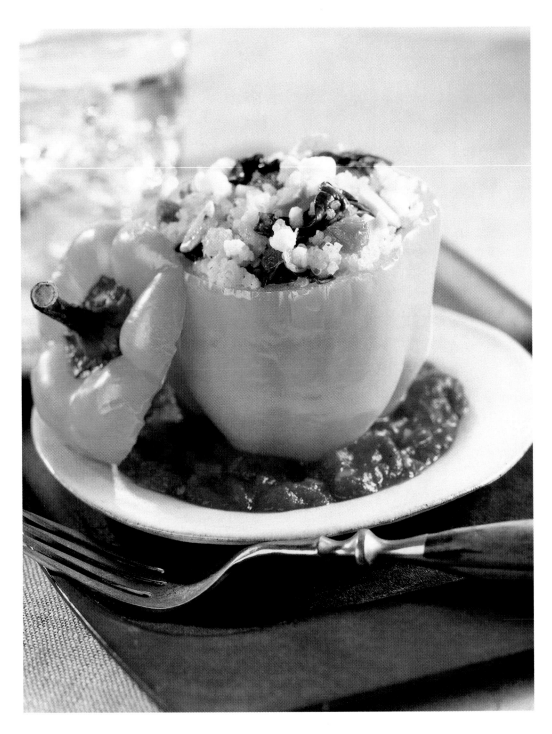

PIMIENTOS RELLENOS DE QUINUA

Receta en la página 370

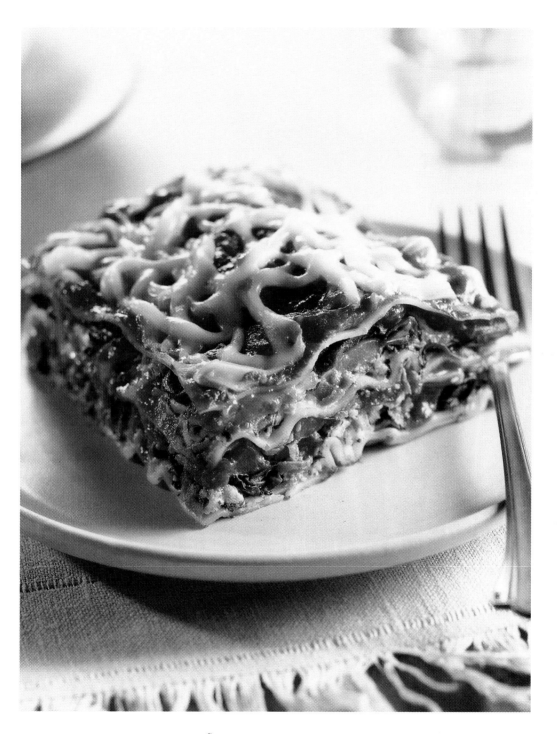

LASAÑA DE VERDURAS AL HORNO
Receta en la página 384

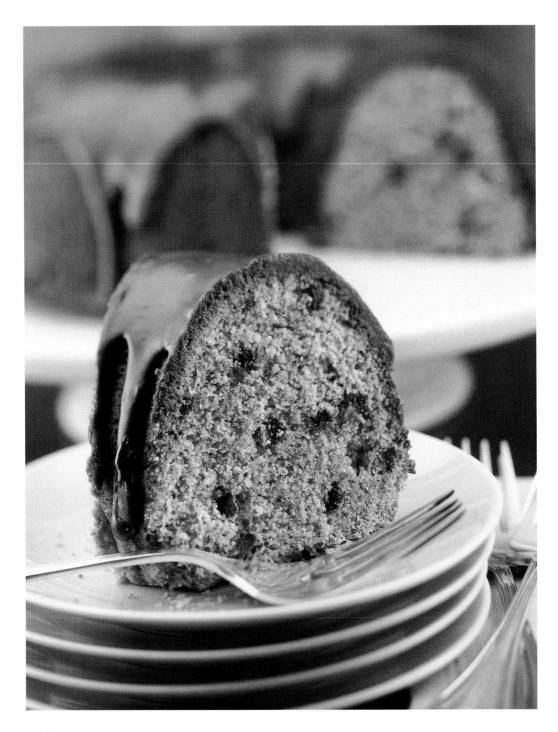

PASTEL *BUNDT* DE CREMA DE CACAHUATE

Receta en la página 402

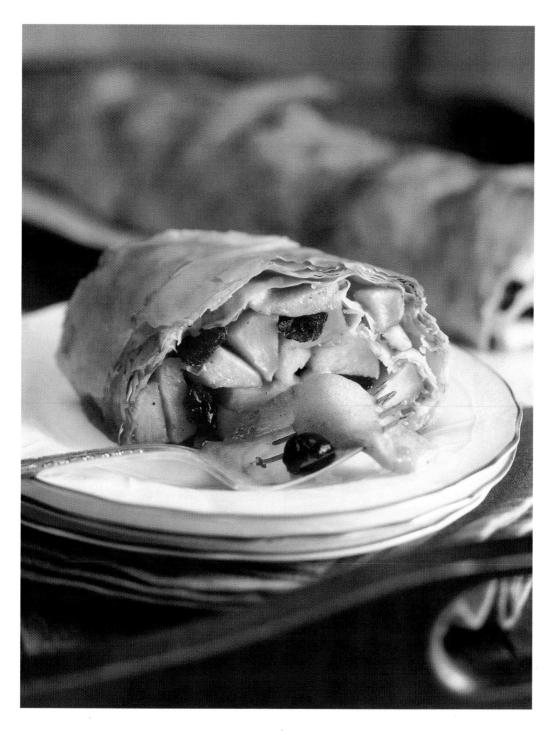

PASTELITO DE MANZANA Y ARÁNDANOS AGRIOS AL HORNO

Receta en la página 408

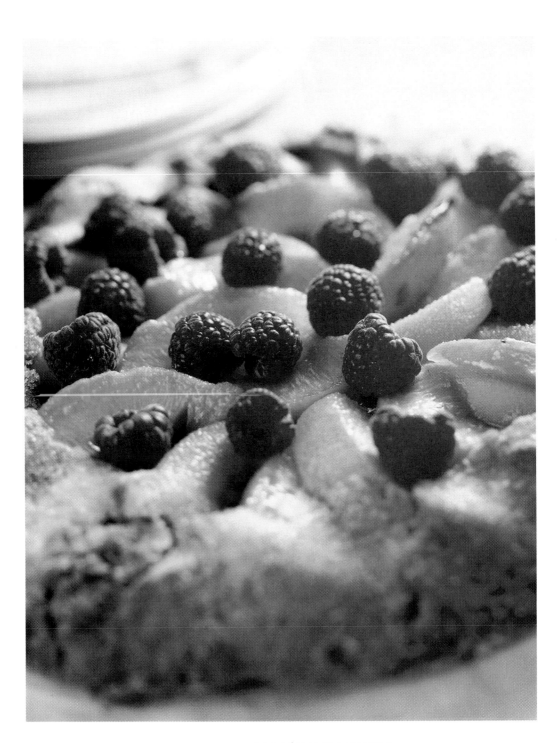

TARTA DE MELOCOTÓN Y FRAMBUESA
Receta en la página 412

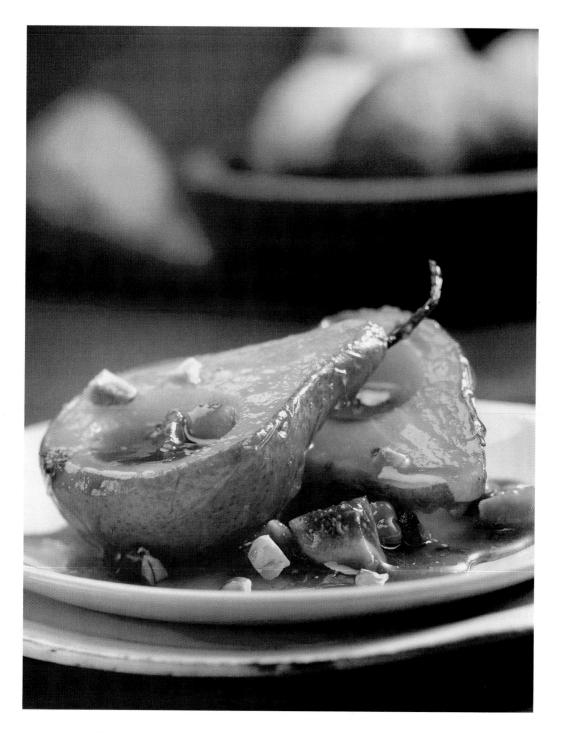

PERAS ASADAS AL HORNO CON SALSA DE NARANJA Y CARAMELO

Receta en la página 414

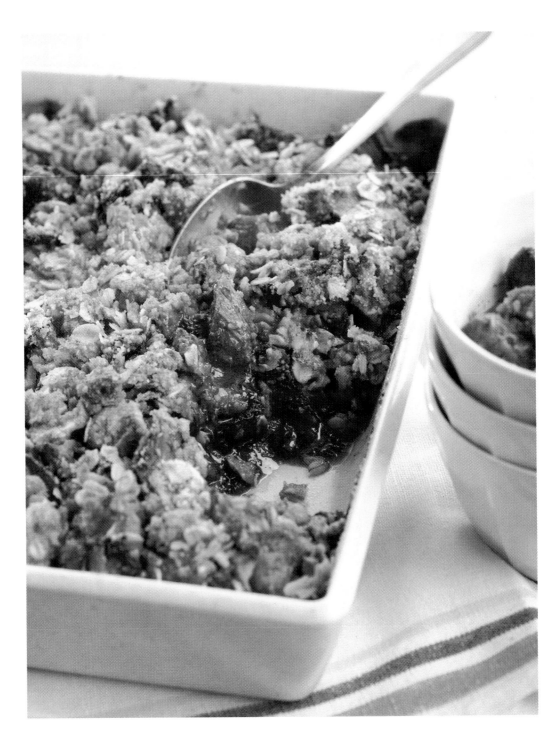

CROCANTE DE FRESAS Y RUIBARBO

Receta en la página 416

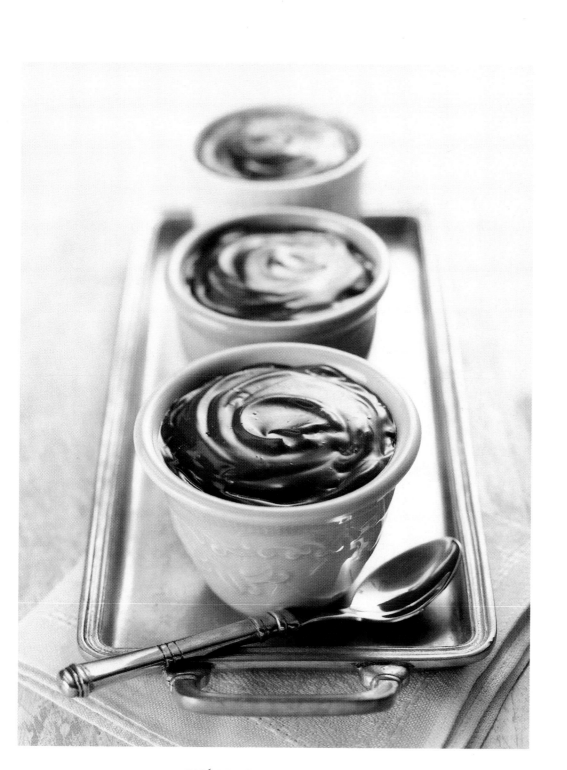

PUDÍN DE CHOCOLATE NEGRO
Receta en la página 418

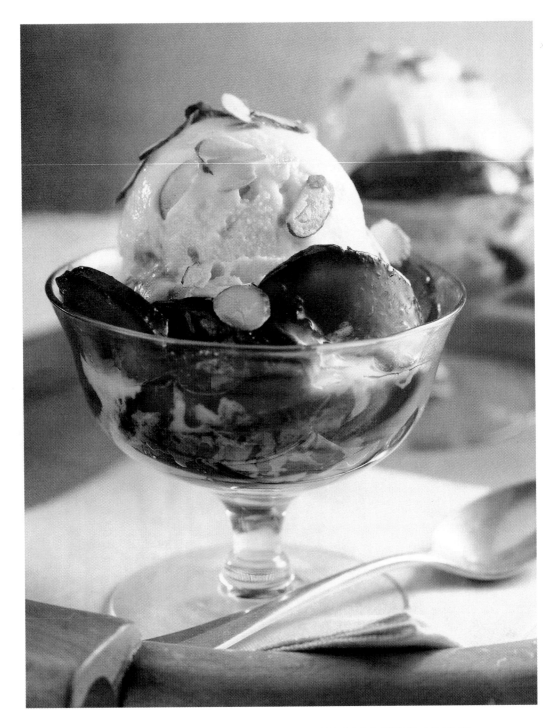

YOGUR CONGELADO CON JENGIBRE Y SALSA DE CIRUELA DULCE

Receta en la página 421

Regrese la carne al sartén e incorpore el consomé, el vino y la pasta de tomate. Cocine durante 2 ó 3 minutos o hasta que el líquido casi se haya evaporado. Agregue la $\frac{1}{2}$ cucharadita restante de sal y $\frac{1}{8}$ de cucharadita restante de pimienta. Pase la mezcla de la carne de res a la cacerola ya preparada. Extienda el puré de batatas dulces de manera uniforme arriba de la carne de res. Hornee durante 25 ó 30 minutos o hasta que las batatas estén ligeramente doradas.

Rinde 4 porciones

Por porción: 377 calorías, 28 g de proteínas, 47 g de carbohidratos, 8 g de grasa, 70 mg de colesterol, 610 mg de sodio, 7 g de fibra dietética
Unidades de intercambio: 2 de verdura, 2 de pan, 3 de carne, 1 de grasa
Elecciones de carbohidratos: 3

FAJITAS DE RES

Para muchas personas, los alimentos picantes son una manera estupenda de acabar con los antojos de cosas saladas. Y a este platillo de origen mexicano tan popular no le falta el picante para nada.

Tiempo de preparación: 15 minutos • Tiempo de adobo (remojo): 4 horas
• Tiempo de cocción: 18 minutos

- **1 cucharada de aceite de oliva**
- **4 dientes de ajo picados en trocitos**
- **2 cucharadas de jugo de limón verde (lima)**
- **1 cucharadita de peladura de limón verde rallada**
- **1 cucharadita de comino en polvo**
- **1 libra (454 g) de round tip *sirloin* magro, con toda la grasa visible quitada**
- **¼ de cucharadita de sal**

- **2 pimientos (ajíes, pimientos morrones), verdes o rojos, sin semillas y picados en tiras de ¼" (6 mm) de ancho**
- **1 cebolla picada en rodajas de ¼" de ancho**
- **4 tortillas de trigo integral (de 8"/20 cm de diámetro)**
- **½ taza de salsa semipicante**
- **¼ de taza de crema agria sin grasa**

Mezcle el aceite, el ajo, el jugo de limón verde, la peladura de limón verde y el comino en una bolsa de plástico de cierre hermético. Agregue el *sirloin* y mezcle bien para recubrir la carne. Refrigere durante 4 horas o durante toda la noche.

Precaliente la parrilla de gas, de brasas o eléctrica o el asador del horno. Saque el *sirloin* del adobo (escabeche, marinado), reservando el que haya sobrado, y espolvoree con la sal. Cocine en la parrilla o en el asador del horno a una distancia de 4" (10 cm) de la fuente de calor durante 5 ó 6 minutos por cada lado, o hasta que un termómetro de lectura instantánea registre 145°F al insertarlo en el centro de la carne si la quiere entre término medio e inglés (medio cocido). Pase a una tabla de picar y cubra la carne con papel de aluminio, dejándolo suelto.

Caliente un sartén antiadherente a fuego mediano-alto. Agregue los pimientos, la cebolla y el adobo reservado. Fría, revolviendo a menudo, durante 8 ó 9 minutos o hasta que las verduras estén suaves. Caliente las tortillas de acuerdo con las indicaciones del paquete.

Rebane finamente el *sirloin* de manera transversal un poco al sesgo. Para armar una fajita, ponga 1 tortilla sobre un plato y coloque encima un cuarto del *sirloin*, un cuarto de la mezcla de verduras, 2 cucharadas de salsa y 1 cucharada de crema agria. Repita con los restantes ingredientes.

Rinde 4 porciones

Por porción: 330 calorías, 30 g de proteínas, 33 g de carbohidratos, 11 g de grasa, 50 mg de colesterol, 620 mg de sodio, 4 g de fibra dietética

Unidades de intercambio: 2 de verdura, 1 de pan, 3½ de carne, 1½ de grasa

Elecciones de carbohidratos: 2

CERDO SENCILLO A LA BARBACOA

¡Las costillas a la barbacoa contienen la tremenda cantidad de 26 gramos de grasa! Pruebe este suculento plato alto en proteínas en su lugar. Es igual de saciante y lo dejará sintiéndose satisfecho en lugar de ahogándose en grasa saturada.

Tiempo de preparación: 10 minutos • **Tiempo de cocción: 1 hora con 45 minutos**

1 cucharada de aceite de oliva

1½ libras (680 g) de lomo de cerdo deshuesado, con toda la grasa visible quitada

1 cebolla mediana picada (½ taza aproximadamente)

⅔ de taza de catsup (ketchup)

1 cucharada de vinagre de manzana (cider vinegar)

1 cucharada de melado (melaza)

2 cucharaditas de azúcar morena (mascabado) apretada

2 cucharaditas de mostaza en polvo

1½ cucharaditas de ajo en polvo

1 cucharadita de salsa Worcestershire

¼ de cucharadita de pimienta negra recién molida

1½ tazas de consomé de pollo o de verdura

Caliente el aceite en una cacerola mediana a fuego mediano-alto. Agregue el lomo de cerdo y dórelo, volteándolo de vez en cuando, durante 5 minutos. Agregue la cebolla, el catsup, el vinagre, el melado, el azúcar, la mostaza en polvo, el ajo en polvo, la salsa Worcestershire, la pimienta negra y el consomé. Mezcle bien todos los ingredientes y deje que rompa a hervir a fuego mediano-alto. Reduzca el fuego a bajo, tape la cacerola y deje que hierva a fuego lento, revolviendo de vez en cuando, durante 1½ horas. Destape la cacerola y deje que hierva a fuego lento 10 minutos más o hasta que la salsa se espese ligeramente y el cerdo esté muy suave. Retire del fuego.

Deshebre la carne de cerdo con dos tenedores y sirva.

Rinde 6 porciones

Por porción: 249 calorías, 26 g de proteínas, 18 g de carbohidratos, 8 g de grasa, 75 mg de colesterol, 630 mg de sodio, 1 g de fibra dietética

Unidades de intercambio: ½ de verdura, 1 de pan, 3½ de carne, 1 de grasa

Elecciones de carbohidratos: 1

FILETE DE CERDO CON MELOCOTONES A LA PARRILLA

Si los melocotones (duraznos) de su mercado no están maduros, compre nectarinas. Si no le gusta lo picante, ponga menos pimienta de Cayena o no ponga en absoluto. Pero si opta por un poco de picante, observará que queda estupendamente bien con los dulcísimos melocotones a la parrilla.

Tiempo de preparación: 8 minutos • Tiempo de cocción: 26 minutos

1 **filete de cerdo entero (1 libra/454 g), con toda la grasa quitada**

1½ **cucharaditas de pimentón (paprika) dulce**

½ **cucharadita de mostaza en polvo**

½ **cucharadita de sal**

½ **cucharadita de pimienta negra recién molida**

¼ **de cucharadita de pimienta de Cayena**

2 **cucharadas de aceite de *canola***

2 **melocotones grandes y maduros pero firmes o nectarinas**

Caliente una barbacoa eléctrica poniéndola en mediano.

Ponga el filete de cerdo en una bandeja de hornear con bordes. Mezcle el pimentón, la mostaza en polvo, la sal y las pimientas en una taza. Frote con la mezcla toda la carne. Vierta 1 cucharada del aceite sobre el cerdo y hágalo rodar suavemente en la fuente para que se recubra bien por todas partes.

Ponga la carne en la parrilla para asador. Tape y ase, volteando una o dos veces, durante 20 ó 25 minutos o hasta que un termómetro de lectura instantánea registre 155°F al insertarlo en la parte más gruesa. Pase a un platón extendido o platón y tápelo no muy apretado para mantenerlo tibio.

Mientras tanto, parta a la mitad y quite el hueso a los melocotones y unte las partes interiores y exteriores con la cucharada de aceite restante.

Ponga las mitades de melocotón sobre la parrilla con la parte cortada hacia arriba. Ase, moviéndolos unas cuantas veces, durante 6 ó 10 minutos, dependiendo de la madurez, hasta que el color se haga más oscuro y la fruta esté suave.

Pique el cerdo en rebanadas finas y sirva con los melocotones a la parrilla.

Rinde 4 porciones

Por porción: 230 calorías, 25 g de proteínas, 8 g de carbohidratos, 11 g de grasa, 75 mg de colesterol, 350 mg de sodio, 1 g de fibra dietética

Unidades de intercambio: ½ de fruta, 3½ de carne, 2 de grasa

Elecciones de carbohidratos: ½

LOMO DE CERDO ASADO AL HORNO CON NARANJA Y TOMILLO

Sirva este excelente platillo con espárragos asados al horno y puré de batatas dulces (camotes) para obtener una fabulosa comida otoñal. Las sobras frías quedan muy bien con una ensalada de *arugula*, naranja (china) y cebolla colorada.

Tiempo de preparación: 6 minutos ● Tiempo de cocción: 50 minutos

- **3 dientes de ajo picados en trocitos**
- **2 cucharaditas de peladura de naranja rallada**
- **¾ de cucharadita de tomillo seco**
- **½ cucharadita de sal**

- **½ cucharadita de pimienta negra recién molida**
- **¼ de cucharadita de pimienta roja molida**
- **1 lomo de cerdo para asar deshuesado (1 libra/454 g), con toda la grasa quitada**
- **Pedazos o rodajas de naranja**

Precaliente el horno a 375°F. Cubra un molde para hornear de 9" × 9" (23 cm × 23 cm) con papel de aluminio y rocíe el papel de aluminio con aceite de oliva antiadherente en aerosol.

Sobre una tabla de picar combine el ajo, la peladura de naranja, el tomillo, la sal, la pimienta negra y la roja. Píquelo todo junto hasta que el ajo esté finamente picado en trocitos y los ingredientes se hayan mezclado bien. Frote toda la carne con la mezcla.

Ponga el cerdo en el molde ya preparado. Ase durante 50 ó 60 minutos o hasta que un termómetro de lectura instantánea registre 155°F al insertarlo en la parte más gruesa.

Saque el cerdo del horno y déjelo reposar durante 10 minutos antes de picarlo en rebanadas finas. Sirva con pedazos o rodajas de naranja como adorno.

Rinde 4 porciones

Por porción: 170 calorías, 25 g de proteínas, 1 g de carbohidratos, 7 g de grasa, 70 mg de colesterol, 370 mg de sodio, 0 g de fibra dietética
Unidades de intercambio: 3½ de carne, 1 de grasa
Elecciones de carbohidratos: 0

SOFRITO DE CERDO CON SALSA *HOISIN*

Este sofrito nos brinda una combinación de verduras coloridas, altas en fibra y con abundantes proteínas de alta calidad para deleitar a nuestros sentidos y mantener el apetito controlado durante horas. Lleva el sabor exótico pero rico de la salsa *hoisin,* un tipo de salsa china con un picor leve.

Tiempo de preparación: 10 minutos • Tiempo de cocción: 15 minutos

- 1 **libra (454 g) de filete de cerdo (*tenderloin*), con toda la grasa visible quitada**
- 2 **cucharadas de salsa de soya de sodio reducido**
- 1 **cucharada de vino de jerez seco**
- 1 **cucharada de maicena**
- 1 **cucharada de aceite de sésamo (ajonjolí)**
- 3 **tazas de cabezuelas de brócoli, ½ manojo aproximadamente**

- 1 **zanahoria mediana pelada y picada en rodajas al sesgo**
- ¼ **de cucharadita de pimienta roja molida**
- 1 **cucharada de jengibre fresco rallado**
- 2 **dientes de ajo picados en trocitos**
- ½ **taza de jugo de naranja (china)**
- 3 **cucharadas de salsa *hoisin***

Corte el cerdo con un cuchillo afilado en tiras de 1½" (4 cm) de largo y ¼" (6 mm) de ancho y póngalas en un tazón (recipiente). Agregue la salsa de soya, el vino de jerez y la maicena, mezclándolo todo bien.

Caliente el aceite en un sartén grande antiadherente a fuego mediano-alto. Agregue el brócoli, la zanahoria y la pimienta roja molida. Fría, revolviendo a menudo, durante 3 ó 4 minutos. Pase a un plato. Agregue el jengibre y el ajo a la sartén y fría durante 1 minuto. Agregue el cerdo y fría durante 4 minutos o hasta que ya no esté rosado. Agregue la mezcla del brócoli al sartén y revuelva durante 1 minuto. Agregue el jugo de naranja y la salsa *hoisin* y deje que la mezcla rompa a hervir. Cocine durante 1 minuto más, revolviendo para que se mezcle todo bien, hasta que la mezcla se espese un poco.

Rinde 4 porciones

Por porción: 267 calorías, 26 g de proteínas, 16 g de carbohidratos, 10 g de grasa, 75 mg de colesterol, 580 mg de sodio, 3 g de fibra dietética

Unidades de intercambio: ½ de fruta, 1 de verdura, ½ de pan, 3 de carne, 1 de grasa

Elecciones de carbohidratos: 1

LOMO DE CERDO RELLENO DE ALBARICOQUE

Los albaricoques (chabacanos, damascos) brindan una saludable dosis de fibra y muy pocas calorías. Cada una de estas deliciosas frutas contiene 1 gramo de fibra y sólo 17 calorías. También son bajos en grasa y no tienen colesterol, así que son ideales para controlar el peso. *Fotografía en la página 213.*

Tiempo de preparación: 20 minutos • Tiempo de cocción: 1 hora con 10 minutos

- **1 cucharadita de comino en polvo**
- **1 cucharadita de ajo en polvo**
- **½ cucharadita de sal**
- **¼ de cucharadita de pimienta de Jamaica molida**
- **¼ de cucharadita de pimienta negra recién molida**

- **¾ de taza de orejones (albaricoques secos) picados finamente**
- **¼ de taza de perejil fresco picado**
- **¼ de taza de confituras de albaricoque**
- **1½ libras (680 g) de lomo de cerdo deshuesado, con toda la grasa visible cortada**

Precaliente el horno a 375°F. Rocíe un molde para hornear plano con aceite antiadherente en aerosol y ponga una rejilla (parrilla) de alambre encima del molde. Rocíe también la rejilla de alambre con aceite antiadherente en aerosol.

Combine ¾ de cucharadita del comino, ½ cucharadita del ajo en polvo, la sal, ⅛ de cucharadita de la pimienta de Jamaica y ⅛ de cucharadita de la pimienta en un tazón (recipiente) mediano. Agregue los albaricoques, el perejil y 2 cucharadas de las confituras y mezcle bien.

Realice un corte horizontal de 1½" (4 cm) de ancho en el extremo del cerdo con un cuchillo largo y delgado, cortando hasta el otro extremo del lomo para formar una bolsa profunda. Vierta la mezcla del albaricoque en la bolsa y utilice el mango de una pala de goma (hule) para meterla. Combine el ¼ de cucharadita restante de comino, la ½ cucharadita restante de ajo en polvo, la ⅛ de cucharadita restante de pimienta de Jamaica y la ⅛ de cucharadita restante de pimienta. Frote la carne de cerdo con la mezcla de las especias.

Ponga la carne sobre la rejilla de alambre en el molde ya preparado. Hornee durante 45 minutos. Unte con las 2 cucharadas restantes de confituras. Hornee durante 25 ó 35 minutos más o hasta que un termómetro de carne registre 160°F al insertarlo en el centro y los jugos salgan transparentes.

Rinde 6 porciones

Por porción: 222 calorías, 24 g de proteínas, 13 g de carbohidratos, 7 g de grasa, 75 mg de colesterol, 250 mg de sodio, 1 g de fibra dietética
Unidades de intercambio: 1 de fruta, 3 de carne
Elecciones de carbohidratos: 1

CHULETAS DE LOMO DE CERDO EN SU JUGO
CON VINO DE OPORTO Y CIRUELAS

A las ciruelas les falta *glamour* pero les sobran propiedades nutricionales.
Son una excelente fuente de fibra y su marcado sabor es el complemento
perfecto para la carne de cerdo.

Tiempo de preparación: 10 minutos • **Tiempo de cocción: 23 minutos**

16 ciruelas sin hueso picadas

¾ de taza de vino de Oporto

4 chuletas de lomo de cerdo deshuesadas (de 4 onzas/113 g cada una)

½ cucharadita de sal

1 cucharada de mantequilla

¼ de taza de puerros (poros) finamente picados

¼ de taza de zanahorias finamente picadas

¼ de taza de apio finamente picado

1 cucharadita de tomillo fresco picado

½ taza de consomé de res de sodio reducido y sin grasa

1 cucharada de mermelada de grosella roja o confituras de albaricoque (chabacano, damasco)

⅛ de cucharadita de pimienta negra recién molida

Ponga las ciruelas y el vino de Oporto en una cacerola mediana. Deje que hiervan a fuego mediano-bajo durante 7 ó 10 minutos o hasta que las ciruelas se pongan gorditas, luego retire del fuego.

Espolvoree las chuletas de lomo de cerdo con ¼ de cucharadita de la sal. Derrita ½ cucharada de la mantequilla en un sartén grande antiadherente a fuego mediano-alto y agregue las chuletas. Fría 1 minuto por cada lado o hasta que se doren levemente. Retire la carne del sartén.

Reduzca el fuego a mediano y agregue los puerros, las zanahorias, el apio y el tomillo al sartén. Fría, revolviendo de vez en cuando, durante 4 ó 5 minutos o hasta que las verduras estén ligeramente doradas. Agregue el consomé de res y la mezcla de las ciruelas y deje que hierva a fuego mediano-bajo. Ponga la carne en el sartén y cocine durante 4 ó 5 minutos o hasta que el cerdo esté suave y bien hecho. Ponga las chuletas en un plato y manténgalas calientes.

Aumente el fuego a alto y deje que rompa a hervir. Hierva la salsa durante 3 ó 4 minutos o hasta que comience a espesarse un poco. Retire del fuego y agregue la mermelada o las confituras, la pimienta, la ½ cucharada restante de mantequilla y ¼ de cucharadita de sal. Vierta la salsa y las ciruelas sobre las chuletas y sirva.

Rinde 4 porciones

Por porción: 400 calorías, 27 g de proteínas, 37 g de carbohidratos, 10 g de grasa, 70 mg de colesterol, 390 mg de sodio, 2 g de fibra dietética
Unidades de intercambio: 2 de fruta, ½ de verdura, 3½ de carne, 2½ de grasa
Elecciones de carbohidratos: 2

CHULETAS DE CORDERO PICANTES CON UNA GUARNICIÓN DE MANGO Y KIWI

Las especias "picantes" —comino, jengibre, canela y nuez moscada— que sazonan las chuletas de cordero combinan a la perfección con la agridulce guarnición de fruta.

Fotografía en la página 214.

Tiempo de preparación: 12 minutos • Tiempo de cocción: 10 minutos

4 chuletas de costilla con hueso o chuletas de lomo de cordero (de 5 a 6 onzas/de 142 a 170 g cada una), con toda la grasa quitada

½ cucharadita de comino en polvo

½ cucharadita de jengibre molido

¼ de cucharadita de cúrcuma (azafrán de las Indias)

⅛ de cucharadita de nuez moscada molida

⅛ de cucharadita de canela en polvo

½ cucharadita de sal

½ cucharadita de pimienta negra recién molida

¼ de cucharadita de azúcar

1 mango maduro, pelado y picado

2 kiwis maduros, pelados y picados

2 cucharadas de hojas de menta fresca, picada

Si las chuletas son gruesas, aplánelas un poco con el lado plano de un cuchillo de *chef* o con el lado plano de un mazo para carne, de manera que se cocinen más uniformemente.

Mezcle el comino, el jengibre, la cúrcuma, la nuez moscada, la canela, la sal, la pimienta y el azúcar en una taza. Frote ambos lados de las costillas con la mezcla de las especias. Ponga las costillas en un plato, tápelo dejándolo suelto y deje reposar mientras hace la guarnición de mango. (Puede prepararlo antes ese mismo día y guardar en el refrigerador las costillas).

Precaliente el asador del horno.

Mezcle el mango, los kiwis y la menta en un tazón (recipiente) pequeño. Tápelo y ponga aparte.

Ase las chuletas de cordero a 4" (10 cm) de la fuente de calor durante 5 ó 6 minutos por cada lado, volteando una vez, para que queden a término medio (a punto). Sirva las chuletas con la guarnición de mango y kiwi.

Rinde 4 porciones

Por porción: 250 calorías, 31 g de proteínas, 15 g de carbohidratos, 7 g de grasa, 115 mg de colesterol, 360 mg de sodio, 3 g de fibra dietética

Unidades de intercambio: 1 de fruta, 4½ de carne

Elecciones de carbohidratos: 1

PIERNA DE CORDERO A LAS HIERBAS

Comience este plato la noche anterior a la que planee servirlo y obtendrá una mezcla de sabores absolutamente increíble cuando ase la carne a la parrilla.

Tiempo de preparación: 10 minutos • **Tiempo de cocción: 30 minutos**
• **Tiempo de adobo (remojo): de 2 a 3 horas o toda la noche**

¼ de taza de vino tinto seco

1 cucharada de aceite de oliva extra virgen

2 cucharadas de romero fresco picado en trozos grandes

2 hojas de laurel

¾ de cucharadita de orégano seco, desmoronado

¾ de cucharadita de menta seca, desmoronada

½ cucharadita de pimienta negra de molido grueso

1 pierna de cordero con corte mariposa (2 libras/900 g), cortándole bien toda la grasa

¾ de cucharadita de sal

Mezcle en un plato de vidrio plano el vino, el aceite, el romero, las hojas de laurel, el orégano, la menta y la pimienta. Agregue el cordero y recúbralo bien con el adobo (escabeche, marinado). Tape y déjelo adobar en el refrigerador durante 2 ó 3 horas o toda la noche, volteándolo una o dos veces.

Precaliente una barbacoa eléctrica poniéndola en mediano. Retire el cordero del plato, reserve el adobo, y espolvoree ambos lados con la sal. Ponga el cordero en la parrilla para asador y vierta encima un poco del adobo que reservó. Deseche el adobo restante y las hojas de laurel.

Tape el cordero y ase a la parrilla (a la barbacoa), volteando 2 o 3 veces y apartándolo de los sitios calientes, durante 20 ó 30 minutos o hasta que un termómetro de lectura instantánea registre 145°F al insertarlo en la parte más gruesa si lo quiere entre término medio e inglés (medio cocido); las orillas estarán crujientes y más cocidas.

Ponga el cordero en un platón extendido o platón para recoger los jugos y deje reposar durante 10 minutos. Pique en rebanadas finas.

Rinde 8 porciones

Por porción: 310 calorías, 20 g de proteínas, 0 g de carbohidratos, 24 g de grasa, 75 mg de colesterol, 300 mg de sodio, 0 g de fibra dietética

Unidades de intercambio: 3 de carne, 3½ de grasa

Elecciones de carbohidratos: 0

CARNE DE AVE

Y PESCADO

■ RÁPIDO ■ RAPIDÍSIMO DE PREPARACIÓN RÁPIDA

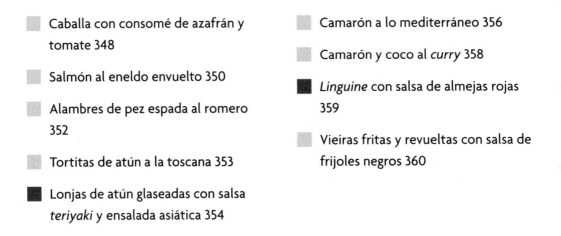
Nota: en las siguientes recetas se refiere a "Elecciones de carbohidratos". Una elección de carbohidrato es una ración de un alimento que contiene aproximadamente unos 15 gramos de carbohidratos. Se toman en cuenta la cantidad de elecciones de carbohidratos para controlar el consumo de estos al seguir un plan alimenticio. Para más información al respecto, debe consultar al médico o a un nutriólogo. Además, si encuentra en este capítulo términos que no entiende o que jamás ha visto, favor de remitirse al glosario en la página 435.

RÁPIDO   RAPIDÍSIMO   DE PREPARACIÓN RÁPIDA

POLLO A LA PARRILLA CON MIEL Y CÍTRICOS

Al equilibrar el sabor ácido de las naranjas (chinas) y la miel con sólo un toquecito justo de dulzor se obtiene un sabroso glaseado al asar a la parrilla. También es excelente con cerdo a la parrilla.

Tiempo de preparación: 9 minutos • Tiempo de cocción: 14 minutos • Tiempo de adobo (remojo): de 1 a 2 horas

1 cucharadita de peladura de naranja rallada

½ taza de jugo de naranja (china) fresco

3 cucharadas de jugo de limón

2 cucharadas de miel

1 cucharada de aceite de oliva

1 diente de ajo picado en trocitos

½ cucharadita de pimienta negra de molido grueso

¼ de cucharadita de sal

¼ de cucharadita de canela molida

4 mitades de pechuga de pollo con hueso, sin pellejo y con toda la grasa quitada

Cebollinos (cebolletas) frescos cortados (opcional)

Pedazos de naranja (opcional)

Mezcle con un tenedor la peladura de naranja, el jugo de naranja, el jugo de limón, la miel, el aceite, el ajo, la pimienta, la sal y la canela en un vaso para medir hasta que todos los ingredientes estén bien mezclados. Ponga las pechugas de pollo en una bolsa grande de cierre hermético para alimentos y viértales encima la mezcla de los jugos. Cierre la bolsa y masajee un poco para que el pollo se recubra bien con el adobo (escabeche, marinado). Ponga la bolsa en un plato o tazón (recipiente) y déjelo adobar en el refrigerador durante 1 ó 2 horas.

Caliente una barbacoa en mediano. Vierta el adobo del pollo en una cacerola pequeña y deje que rompa a hervir a fuego mediano. Hierva 2 minutos hasta que se espese y forme un glaseado.

Ponga el pollo sobre la parrilla y úntelo con un poco del adobo. Tápelo y áselo, untándolo con el adobo dos o tres veces más y volteándolo una vez, durante unos 12 minutos, hasta que esté dorado y bien cocido por todas partes.

Si lo desea, adorne con los cebollinos y sirva con los pedazos de naranja.

Rinde 4 porciones

Por porción: 270 calorías, 40 g de proteínas, 14 g de carbohidratos, 6 g de grasa, 100 mg de colesterol, 260 mg de sodio, 0 g de fibra dietética

Unidades de intercambio: ½ de fruta, ½ de pan, 5 ½ de carne, 1 de grasa

Elecciones de carbohidratos: 1

POLLO A LA PARRILLA Y BRÓCOLI *RABE* CON SALSA DE AJO Y PEREJIL

Si no le apetece encender la barbacoa, usted puede preparar esta receta al cocinar el pollo dentro de casa en un sartén tipo parrilla (*grill pan*) en la hornilla. De todos modos, la salsa de ajo y perejil hace que este plato sea increíblemente llenador. Cabe notar que el brócoli *rabe* (también conocido como *rapini*) que lleva esta receta es una verdura de origen mediterráneo que se parece en algo al brócoli común aunque no pertenece a la misma familia. Se consigue en la mayoría de los supermercados (colmados).

Tiempo de preparación: 15 minutos • Tiempo de cocción: 12 minutos

SALSA

- 1 **taza de ramitas de perejil de hoja plana no muy apretadas**
- 3 **cucharadas de jugo de limón**
- 2 **cucharadas de aceite de oliva extra virgen**
- 2 **cucharadas de consomé de pollo o de verdura de sodio reducido, o agua**
- 1 **cucharada de hojas de orégano fresco**

- 1 **diente de ajo**
- ¼ **de cucharadita de sal**
- ⅛ **de cucharadita de pimienta de Cayena (opcional)**
- ¼ **de taza de pimiento (ají, pimiento morrón) rojo picado finamente**

POLLO Y BRÓCOLI *RABE*

- 4 **mitades de pechuga de pollo deshuesada y sin pellejo, con toda la grasa quitada**

- 1 **paquete (de 12 onzas) de brócoli *rabe* cortado para cocinarse en el horno de microondas**

Para hacer la salsa: combine en un procesador de alimentos o en una licuadora (batidora) el perejil, el jugo de limón, el aceite, el consomé o el agua, el orégano, el ajo, la sal y la pimienta de Cayena, si la está usando. Muela hasta lograr una consistencia casi uniforme, deteniendo la máquina una o dos veces para limpiar los lados. Pase a un tazón (recipiente) pequeño e incorpore el pimiento rojo.

Para hacer el pollo y el brócoli *rabe*: ponga el pollo en un plato para hacer pays y vierta 3 cucharadas de la salsa de ajo y perejil encima. Recúbralo todo, tape el plato y deje reposar mientras calienta una barbacoa en mediano-caliente.

Ase el pollo, tapado, volteándolo una vez, durante 8 minutos o hasta que esté un poco tostado y ya no esté rosado en la parte más gruesa. Pase a un plato limpio y tápelo —dejándolo suelto— con papel de aluminio para mantenerlo caliente.

Cocine en el horno de microondas el brócoli *rabe* de acuerdo con las indicaciones del paquete. Divida entre 4 platos y ponga la pechuga de pollo arriba. Vierta la salsa restante por encima y sirva.

Rinde 4 porciones ($\frac{1}{2}$ taza de salsa)

Por porción: 220 calorías, 30 g de proteínas, 6 g de carbohidratos, 9 g de grasa, 65 mg de colesterol, 270 mg de sodio, 2 g de fibra dietética

Unidades de intercambio: $1\frac{1}{2}$ de verdura, 4 de carne, $1\frac{1}{2}$ de grasa

Elecciones de carbohidratos: $\frac{1}{2}$

SOFRITO DE POLLO Y BRÓCOLI CON NARANJA

El brócoli es uno de los miembros estelares de la familia de las crucíferas. Tiene una respetable cantidad de fibra, junto con miles de otros nutrientes que le han dado muchísimo prestigio entre los investigadores de alimentos.

Tiempo de preparación: 20 minutos • Tiempo de cocción: 7 minutos

1 manojo grande de brócoli (unas 1½ libras/680 g)

½ taza de jugo de naranja (china)

2 cucharadas de salsa de soya de sodio reducido

2 cucharaditas de maicena

2 cucharadas de mermelada de naranja

1 cucharada de aceite de *canola*

1 libra (454 g) de tiras de pollo, con toda la grasa quitada y picadas en trozos de 1" (2,5 cm)

3 cebollines (cebollas de cambray) picados en rodajas

3 dientes de ajo grandes picados en trocitos

1 cucharada de jengibre fresco picado en trocitos

Una pizca de pimienta roja molida

⅓ de taza de consomé de pollo de sodio reducido

1 pimiento (ají, pimiento morrón) rojo, picado en rodajas finas

Pique el brócoli en cabezuelas pequeñas. Corte y deseche unas 2" (5 cm) de los tallos duros del brócoli. Rebane finamente los tallos restantes.

Mezcle el jugo de naranja, la salsa de soya, la maicena y la mermelada de naranja en un tazón (recipiente) pequeño. Revuelva hasta mezclar bien. Ponga esta salsa aparte.

Caliente el aceite en un *wok* o en un sartén grande antiadherente a fuego alto. Agregue el pollo y fría, revolviendo a menudo, durante 2 ó 3 minutos o hasta que ya no esté rosado y los jugos salgan transparentes. Agregue los cebollines, el ajo, el jengibre y la pimienta roja molida y mezcle bien. Pase el pollo a un plato con una cuchara calada (espumadera).

Agregue el consomé y el brócoli a la mezcla de pollo y verduras en el *wok* y reduzca el fuego a mediano. Tape y cocine durante 2 minutos. Aumente el fuego a alto y agregue el pimiento. Fría, revolviendo a menudo, durante 2 minutos o hasta que el consomé se evapore y las verduras empiecen a suavizarse pero aún estén crujientes. Agregue la salsa de naranja al *wok* junto con el pollo. Fría, revolviendo constantemente, durante 1 ó 2 minutos o hasta que la salsa se espese y el pollo esté caliente.

Rinde 4 porciones

Por porción: 240 calorías, 32 g de proteínas, 23 g de carbohidratos, 5 g de grasa, 65 mg de colesterol, 460 mg de sodio, 6 g de fibra dietética

Unidades de intercambio: 2½ de verdura, ½ de pan, 3½ de carne, 1 de grasa

Elecciones de carbohidratos: 2

SÁNDWICHES TIPO *WRAP* DE POLLO AL ESTILO DE PEKÍN

Pruebe en casa este sándwich tan popular para llevar. El repollo (col) está hasta los topes de compuestos que, según los investigadores, nos protegen de las enfermedades cardíacas y ciertos tipos de cáncer. Además, es una buena fuente de fibra, al igual que el arroz integral, las zanahorias y las tortillas de trigo integral.
Fotografía en la página 215.

Tiempo de preparación: 30 minutos • Tiempo de cocción: 35 minutos

½ **taza de arroz integral**

2 **cucharaditas de aceite de sésamo (ajonjolí) oscuro**

4 **cebollines (cebollas de cambray) picados en rodajas**

¼ **de libra (113 g) de comelotodos (arvejas chinas) limpios**

1 **taza de repollo (col) colorado rallado finamente**

1 **taza de zanahoria rallada**

2 **cucharadas de vinagre de arroz sin sazonar**

2 **cucharaditas de jengibre fresco rallado**

6 **tortillas de trigo integral (de 10"–12"/25-30 cm de diámetro)**

6 **cucharadas de salsa *hoisin***

2 **tazas de pechuga de pollo cocida y desmenuzada (deshebrada)**

Cocine el arroz de acuerdo con las indicaciones del paquete. Ponga aparte.

Mientras tanto, caliente el aceite en un sartén mediano antiadherente a fuego mediano-alto. Agregue los cebollines y fría, revolviendo constantemente, durante 1 minuto o hasta que se marchiten. Incorpore el arroz.

En una olla pequeña, hierva agua. Agregue los comelotodos y cocine durante 30 segundos. Escurra y enjuague con agua fría hasta que se enfríen. Seque con cuidado y corte a lo largo en tiras finas. Mezcle los comelotodos, el repollo, la zanahoria, el vinagre de arroz y el jengibre en un tazón (recipiente) mediano.

Para armar los sándwiches tipo *wrap*, ponga las tortillas sobre una superficie de trabajo. Unte cada una con 1 cucharada de salsa *hoisin*. Ponga una sexta parte del pollo en una tira a lo largo en la parte inferior de cada tortilla, a 1" (2,5 cm) de distancia de las orillas. Cubra con el arroz y las mezclas de verduras. Doble la orilla inferior de cada tortilla para cubrir el relleno. Doble hacia adentro los lados y continúe enrollando la tortilla apretándola bien, como si fuera un burrito. Para servir, corte cada una a la mitad horizontalmente con un cuchillo serrado.

Rinde 6 porciones

Por porción: 290 calorías, 23 g de proteínas, 45 g de carbohidratos, 4 g de grasa, 45 mg de colesterol, 490 mg de sodio, 5 g de fibra dietética
Unidades de intercambio: 1 de verdura, 2½ de pan, 2½ de carne, ½ de grasa
Elecciones de carbohidratos: 3

POLLO CAPITÁN

Este suculento plato ofrece varios niveles de protección contra los antojos. Data del siglo IX, cuando supuestamente fue traído a los EE.UU. por un capitán británico quien estuvo destacado en la India durante un tiempo y fue allí donde se aprendió la receta. En todo caso, el Pollo capitán lleva *curry*, un condimento hindú tradicional picante. Nuestra versión ha modificado la receta tradicional para brindarle una deliciosa mezcla de fibra y las grasas monoinsaturadas que mantendrán su apetito a raya.

Fotografía en la página 216.

Tiempo de preparación: 35 minutos • Tiempo de cocción: 35 minutos

¼ de taza de almendras picadas en rodajas

4 mitades de pechuga de pollo, deshuesada y sin pellejo

½ cucharadita de sal

2 cucharadas de harina pastelera integral

1 cucharada de aceite de oliva

1 cebolla mediana picada

2 pimientos (ajíes, pimientos morrones), picados en trozos grandes

2 dientes de ajo picados en trocitos

1 cucharada de *curry* en polvo

½ cucharadita de tomillo seco

1 lata (de 16 onzas) de tomates (jitomates) picados en cubos

¼ de taza de vino tinto seco o consomé de pollo

3 cucharadas de pasas de Corinto secas

Cocine las almendras en un sartén pequeño antiadherente a fuego mediano, revolviendo a menudo, durante 3 ó 4 minutos o hasta que estén ligeramente tostadas. Pase a un plato y deje que se enfríen.

Pique las pechugas de pollo horizontalmente a la mitad. Sazone con ¼ de cucharadita de la sal. Recubra levemente con la harina, sacudiendo el exceso. Caliente el aceite a fuego mediano en una olla grande o un caldero de hierro para asar (*Dutch oven*). Agregue el pollo y fría durante 3 minutos de cada lado o hasta que se dore ligeramente pero sin llegar a hacerse totalmente. Pase el pollo a un plato.

Agregue la cebolla y los pimientos a la olla. Fría, revolviendo a menudo, durante 5 minutos o hasta que estén suaves. Incorpore el ajo, el *curry* en polvo, el tomillo y el ¼ de cucharadita restante de sal. Fría durante 1 minuto, revolviendo constantemente. Agregue los tomates (con su jugo) y el vino o el consomé y deje que rompa a hervir. Reduzca el fuego y deje que hierva a fuego lento durante 5 minutos. Agregue las pasas de Corinto.

Regrese el pollo a la olla, cubriéndolo con la salsa. Deje que rompa a hervir. Reduzca el fuego y tape parcialmente la olla. Cocine de 10 a 15 minutos o hasta que un termómetro de lectura instantánea registre 160°F al insertarlo en la parte más gruesa y los jugos salgan transparentes. Espolvoree con las almendras.

Rinde 4 porciones

Por porción: 305 calorías, 31 g de proteínas, 22 g de carbohidratos, 9 g de grasa, 65 mg de colesterol, 510 mg de sodio, 6 g de fibra dietética
Unidades de intercambio: ½ de fruta, 2 de verdura, 4 de carne, 1½ de grasa
Elecciones de carbohidratos: 1

POLLO CON MELOCOTONES Y VINO TINTO

DE PREPARACIÓN RÁPIDA

Las pechugas de pollo sin pellejo proporcionan las proteínas de alta calidad que necesitamos para sentirnos satisfechos durante horas. Los melocotones (duraznos) otorgan a este festivo plato un toque natural dulce y afrutado.

Fotografía en la página 281.

Fotografía en la página 281.

Tiempo de preparación: 20 minutos • Tiempo de cocción: 20 minutos

- 4 mitades de pechuga de pollo deshuesadas y sin pellejo
- ¼ de cucharadita de sal
- ½ cucharadita de pimienta negra recién molida
- 3 cucharadas de harina pastelera integral
- 1 cucharada de aceite de oliva

- 3 chalotes picados en rodajas finas
- ½ taza de vino tinto seco o consomé de pollo
- 2 melocotones maduros y firmes, picados en rodajas
- ½ taza de albahaca fresca no muy apretada, picada en rodajas

Aplane las pechugas de pollo con las manos hasta lograr un grosor uniforme. Sazone el pollo con la sal y la pimienta. Recubra con la harina, sacudiendo el exceso.

Caliente un sartén grande antiadherente a fuego mediano y agregue 2 cucharaditas del aceite. Agregue las pechugas de pollo y fría durante 12 minutos, volteándolas una vez, hasta que un termómetro de lectura instantánea registre 160°F al insertarlo en la parte más gruesa y los jugos salgan transparentes. Pase el pollo a un plato.

Agregue el aceite restante y los chalotes al sartén. Fría, revolviendo a menudo, durante 2 ó 3 minutos o hasta que los chalotes estén suaves. Agregue el vino o consomé y revuelva para recoger los pedacitos marrones. Suba el fuego a mediano-alto y agregue los melocotones. Cocine durante 2 minutos, revolviendo a menudo, hasta que el vino se reduzca ligeramente. Regrese el pollo y sus jugos del plato al sartén. Cocine durante 1 ó 2 minutos, revolviendo a menudo, o hasta que el pollo esté caliente. Agregue la albahaca.

Rinde 4 porciones

Por porción: 217 calorías, 28 g de proteínas, 11 g de carbohidratos, 5 g de grasa, 65 mg de colesterol, 220 mg de sodio, 2 g de fibra dietética

Unidades de intercambio: ½ de fruta, ½ de verdura, 4 de carne, 1 de grasa

Elecciones de carbohidratos: 1

POLLO "FRITO" AL HORNO

¡Sólo una porción de pollo frito tradicional puede tener hasta 28 gramos de grasa! Le ofrecemos una versión más saludable que es tierna e igual de deliciosa.

Tiempo de refrigeración: 2 horas • **Tiempo de preparación: 20 minutos**
• **Tiempo de cocción: 50 minutos**

1   pollo cortado en pedazos (4 libras/2 kg), sin pellejo y con toda la grasa visible quitada

1   taza de suero de leche

1   diente de ajo picado en trocitos

2   cucharadas de semillas de lino (linaza) molidas

½   taza de pan rallado (molido) de trigo integral seco

3   cucharadas de harina pastelera integral

3   cucharadas de harina de maíz

1   cucharadita de sal

¾   de cucharadita de pimienta negra recién molida

½   cucharadita de pimienta roja molida

Corte las pechugas del pollo a la mitad. Mezcle el suero de leche y el ajo en un tazón (recipiente) grande. Agregue el pollo y recúbralo. Tape y deje en el refrigerador durante 2 horas o toda la noche.

Precaliente el horno a 400°F. Rocíe una bandeja de hornear para brazos de gitano grande con aceite antiadherente en aerosol.

Mezcle bien las semillas de lino molidas, el pan rallado, la harina, la harina de maíz, la sal y la pimienta negra y roja en una bolsa grande para alimentos. Escurra el pollo en un colador. Agarre un pedazo de pollo a la vez, dejando que se escurra el exceso de suero de leche. Agregue a la bolsa y agite para que se recubra bien. Ponga el pollo con el lado sin pellejo hacia arriba sobre la bandeja ya preparada. Unte el pollo con aceite antiadherente en aerosol.

Hornee durante 50 ó 55 minutos o hasta que un termómetro de lectura instantánea registre 170°F al insertarlo en la parte más gruesa y los jugos salgan transparentes.

Rinde 6 porciones

Por porción: 258 calorías, 35 g de proteínas, 14 g de carbohidratos, 6 g de grasa, 100 mg de colesterol, 560 mg de sodio, 2 g de fibra dietética

Unidades de intercambio: 1 de pan, 5 de carne, ½ de grasa

Elecciones de carbohidratos: 1

POLLO RÁPIDO AL *PESTO*

Este plato es sencillísimo y sumamente delicioso. Lleva *pesto*, una salsa italiana que típicamente se prepara con piñones, ajo, queso y otros ingredientes. Se puede conseguir ya preparado en los supermercados (colmados). Puede servir este plato con una gran ensalada de verduras de hoja verde y un cereal de cocción rápida, como la quinua. Tendrá la cena lista en un dos por tres.

Tiempo de preparación: 5 minutos • Tiempo de cocción: 6 minutos

3–4 **tomates (jitomates) italianos pequeños** (*plum tomatoes*)

½ **taza de queso *mozzarella* semidescremado, rallado**

2 **cucharadas de queso parmesano rallado**

1 **libra (454 g) de pechuga de pollo picada en 8 rebanadas muy finas**

¼ **de cucharadita de sal**

¼ **de cucharadita de pimienta roja molida**

2 **cucharadas de *pesto* preparado**

Precaliente el asador del horno. Rocíe una bandeja de hornear con bordes con aceite de oliva antiadherente en aerosol.

Pique los tomates en rodajas finas a lo largo, desechando el centro y las rodajas exteriores, para obtener 16 rodajas. Mezcle el queso *mozzarella* y parmesano en un tazón (recipiente) pequeño.

Disponga las rebanadas de pollo sobre la bandeja de hornear ya preparada. Espolvoree con la sal y la pimienta roja molida y esparza cantidades iguales de *pesto* sobre cada uno.

Ase el pollo a una distancia de 2" a 4" (5 a 10 cm) de la fuente de calor durante 5 minutos o hasta que no esté rosado en la parte más gruesa y las orillas estén ligeramente doradas.

Retire del horno. Cubra cada trozo de pollo con 2 rodajas de tomate, poniendo una sobre otra de ser necesario, y espolvoree uniformemente con la mezcla de los quesos. Ase durante 1 ó 2 minutos más, justo hasta que el queso se derrita y los tomates se calienten. Sirva inmediatamente.

Rinde 4 porciones

Por porción: 210 calorías, 29 g de proteínas, 3 g de carbohidratos, 8 g de grasa, 75 mg de colesterol, 730 mg de sodio, 0 g de fibra dietética

Unidades de intercambio: 4½ de carne, 1 de grasa, ½ de verdura

Elecciones de carbohidratos: 0

POLLO AL ESTILO *OSSO BUCO*

Osso buco significa "hueso cortado" en italiano y se hace normalmente con patas de ternera. Esta receta es una versión más ligera de este plato clásico.

Tiempo de preparación: 20 minutos • **Tiempo de cocción: 45 minutos**

- 2 **cucharadas de aceite de oliva**
- 8 **muslos de pollo (2 libras/1 kg), sin pellejo**
- ½ **cucharadita de sal**
- 1 **cebolla mediana picada**
- 2 **zanahorias picadas**
- 2 **tallos de apio picados**
- 4 **dientes de ajo picados en trocitos**
- 1 **lata (de 14½ onzas) de tomates (jitomates) italianos picados en cubos**

- 1 **lata (de 14–19 onzas) de garbanzos, enjuagados y escurridos**
- 1 **taza de consomé de pollo o de verdura**
- ½ **taza de vino blanco o consomé de pollo**
- 1 **hoja de laurel**
- ¼ **de taza de perejil de hoja plana picado**
- 1 **cucharada de peladura de limón rallada**

Caliente el aceite en una olla para hacer sopa o un caldero de hierro para asar (*Dutch oven*) a fuego mediano-alto. Espolvoree el pollo con ¼ de cucharadita de la sal. Agregue el pollo y fría, volteándolo de vez en cuando, durante 6 u 8 minutos o hasta que esté dorado. Pase el pollo a un plato.

Reduzca el fuego a bajo y agregue la cebolla, las zanahorias, el apio y el ¼ de cucharadita restante de sal. Tape la olla y cocine durante 8 minutos o hasta que las verduras estén suaves. Ponga aparte 1 cucharadita del ajo. Incorpore el ajo restante y cocine durante 1 minuto. Agregue los tomates (con su jugo), los garbanzos, el consomé, el vino o el consomé y la hoja de laurel. Regrese el pollo a la olla. Deje que rompa a hervir. Reduzca el fuego, tape la olla y deje que hierva a fuego lento durante 30 ó 35 minutos o hasta que el pollo esté muy suave. Retire y deseche la hoja de laurel.

Mezcle en un tazón (recipiente) pequeño el perejil, la peladura de limón y la cucharadita reservada de ajo. Revuelva hasta que se mezcle bien. Sirva el pollo espolvoreado con la mezcla del perejil.

Rinde 8 porciones

Por porción: 276 calorías, 28 g de proteínas, 18 g de carbohidratos, 9 g de grasa, 80 mg de colesterol, 670 mg de sodio, 4 g de fibra dietética

Unidades de intercambio: 1½ de verdura, ½ de pan, 3½ de carne, 1½ de grasa

Elecciones de carbohidratos: 1

POLLO ASADO CON RELLENO DE CEBADA

La cebada —rica en fibra— es una excelente alternativa a un relleno tradicional de arroz. Utilice cualquier combinación de sus frutas secas favoritas para darle su propio toque.

Tiempo de preparación: 35 minutos ● Tiempo de cocción: 1 hora con 15 minutos

- ¾ de taza de cebada perla
- 1 naranja (china) nável (ombliguera) grande
- 2 cucharadas de aceite de oliva
- 1 cebolla mediana picada
- 1 zanahoria picada
- 1 tallo de apio picado
- 4 rebanadas de pan de trigo integral tostadas y picadas en cubos (2½ tazas)

- ¾ de taza de fruta seca mezclada y picada
- 2 cucharaditas de tomillo seco
- 1 cucharadita de sal
- ½ cucharadita de pimienta negra recién molida
- 1 taza de consomé de pollo
- 3 dientes de ajo picados en trocitos
- 1 pollo entero para freír (de 4 libras/2 kg)

Cocine la cebada de acuerdo con las indicaciones del paquete. Escurra y ponga aparte. Ralle la peladura de la naranja. Pele la naranja y píquela. Ponga aparte.

Caliente 1 cucharada del aceite a fuego mediano-bajo en un sartén grande. Agregue la cebolla, la zanahoria y el apio. Fría, revolviendo de vez en cuando, durante 10 minutos o hasta que la cebolla comience a dorarse. Retire el sartén del fuego. Agregue el pan, la fruta seca, ¾ de cucharadita del tomillo, ¾ de cucharadita de la sal, ¼ de cucharadita de la pimienta, la cebada y la naranja picada que reservó. Incorpore el consomé de pollo. Rocíe una fuente para hornear (refractario) poco honda de 2 cuartos de galón (2 l) de capacidad con aceite antiadherente en aerosol. Pase el relleno al plato y tape con papel de aluminio.

Precaliente el horno a 425°F. Mezcle el ajo, la peladura reservada de naranja y la cucharada restante de aceite, 1¼ cucharaditas de tomillo, ¼ de cucharadita de sal y ¼ de cucharadita de pimienta en un tazón (recipiente) pequeño. Frote con la mezcla de la naranja por debajo y por encima del pellejo y en la cavidad. Ate las patas con hilo de cocina.

Ponga el pollo sobre una rejilla colocada en una olla (charola) para asar poco honda. Ase durante 30 minutos. Ponga el relleno en el horno. Reduzca la temperatura del horno a 350°F y cocine el relleno y el pollo durante 45 ó 55 minutos más o hasta que un termómetro de carne registre 180°F en la pechuga del pollo y los jugos salgan transparentes. Retire el papel de aluminio del relleno después de 25 minutos o cuando esté caliente. Tape el pollo con papel de aluminio —dejándolo suelto— y déjelo reposar durante 10 minutos. Quite el pellejo antes de cortar.

Rinde 8 porciones

Por porción: 320 calorías, 27 g de proteínas, 36 g de carbohidratos, 8 g de grasa, 75 mg de colesterol, 610 mg de sodio, 6 g de fibra dietética

Unidades de intercambio: 1 de fruta, $\frac{1}{2}$ de verdura, 1 de pan, $2\frac{1}{2}$ de carne, $2\frac{1}{2}$ de grasa

Elecciones de carbohidratos: 2

ZITI AL HORNO CON SALCHICHA DE PAVO

Esta saludable cacerola (guiso) es perfecta para una cena en la que los invitados traen sus propios platillos y sin duda se convertirá en uno de los platos favoritos de toda la familia. Si bien está hasta los topes de verduras saludables, la combinación del queso derretido y la suave pasta se llevará todos los aplausos.

Tiempo de preparación: 15 minutos • **Tiempo de cocción: 50 minutos**

1½ tazas (5 onzas/142 g) de *ziti* de trigo integral, *rotelle* u otra pasta corta

1 cucharadita + 2 cucharadas de aceite de oliva

1 libra (454 g) de salchicha de pavo (chompipe) magra al estilo italiano (semipicante o picante), picada en trozos de 4" (10 cm)

1 pimiento (ají, pimiento morrón) rojo grande picado

1 cebolla pequeña picada

6 hongos grandes (6 onzas/170 g) picados en trozos grandes

3 dientes de ajo picados en trocitos

1 cucharadita de orégano seco

½ cucharadita de tomillo seco

1 lata (de 15 onzas) de tomates (jitomates) aplastados

¼ de cucharadita de sal

¼ de cucharadita de pimienta negra molida

1 tomate grande maduro, picado o cortado en pedazos finos (opcional)

¾ de taza (3 onzas/85 g) de queso *mozzarella*, rallado

Precaliente el horno a 375° F. Rocíe una fuente para hornear (refractario) de tres cuartos de galón (3 l) de capacidad y poco honda con aceite antiadherente en aerosol y deje aparte.

Prepare la pasta de acuerdo con las indicaciones del paquete. Escurra y regrese a la olla. Agregue 1 cucharadita del aceite y mezcle bien.

Caliente las 2 cucharadas restantes de aceite en un sartén grande a fuego mediano. Agregue la salchicha y fría durante 8 ó 10 minutos, hasta que se dore y ya no esté rosada adentro. Pase la salchicha a un plato limpio y déjela enfriar mientras prepara el resto de la salsa.

Agregue el pimiento, la cebolla, los hongos, el ajo, el orégano y el tomillo al mismo sartén. Fría durante 6 ó 7 minutos hasta que la cebolla está casi suave, revolviendo de vez en cuando. Incorpore los tomates aplastados y fría durante 5 minutos. Sazone con sal y pimienta negra.

Pique la salchicha en rodajas de ¼" (6 mm) y ponga en la fuente para hornear ya preparada junto con la salsa y la pasta. Mezcle bien. Cubra con tomate fresco (si lo está usando), solamente por las orillas si así lo desea y espolvoree con el queso *mozzarella*. Hornee de 20 a 25 minutos, hasta que esté todo bien caliente y el queso se derrita y quede ligeramente dorado.

Rinde 4 porciones

Por porción: 340 calorías, 26 g de proteínas, 27 g de carbohidratos, 15 g de grasa, 60 mg de colesterol, 293 mg de sodio, 5 g de fibra

Unidades de intercambio: 2 de verdura, 1 de pan, 3 de carne, 2½ de grasa

Elecciones de carbohidratos: 2

SABROSO PAVO *STROGANOFF*

El *stroganoff* es un plato de origen ruso que normalmente consiste en trozos de carne de res salteados y servidos en una salsa que lleva crema agria. Nuestra versión lleva pavo (chompipe), el cual es una excelente fuente de proteínas. Por lo tanto, esta comida tiene la resistencia para mantenerlo alejado de la tentación de tomar meriendas (refrigerios, tentempiés) a altas horas de la noche. *Fotografía en la página 282.*

Tiempo de preparación: 15 minutos • Tiempo de cocción: 15 minutos

- 3 **cucharaditas de aceite de oliva**
- ¾ **de libra (340 g) de rebanadas de pechuga de pavo, picadas en tiras finas**
- 2 **chalotes grandes picados finamente**
- 1 **caja (de 10 onzas) de hongos** *cremini* **picados en rodajas**
- 1 **taza zanahorias cambray picadas en rodajas**
- 1 **diente de ajo picado en trocitos**

- 1 **cucharadita de pimentón (paprika) picante**
- ¼ **de cucharadita de sal**
- 1 **taza de consomé de pollo**
- 2 **cucharaditas de pasta de tomate (jitomate)**
- 2 **cucharaditas de salsa** *Worcestershire*
- 2 **cucharaditas de maicena**
- ⅓ **de taza de crema agria de grasa reducida**

Caliente 2 cucharaditas del aceite en un sartén grande antiadherente a fuego alto. Agregue el pavo y fría, revolviendo a menudo, de 3 a 4 minutos o hasta que ya no esté rosado y apenas se haya cocido por dentro. Pase a un plato.

Reduzca el fuego a mediano-alto y agregue la cucharadita restante de aceite y los chalotes al sartén. Fría, revolviendo, durante 1 minuto o hasta que los chalotes comiencen a suavizarse. Agregue los hongos y las zanahorias. Fría, revolviendo a menudo, durante 4 minutos o hasta que los hongos se suavicen. Incorpore el ajo, el pimentón y la sal y fría durante 1 minuto. Retire el sartén del fuego.

Mezcle el consomé de pollo, la pasta de tomate, la salsa *Worcestershire* y la maicena en un tazón (recipiente) pequeño. Regrese el sartén a fuego mediano y agregue la mezcla del consomé. Cocine, revolviendo a menudo, hasta que la salsa rompa a hervir y se espese. Deje que hierva a fuego lento durante 2 minutos. Agregue el pavo y cocine durante 1 minuto o hasta que se caliente. Retire el sartén del fuego y agregue la crema agria.

Rinde 4 porciones

Por porción: 248 calorías, 30 g de proteínas, 11 g de carbohidratos, 9 g de grasa, 70 mg de colesterol, 500 mg de sodio, 2 g de fibra dietética

Unidades de intercambio: 1½ de verdura, 4 de carne, 1½ de grasa

Elecciones de carbohidratos: 1

PECHUGA DE PAVO *TANDOORI* CON *CHUTNEY* DE PERA Y CEREZA

Tandoori es un término indio utilizado para describir un método de cocción rápida de carnes a un fuego relativamente alto. En esta receta usamos otro ingrediente de la India, el *chutney*, un condimento algo picante que normalmente se hace de mango, ciertas verduras y chiles verdes. Se consigue ya preparado en la mayoría de los supermercados (colmados) en la sección de los condimentos. Si bien la preparación de este estimulante plato alto en proteínas sólo toma unos minutos, su satisfacción sin duda durará mucho más.

Tiempo de preparación: 15 minutos • Tiempo de cocción: 4 minutos

- 1 **pera grande madura, pelada, sin el corazón y picada**
- 1 **taza de cerezas sin hueso frescas o congeladas y descongeladas, divididas en 4 partes**
- ½ **pimiento (ají, pimiento morrón) rojo pequeño, picado**
- ¼ **de taza de *chutney* de mango, embotellado**
- 2 **cucharadas de cebolla morada picada finamente**

- 2 **cucharadas de cilantro picado (opcional)**
- 1 **cucharada de jugo de limón verde (lima)**
- 1 **cucharadita de *curry* en polvo**
- 1 **cucharadita de pimentón (paprika)**
- 1 **cucharadita de cominos molidos**
- ¼ **de cucharadita de sal**
- 4 **de pechuga de pavo (chompipe) en rebanadas (de 4 onzas/113 g cada una)**

Combine la pera, las cerezas, el pimiento, el *chutney*, la cebolla, el cilantro (si lo está usando) y el jugo de limón verde en un tazón (recipiente) mediano. Ponga aparte.

Mezcle el *curry* en polvo, el pimentón, los cominos y la sal en un tazón pequeño. Espolvoree ambos lados del pavo con la mezcla de las especias, recubriéndolo bien.

Caliente un sartén tipo parrilla (*grill pan*) a fuego mediano. Rocíe el sartén con aceite antiadherente en aerosol. Fría las rebanadas de pechuga durante 2 minutos de cada lado o hasta que ya no estén rosadas. Sirva con el *chutney* de pera y cereza.

Rinde 4 porciones (2 tazas de *chutney*)

Por porción: 223 calorías, 27 g de proteínas, 21 g de carbohidratos, 4 g de grasa, 60 mg de colesterol, 200 mg de sodio, 3 g de fibra dietética

Unidades de intercambio: 1 de fruta, 1 de verdura, 4 de carne

Elecciones de carbohidratos: 1

PIMIENTOS RELLENOS
DE SALCHICHA DE PAVO

Algunas investigaciones indican que los chiles tal vez nos ayuden a quemar calorías más rápidamente y aceleren nuestro metabolismo. Son un complemento perfecto para esta comida deliciosamente robusta. Con ese fin, aparte de los chiles, esta receta lleva *Hot Pepper Jack*, un tipo de queso llamado *Monterey Jack* que lleva trocitos de chile picante.

Tiempo de preparación: 30 minutos • Tiempo de cocción: 1 hora con 5 minutos

¼ de taza de arroz integral

1 pimiento (ají, pimiento morrón) rojo grande, picado a la mitad a lo largo

1 pimiento amarillo grande, picado a la mitad a lo largo

¼ de libra (113 g) de salchicha de pavo (chompipe), con el revestimiento quitado

½ cebolla mediana picada

1 diente de ajo picado en trocitos

3 tazas de espinacas picadas en tiras

2 onzas (½ lata) de chiles verdes picados, enjuagados y escurridos

¼ de cucharadita de cominos molidos

⅛ de cucharadita de sal

1 tomate (jitomate) picado

½ taza de queso *Hot Pepper Jack*, rallado

Cocine el arroz según las indicaciones del paquete. Ponga aparte.

Precaliente el horno a 350°F. Ponga agua en una olla grande y deje que rompa a hervir. Agregue los pimientos rojos y amarillos al agua hirviendo, cocine durante 3 minutos y escurra. Ponga aparte.

Fría la salchicha en un sartén grande antiadherente a fuego mediano, revolviendo a menudo para descomponerla, durante 6 minutos o hasta que ya no esté rosada. Pase a un tazón grande con una pala calada (espumadera). Agregue la cebolla al sartén y fría, revolviendo a menudo, durante 6 u 8 minutos o hasta que esté dorada. Incorpore el ajo y fría durante 1 minuto. Agregue las espinacas, los chiles, los cominos y la sal. Fría, revolviendo de vez en cuando, durante 5 minutos o hasta que las espinacas se marchiten. Agregue la salchicha al sartén, así como el arroz, la mitad del tomate y ¼ de taza del queso.

Rellene las mitades de los pimientos con la mezcla del arroz. Ponga en una fuente para hornear (refractario) poco honda. Vierta el tomate restante sobre el relleno. Tape la fuente con papel de aluminio, dejándolo suelto. Hornee durante 30 minutos. Destape y espolvoree con el $1/4$ de taza restante de queso. Hornee durante 10 minutos más o hasta que el queso se derrita y el relleno esté caliente.

Rinde 4 porciones

Por porción: 186 calorías, 11 g de proteínas, 15 g de carbohidratos, 9 g de grasa, 60 mg de colesterol, 390 mg de sodio, 3 g de fibra dietética
Unidades de intercambio: 2 de verdura, $1/2$ de pan, $1^1/2$ de carne, 1 de grasa
Elecciones de carbohidratos: 1

PAVO A LA *TETRAZZINI*

DE PREPARACIÓN RÁPIDA

A pesar de su nombre italiano, el *Tetrazzini* realmente es un plato estadounidense. Según la historia, fue inventado por un chef llamado Ernest Arbogast en 1910 en honor a una estrella de ópera llamada Luisa Tetrazzini. Típicamente consiste en carne (todo tipo menos la de res), hongos, y almendras en una salsa hecha de mantequilla o crema y queso parmesano, con un toque de vino dulce, todo servido con espaguetis. En este caso, lo hemos modificado un poco para ofrecerle una cremosa cacerola (guiso) cocinada en la hornilla. Sólo una rápida pasada debajo del asador del horno garantiza una cubierta crujiente maravillosa.

Tiempo de preparación: 20 minutos • Tiempo de cocción: 30 minutos

- ½ libra (227 g) de pasta de trigo integral, como *penne*
- 1 bolsa (de 10 onzas) de espinacas frescas, con las hojas largas cortadas con las manos a la mitad
- 1 cucharada de aceite de oliva
- 1 libra (454 g) de pechuga de pavo en rebanadas, picadas en pedazos de ¾" (2 cm)
- 1 caja (de 8 onzas) de hongos picados en rodajas
- 1 cebolla pequeña finamente picada
- ¾ de taza de consomé de pollo
- ¾ de taza de leche semidescremada al 1 por ciento
- 2 cucharadas de maicena
- ½ taza de chícharos (guisantes, arvejas) congelados
- ¾ de taza de queso parmesano recién rallado
- 2 cucharadas de semillas de lino (linaza) molidas

Prepare la pasta de acuerdo con las indicaciones del paquete. Antes de escurrir, agregue las espinacas y revuelva hasta que se marchiten. Escurra la pasta.

Caliente el aceite en un sartén grande apto para usarse en el horno a fuego mediano-alto. Agregue el pavo y fría, revolviendo a menudo, durante 3 ó 4 minutos o hasta que ya no esté rosado. Pase a un plato.

Reduzca el fuego a mediano-bajo y agregue los hongos y la cebolla al sartén. Fría, revolviendo a menudo, durante 5 minutos o hasta que se suavicen. Agregue el consomé de pollo y deje que rompa a hervir.

Precaliente el asador del horno. Combine la leche y la maicena en un tazón (recipiente) pequeño. Revuelva hasta que la maicena se disuelva. Incorpore a la mezcla del consomé. Agregue los chícharos y deje que rompa a hervir, revolviendo a menudo. Reduzca el fuego y deje que hierva a fuego lento durante 3 minutos, revolviendo a menudo. Incorpore $\frac{1}{2}$ taza del queso, el pavo y la pasta a la salsa. Espolvoree con las semillas de lino y $\frac{1}{4}$ de taza restante de queso. Ase en el asador durante 2 ó 3 minutos o hasta que el queso se derrita.

Rinde 6 porciones

Por porción: 383 calorías, 28 g de proteínas, 39 g de carbohidratos, 14 g de grasa, 70 mg de colesterol, 480 mg de sodio, 8 g de fibra dietética

Unidades de intercambio: 1 de verdura, 2 de pan, $3\frac{1}{2}$ de carne, 1 de grasa

Elecciones de carbohidratos: 3

PIZZAS DE PAVO AL ESTILO DE SANTA FE

Llénese rápidamente con esta comida alta en fibra y en proteínas. Desde luego, saboreará una vibrante mezcla de pavo y verduras con un toque diferente. La salsa gruesa de tomate se llama *chunky tomato sauce* en inglés porque lleva trocitos o *chunks* de tomate.

Tiempo de preparación: 15 minutos • Tiempo de cocción: 16 minutos

- 4 tortillas de trigo integral (de 8"/20 cm de diámetro)
- 6 onzas (170 g) de pechuga de pavo molida
- 1 pimiento (ají, pimiento morrón) rojo pequeño, picado
- 1 calabacín picado en rodajas finas
- ¼ de taza de cebolla morada picada
- 1 taza de maíz (elote, choclo) fresco o congelado y descongelado
- 1 taza de frijoles (habichuelas) negros de lata sin sal, enjuagados y escurridos

- 1 cucharada de chile en polvo
- 1½ tazas de salsa gruesa de tomate (jitomate), semipicante
- 2 cucharadas de cilantro picado
- ⅓ de taza de una mezcla de queso mexicano rallado, de grasa reducida
- 2 cucharadas de chile jalapeño en escabeche (opcional)
- 2 tazas de escarola rallada no muy apretada
- ¼ de taza de crema agria de grasa reducida (opcional)

Precaliente el horno a 450°F. Organice las parrillas del horno para dividir a éste en tres niveles. Ponga las tortillas en 2 bandejas de hornear.

Fría el pavo, el pimiento, el calabacín y la cebolla en un sartén grande antiadherente a fuego mediano-alto, revolviendo a menudo para desmenuzar el pavo, durante 5 minutos o hasta que el pavo ya no esté rosado. Incorpore el maíz, los frijoles, el chile en polvo y ¾ de taza de la salsa. Cocine durante 2 minutos, revolviendo, hasta que esté todo bien caliente. Agregue el cilantro.

Cubra las tortillas con la mezcla del pavo, extendiéndola hasta que quede ½" (1 cm) de las orillas. Hornee durante 8 minutos, girando las bandejas de hornear a mitad del proceso, o hasta que las tortillas estén crujientes y doradas por las orillas. Espolvoree con el queso y hornee durante 1 ó 2 minutos o hasta que se derrita. Espolvoree con el jalapeño (si lo está usando) y la *escarola*. Sirva con la crema agria, si lo desea, y con ¾ de taza restante de salsa como guarnición.

Rinde 4 porciones

Por porción: 350 calorías, 23 g de proteínas, 51 g de carbohidratos, 6 g de grasa, 35 mg de colesterol, 620 mg de sodio, 5 g de fibra dietética

Unidades de intercambio: 2 de verdura, 2 de pan, 3 de carne, 1 de grasa

Elecciones de carbohidratos: 3

CHILI DE PAVO Y FRIJOLES

Gracias a la abundancia de fibra, proteínas de alta calidad y una sabrosa mezcla de sazonadores, puede decir adiós a los antojos con nuestra deliciosa versión de este popular guiso (estofado) oriundo del estado de Texas.

Tiempo de preparación: 20 minutos • Tiempo de cocción: 1 hora 10 minutos

1 **libra de pechuga de pavo (chompipe) molida**

1 **cebolla grande picada**

2 **pimientos (ajíes, pimientos morrones) rojos o amarillos, picados**

4 **dientes de ajo grandes picados en trocitos**

3 **cucharadas de pasta de tomate (jitomate)**

2 **cucharadas de chile en polvo**

1 **cucharada de comino molido**

1 **cucharadita de orégano seco**

1 **cucharadita de sal**

1 **batata dulce (camote) grande, pelada y picada en cubos de ½" (1 cm)**

1 **lata (de 28 onzas) de tomates en cubos**

1 **lata (de 14 onzas) de consomé de pollo**

1 **chile chipotle en adobo picado en trocitos (opcional)**

2 **latas (de 15–16 onzas) de frijoles (habichuelas) mixtos para hacer *chili*, enjuagados y escurridos**

1 **calabacín picado**

Fría el pavo, la cebolla y los pimientos en una olla para sopa grande o en un caldero de hierro para asar (*Dutch oven*) a fuego mediano-alto, revolviendo a menudo, durante 8 minutos o hasta que el pavo esté bien cocido. Agregue el ajo, la pasta de tomate, el chile en polvo, el comino, el orégano y la sal. Fría, revolviendo constantemente, durante 1 minuto.

Agregue la batata dulce, los tomates en cubos (con su jugo), el consomé de pollo y el chile chipotle, si lo está usando. Deje que rompa a hervir. Reduzca el fuego a bajo y deje que hierva a fuego lento, tapado, revolviendo de vez en cuando, durante 30 minutos.

Agregue los frijoles y el calabacín. Deje que vuelva a hervir a fuego lento. Tape la olla y deje que hierva a fuego lento durante 30 minutos más, revolviendo de vez en cuando o hasta que los sabores estén bien mezclados y las verduras estén suaves.

Rinde 8 porciones

Por porción: 227 calorías, 17 g de proteínas, 29 g de carbohidratos, 5 g de grasa, 45 mg de colesterol, 680 mg de sodio, 10 g de fibra dietética

Unidades de intercambio: 2 de verdura, 1 de pan, 2 de carne

Elecciones de carbohidratos: 2

HAMBURGUESAS PICANTES DE PAVO Y FRIJOLES CON GUACAMOLE

Le encantarán estas picantes hamburguesas —cargadas de especias y cubiertas con una cucharada de guacamole— al probar el primer bocado.
Fotografía en la página 283.

Tiempo de preparación: 20 minutos • Tiempo de cocción: 20 minutos

GUACAMOLE

- 1 aguacate (palta) maduro
- 2 cucharadas de cebolla blanca dulce picada
- 1 cucharada de salsa
- 1 cucharada de jugo de limón verde (lima) fresco
- Sal

HAMBURGUESAS

- $2/3$ de taza de frijoles (habichuelas) negros de lata, enjuagados y escurridos
- 1 huevo grande
- 1 cucharada + 2 cucharaditas de chile en polvo
- $1/2$ cucharadita de cominos molidos
- $1/2$ cucharadita de sal
- 1 libra (454 g) de pechuga de pavo (chompipe) magra (baja en grasa) molida
- 4 panecillos pequeños integrales para hamburguesa, partidos
- 4 rodajas de tomate (jitomate)

Para hacer el guacamole: aplaste el aguacate con un tenedor en un tazón (recipiente) pequeño hasta lograr una consistencia bastante uniforme. Incorpore la cebolla, la salsa, el jugo de limón verde y la sal. Tape, apretando bien, y ponga aparte.

Para hacer las hamburguesas: precaliente el asador del horno. Rocíe la rejilla de la charola del asador del horno con aceite de oliva antiadherente en aerosol.

Machaque los frijoles en un tazón mediano hasta lograr una textura grumosa. Incorpore el huevo, el chile en polvo, los cominos y la sal hasta que todo quede bien mezclado. Agregue el pavo molido y revuelva primero con una cuchara, luego suavemente con las manos hasta que se mezcle todo bien (Mezcle sólo un poco para que las hamburguesas no queden duras). Forme 4 hamburguesas de igual tamaño con las manos húmedas. Póngalas sobre la rejilla de la charola del asador del horno ya preparada.

Ase las hamburguesas a 4" ó 6" (10 ó 15 cm) de la fuente de calor durante 6 ó 7 minutos por cada lado, hasta que estén un poco doradas, firmes y bien hechas. Pase a un plato. Ponga los panecillos en la charola del asador del horno y tuéstelos.

Ponga los panecillos tostados en 4 platos. Meta una rodaja de tomate y una hamburguesa en la parte inferior del panecillo. Vierta 2 cucharadas de guacamole encima de cada una, cubra con la parte superior del panecillo y sirva.

Rinde 4 porciones

Por porción: 350 calorías, 37 g de proteínas, 34 g de carbohidratos, 9 g de grasa, 125 mg de colesterol, 820 mg de sodio, 8 g de fibra dietética

Unidades de intercambio: 2 de pan, 1 de grasa, 4 de carne

Elecciones de carbohidratos: 2

ALAMBRES DE PAVO
CON SALSA DE MANGO Y PIÑA

La salsa fresca y afrutada le confiere a este plato rico en proteínas un toque deliciosamente exótico.

Tiempo de preparación: 35 minutos • Tiempo de adobo (remojo): 1 hora • Tiempo de cocción: 12 minutos

PAVO Y ADOBO (ESCABECHE, MARINADO)

1½ **libras (680 g) de filete de pavo (chompipe), con toda la grasa quitada y picado en 18 trozos de 1" (2,5 cm)**

1 **cucharadita de peladura de naranja (china) rallada**

½ **taza de jugo de naranja**

2 **cucharadas de salsa de soya**

1 **cucharada de miel**

2 **dientes de ajo picados en trocitos**

½ **cucharadita de pimienta negra recién molida**

SALSA

1 **mango grande maduro, pelado y picado**

1½ **tazas de piña (ananá) fresca o de lata sin edulcorantes y picada**

2 **cucharadas de cebolla morada picada**

1 **chile chipotle en adobo picado en trocitos**

1 **cucharada de vinagre de arroz condimentado**

2 **cucharadas de menta fresca picada**

½ **cucharadita de sal**

2 **cebollas moradas grandes, picadas en 6 pedazos cada una**

1 **pimiento (ají, pimiento morrón) grande rojo, picado en 12 pedazos de 1"**

1 **calabacín mediano, picado en 12 rodajas**

Para preparar el pavo y el adobo: ponga el pavo en una bolsa para alimentos. Combine la peladura de naranja, el jugo de naranja, la salsa de soya, la miel, el ajo y la pimienta en un tazón (recipiente) pequeño. Bata a mano hasta que se mezcle todo. Vierta sobre el pavo. Cierre la bolsa y revuelva para recubrirlo bien. Déjelo adobar durante 1 hora.

Para hacer la salsa: mezcle el mango, la piña, la cebolla, el chile, el vinagre, la menta y ¼ de cucharadita de la sal en un tazón mediano. Revuelva para mezclarlo bien. Ponga aparte y deje a temperatura ambiente.

Rocíe una parrilla para asador con aceite antiadherente en aerosol. Precaliente la parrilla. Saque el pavo del adobo y ponga el adobo aparte. Ensarte el pavo, la cebolla morada, el pimiento y el calabacín uniformemente en los alambres (pinchos).

Ase a la parrilla (a la barbacoa) los alambres, volteándolos con frecuencia y untándolos con el adobo, durante 12 ó 15 minutos o hasta que los jugos salgan transparentes. Espolvoree con ¼ de cucharadita restante de sal. Sirva con la salsa.

Rinde 6 porciones

Por porción: 223 calorías, 29 g de proteínas, 25 g de carbohidratos, 2 g de grasa, 55 mg de colesterol, 590 mg de sodio, 3 g de fibra dietética

Unidades de intercambio: 1 de fruta, 1 de verdura, ½ de pan, 3½ de carne

Elecciones de carbohidratos: 2

PAVO A LA PARRILLA CON ROMERO Y LIMÓN

Este plato veraniego es maravilloso si se sirve junto con rodajas de tomate (jitomate) y pepino fresco o una ensalada de trigo *bulgur* y perejil.

Tiempo de preparación: 12 minutos • Tiempo de adobo (remojo): de 1 a 2 horas • Tiempo de cocción: 8 minutos

- 2 cucharadas de hojas de romero fresco picadas
- 1½ cucharaditas de peladura de limón rallada
- 2 cucharadas de jugo de limón
- 1 cucharada de aceite de oliva extra virgen
- ½ cucharadita de pimienta negra recién molida
- ¼ de cucharadita de sal
- 2 dientes de ajo pelados y machacados
- 1 libra (454 g) de pechuga de pavo en rebanadas (de 4 onzas/113 g cada una)
- Pedazos de limón

Mezcle en un plato para hacer pays 1½ cucharadas del romero, la peladura de limón, el jugo de limón, el aceite, la pimienta y la sal. Agregue el ajo y las rebanadas de pechuga y voltee para recubrir con el adobo (escabeche, marinado). Tape y déjelas adobar en el refrigerador de 1 a 2 horas.

Caliente una barbacoa en mediano-alto. Voltee el pavo una vez más en el adobo y ponga sobre la parrilla. Tape y ase a la parrilla (a la barbacoa), volteándolo una vez, durante 2 ó 4 minutos de cada lado, hasta que apenas esté cocido.

Espolvoree las rebanadas de pechuga de pavo con la ½ cucharada restante de romero picado y sirva con los pedazos de limón.

Rinde 4 porciones

Por porción: 160 calorías, 28 g de proteínas, 1 g de carbohidratos, 4 g de grasa, 45 mg de colesterol, 250 mg de sodio, 0 g de fibra dietética

Unidades de intercambio: 3½ de carne, 1 de grasa

Elecciones de carbohidratos: 0

LUBINA ESTRIADA CON SABOR A CÍTRICOS

Este pescado, el cual se llama *"striped bass"* en inglés, se encuentra principalmente en las aguas del Mar Atlántico y se conoce por su carne magra, tierna y sabrosa. Debería tener los ojos brillantes y un cuerpo firme y plateado en el que no se marquen las huellas cuando se maneje.

DE PREPARACIÓN RÁPIDA

Tiempo de preparación: 15 minutos • Tiempo de cocción: 35 minutos

- 1 **lubina estriada entera (3–3½ libras/1-1,5 kg), limpia (con la cabeza y la cola)**
- 1 **cucharada de aceite de oliva**
- 6 **ramitos de tomillo fresco**
- 20 **hojas de albahaca fresca**
- 2 **cebollines (cebollas de cambray) picados**
- 2 **cucharadas de jugo de limón verde (lima)**
- 2 **cucharadas de jugo de limón**

- 2 **cucharadas de jugo de naranja (china)**
- 2 **cucharaditas de peladura de limón verde rallada**
- 2 **cucharaditas de peladura de naranja rallada**
- ½ **cucharadita de sal**
- ¼ **de cucharadita de pimienta negra recién molida**
- 2 **naranjas nável (ombligueras) peladas y partidas en gajos**

Precaliente el horno a 500°F. Rocíe un molde para hornear con aceite antiadherente en aerosol.

Realice 4 cortes profundos horizontales hasta el hueso en cada lado del pescado con un cuchillo afilado. Unte ambos lados del pescado con el aceite.

Disponga 3 ramitos del tomillo, 10 hojas de albahaca y la mitad de los cebollines picados en una fila en el centro del molde para hornear. Ponga el pescado encima. Esparza el jugo de limón verde, el jugo de limón y el jugo de naranja, luego frote ambos lados del pescado con las peladuras de limón verde y naranja. Sazone el pescado con la sal y la pimienta. Cubra con el tomillo, la albahaca y los cebollines restantes. Tape el pescado —dejándolo suelto— con papel de aluminio y vierta ½ taza de agua en el molde. Hornee durante 30 minutos.

Retire el pescado del horno y cubra con los gajos de naranja. Vuelva a tapar el pescado con el papel de aluminio y hornee durante 5 ó 10 minutos más o hasta que el pescado se desmenuce fácilmente con un tenedor.

Rinde 4 porciones

Por porción: 243 calorías, 31 g de proteínas, 14 g de carbohidratos, 7 g de grasa, 135 mg de colesterol, 410 mg de sodio, 4 g de fibra dietética

Unidades de intercambio: 1 de fruta, 4½ de carne, 1 de grasa

Elecciones de carbohidratos: 1

TRUCHA AHUMADA CON SALSA DE MANZANA Y RÁBANO PICANTE

La trucha fresca tiene un delicado sabor y una firme textura. Es una excelente fuente de proteínas, por lo que mantendrá a raya su apetito durante horas.

Tiempo de preparación: 45 minutos • Tiempo de refrigeración: 2 horas • Tiempo de cocción: 25 minutos

SALSA

- ¼ de taza de mayonesa *light*
- 3 cucharadas de crema agria de grasa reducida
- ½ manzana Granny Smith pequeña, pelada y picada finamente
- 4 cucharaditas de rábano picante preparado, escurrido
- ½ cucharadita de mostaza *Dijon*

TRUCHA

- 1 cuarto de galón (1 l) de agua
- ½ cucharadita de sal
- 2 dientes de ajo picados en trocitos
- 2 cucharadas de azúcar morena (mascabado) apretada
- 2 cucharadas de miel
- 4 filetes de trucha (de 4–6 onzas/113-170 g cada uno), como trucha arco iris, salvelino, trucha de arroyo o una trucha de piscifactoría
- 1 taza de astillas de mezquite, remojadas en agua durante 30 minutos (vea la Nota)
- ¾ de taza de azúcar granulada
- ¾ de taza de arroz sin cocer

Para hacer la salsa: combine la mayonesa, la crema agria, la manzana, el rábano picante y la mostaza en un tazón (recipiente). Métalo al refrigerador hasta que lo vaya a utilizar.

Para hacer la trucha: combine el agua, la sal, el ajo, el azúcar morena y la miel en un tazón grande. Agregue la trucha y refrigere durante 2 horas.

Combine en un tazón pequeño las astillas de mezquite, el azúcar granulada y el arroz. Cubra un caldero de hierro para asar (*Dutch oven*) pesado o un sartén grande de hierro fundido con una doble capa de papel de aluminio muy resistente. Extienda la mezcla del azúcar granulada sobre la parte inferior del caldero. Ponga una rejilla (parrilla) de alambre de $1\frac{1}{2}$" a 2" (de 4 a 5 cm) por encima de la mezcla del azúcar en el caldero de hierro para asar. Saque la trucha de la solución de sal y enjuague con agua fría.

Ponga la trucha sobre la rejilla de alambre. Tape el caldero de hierro y ponga a fuego alto. Cuando el caldero comience a echar humo, reduzca el fuego a bajo y cocine durante 15 ó 20 minutos. Retire del fuego y deje reposar durante 4 minutos.

Nota: antes de cocinar este plato, asegúrese de que su cocina está bien ventilada o que tenga un buen extractor.

Rinde 4 porciones ($\frac{3}{4}$ de taza de salsa)

Por porción: 280 calorías, 24 g de proteínas, 13 g de carbohidratos, 14 g de grasa, 75 mg de colesterol, 510 mg de sodio, 1 g de fibra dietética

Unidades de intercambio: 1 de pan, 3 de carne, 2 de grasa

Elecciones de carbohidratos: 1

CABALLA CON CONSOMÉ DE AZAFRÁN Y TOMATE

La caballa (macarela, escombro) es uno de los pescados más saludables que puede comprar. Está hasta los topes de ácidos grasos omega-3, los cuales protegen su corazón. Para obtener los mejores resultados, cocínela poco después de comprarla.

Tiempo de preparación: 15 minutos • Tiempo de cocción: 54 minutos

- 2 tazas de consomé de almeja
- ½ taza de vino blanco o vino sin alcohol
- 3 cucharadas de pasta de tomate
- 1 taza de cebolla finamente picada
- 3 dientes de ajo picados en trocitos
- 3 ramitos de tomillo fresco
- 1 cucharadita de azafrán, un poco aplastado
- 1 cucharadita de semillas de hinojo
- ¼ de cucharadita de sal

- ¼ de cucharadita de pimienta negra
- 2 cucharadas de albahaca fresca picada finamente
- 1 papa blanca para hornear, de unas 8 onzas/227 g, pelada y picada en cubos de ¼" (6 mm)
- 2 zanahorias medianas, peladas y picadas en cubos de ¼"
- 4 filetes de caballa (de 4 onzas/113 g cada uno), con pellejo y sin espinas

Caliente el consomé, el vino y la pasta de tomate en una cacerola mediana a fuego mediano. Agregue la cebolla, el ajo, el tomillo, el azafrán y las semillas de hinojo. Deje que rompa a hervir, reduzca el fuego a mediano-bajo y deje que hierva a fuego lento, tapado, durante 25 minutos. Destape y cocine durante 20 minutos más. Sazone con la sal y ⅛ de cucharadita de la pimienta. Cuele el consomé y regréselo a la cacerola. Agregue la albahaca y manténgalo caliente.

Coloque la papa en una cacerola mediana a fuego alto con suficiente agua para quedar 4" (10 cm) arriba de la superficie de ella. Deje que rompa a hervir y cocine durante 4 minutos. Incorpore las zanahorias y cocine 1 minuto más. Retire del fuego y deje reposar durante 1 minuto. Escurra las verduras y manténgalas calientes.

Caliente un sartén grande antiadherente a fuego mediano-alto. Rocíe el sartén con aceite antiadherente en aerosol. Sazone la caballa con el ⅛ de cucharadita restante de pimienta. Agregue al sartén con el lado del pellejo hacia arriba y fría durante 2 minutos. Voltee y fría durante 2 ó 3 minutos más o hasta que el pescado se desmenuce fácilmente con un tenedor.

Divida el consomé de azafrán y tomate entre 4 tazones poco hondos. Ponga las papas y las zanahorias en el centro de cada tazón. Cubra las verduras con un filete de caballa.

Rinde 4 porciones

Por porción: 370 calorías, 25 g de proteínas, 26 g de carbohidratos, 16 g de grasa, 80 mg de colesterol, 600 mg de sodio, 4 g de fibra dietética

Unidades de intercambio: 2 de verdura, $\frac{1}{2}$ de pan, 3 de carne, $2\frac{1}{2}$ de grasa

Elecciones de carbohidratos: 1

SALMÓN AL ENELDO ENVUELTO

El salmón fresco es una magnífica fuente de ácidos grasos omega-3.
Entre más subido sea el color, más omega-3 brinda. ¡Y lo que es aún mejor,
su paladar apreciará su delicioso sabor!

Tiempo de preparación: 20 minutos • **Tiempo de cocción: 15 minutos**

- 1 **cebolla pequeña picada**
- 1 **diente de ajo picado en trocitos**
- 1 **paquete de espinacas congeladas (de 10 onzas), descongeladas y a las que se les ha escurrido el exceso de líquido**
- 1 **cucharada + 2 cucharaditas de jugo de limón**
- 2 **cucharadas de eneldo fresco picado**

- 4 **cucharaditas de mostaza *Dijon***
- 4 **filetes de salmón (de 4 onzas/113 g cada uno), sin pellejo ni espinas**
- ½ **cucharadita de sal**
- ⅛ **de cucharadita de pimienta negra recién molida**
- 4 **cucharaditas de alcaparras escurridas**
- 4 **cucharaditas de mantequilla *light***

Precaliente el horno a 400°F. Rocíe 4 láminas de papel de aluminio de 12" × 20" (30 cm × 51 cm) con aceite antiadherente en aerosol. Doble las láminas de papel de aluminio a la mitad horizontalmente.

Rocíe un sartén mediano con aceite antiadherente en aerosol y caliente a fuego mediano-alto. Agregue la cebolla y el ajo y fría durante 1 minuto. Agregue las espinacas y fría durante 2 minutos o hasta que estén calientes. Agregue 1 cucharada del jugo de limón y fría durante 30 segundos, revolviendo. Retire del fuego y agregue 1 cucharada del eneldo. Deje enfriar durante 10 minutos.

Combine la mostaza, la cucharada restante de eneldo y 2 cucharaditas de jugo de limón en un tazón (recipiente) pequeño.

Espolvoree el salmón con la sal y la pimienta. Desdoble el papel de aluminio y ponga un cuarto de la mezcla de las espinacas sobre la mitad de cada lámina. Cubra cada montón de espinacas con 1 filete de salmón. Extienda la mezcla de la mostaza sobre la parte superior y los lados de cada filete. Esparza 1 cucharadita de las alcaparras sobre cada filete. Ponga 1 cucharadita de la mantequilla sobre cada filete. Doble el papel de aluminio sobre el salmón y, comenzando por un extremo, haga un reborde a las orillas del papel de aluminio para cerrarlo bien.

Pase los paquetes de papel de aluminio a una bandeja de hornear grande. Hornee de 12 a 15 minutos o hasta que los paquetes se inflen (puede que no todos se inflen). Disponga en platos planos y ábralos en la mesa.

Rinde 4 porciones

Por porción: 207 calorías, 19 g de proteínas, 7 g de carbohidratos, 12 g de grasa, 55 mg de colesterol, 650 mg de sodio, 2 g de fibra dietética
Unidades de intercambio: 1 de verdura, 2$\frac{1}{2}$ de carne, 1 de grasa
Elecciones de carbohidratos: 1

ALAMBRES DE PEZ ESPADA AL ROMERO

El exterior duro del pez espada lo hace ideal para los alambres (pinchos, brochetas). Dado que es una excelente fuente de proteínas, tendrá menos probabilidades de caer víctima de esos antojos nocturnos.

Tiempo de preparación: 10 minutos • **Tiempo de adobo (remojo): 1½ horas**
• **Tiempo de cocción: 8 minutos**

- **2 dientes de ajo picados en trocitos**
- **1 chalote mediano picado en trocitos**
- **2 cucharadas de mostaza *Dijon***
- **2 cucharadas de jugo de naranja (china)**
- **1 cucharada de romero fresco picado**
- **2 cucharaditas de aceite de oliva**

- **2 cucharaditas de peladura de naranja rallada**
- **4 lonjas de pez espada (de 6 onzas/170 g cada una), de ¾" (1,8 cm) de grosor aproximadamente**
- **½ cucharadita de sal**
- **¼ de cucharadita de pimienta negra recién molida**

Combine el ajo, el chalote, la mostaza, el jugo de naranja, el romero, el aceite y la peladura de naranja en un tazón (recipiente) mediano. Agregue el pez espada al tazón y recubra con la mezcla de la mostaza. Refrigere durante 1½ horas.

Precaliente la parrilla (*grill*) de gas, de brasas o eléctrica a fuego mediano. Saque el pez espada del adobo (escabeche, marinado) y quite el exceso. Espolvoree el pescado con la sal y la pimienta y cocine sobre la parrilla de 4 a 5 minutos por cada lado o hasta que el pescado esté bien cocido.

Rinde 4 porciones

Por porción: 233 calorías, 32 g de proteínas, 3 g de carbohidratos, 9 g de grasa, 60 mg de colesterol, 620 mg de sodio, 0 g de fibra dietética

Unidades de intercambio: 4½ de carne, 1 de grasa

Elecciones de carbohidratos: 0

TORTITAS DE ATÚN A LA TOSCANA

Además de ser delicioso, el atún fresco es uno de los pescados más saludables que puede comprar. Está cargado de niacina y vitaminas A y B$_{12}$.

Tiempo de preparación: 20 minutos ● Tiempo de cocción: 12 minutos

1   **libra (454 g) de atún de aleta amarilla, picado en trozos grandes**

1   **huevo grande**

1   **clara de huevo grande**

¼   **de taza de hinojo picado finamente**

1   **cebolla pequeña picada finamente**

1   **cucharada de alcaparras escurridas**

1   **cucharada de jugo de limón**

2   **cucharaditas de peladura de limón rallada**

1   **cucharadita de orégano fresco picado**

1½   **tazas de pan rallado (molido) fresco**

½   **cucharadita de sal**

½   **cucharadita de pimienta negra recién molida**

2   **cucharadas de aceite de oliva**

4   **pedazos de limón fresco**

Ponga el atún en un tazón (recipiente) grande. Agregue el huevo, la clara de huevo, el hinojo, la cebolla, las alcaparras, el jugo de limón, la peladura de limón y el orégano. Mezcle hasta que todos los ingredientes estén bien combinados. Agregue delicadamente 1 taza del pan rallado, sal y pimienta hasta que apenas se mezclen.

Extienda la ½ taza restante de pan rallado sobre un plato. Divida la mezcla del atún en 8 porciones iguales. Recubra cada porción con el pan rallado, luego forme con cada una una tortita de 3½" (9 cm) de diámetro y ½" (1 cm) de grosor aproximadamente. Caliente 1 cucharada del aceite en un sartén grande antiadherente a fuego mediano. Agregue 4 tortitas de atún y fría durante 3 ó 4 minutos por cada lado o hasta que las tortitas estén doradas y bien cocidas. Repita con la cucharada restante de aceite y 4 tortitas de atún. Sirva con los pedazos de limón fresco.

Rinde 4 porciones

Por porción: 297 calorías, 38 g de proteínas, 11 g de carbohidratos, 10 g de grasa, 120 mg de colesterol, 530 mg de sodio, 1 g de fibra dietética

Unidades de intercambio: ½ de verdura, ½ de pan, 5 de carne, 1½ de grasa

Elecciones de carbohidratos: 1

LONJAS DE ATÚN GLASEADAS CON SALSA *TERIYAKI* Y ENSALADA ASIÁTICA

Perfecto para una velada veraniega, el glaseado dulce y salado que recubre este pescado es el complemento ideal para la acidez de las crujientes verduras asiáticas.

Tiempo de preparación: 15 minutos ● Tiempo de cocción: 10 minutos

ENSALADA

½ cabezuela pequeña de repollo (col) *napa*

1 taza de comelotodos (arvejas chinas), limpios

1 zanahoria pelada y rallada

1 cebollín (cebolla de cambray) picado

2 cucharadas de vinagre de arroz

1 cucharada de salsa de soya de sodio reducido

2 cucharaditas de miel

¼ de cucharadita de aceite de sésamo (ajonjolí)

LONJAS DE ATÚN

2 cucharaditas de maicena

¼ de taza de jugo de naranja (china)

3 cucharadas de salsa de soya de sodio reducido

5 cucharaditas de miel

⅛ de cucharadita de pimienta roja molida

2 cucharaditas de aceite de sésamo

4 lonjas de atún de aleta amarilla (de 6 onzas/170 g cada una), de unas ¾" (2 cm) de grosor

Para hacer la ensalada: corte el repollo en tiras muy finas con un cuchillo afilado (obteniendo unas 4 tazas) y páselo a un tazón (recipiente) grande. Pique los comelotodos en tiras finas y agréguelos al repollo junto con la zanahoria y el cebollín. Agregue el vinagre, la salsa de soya, la miel y el aceite de sésamo y mezcle todo bien.

Para preparar las lonjas de atún: disuelva la maicena en 1 cucharada de agua. En una cacerola pequeña a fuego mediano-alto, combine el jugo de naranja, la salsa de soya, la miel y la pimienta roja molida. Deje que la mezcla rompa a hervir y cocine durante 1 minuto. Incorpore la maicena disuelta. Deje que vuelva a hervir la mezcla y cocine durante 1 minuto o hasta que se espese.

Caliente el aceite de sésamo en un sartén grande antiadherente a fuego mediano-alto. Agregue las lonjas de atún y fría durante 4 minutos. Voltee el atún y úntelo con la mezcla espesada de la salsa de soya. Cocine de 3 a 5 minutos más o hasta que el atún esté rosado en el centro y bien hecho. Pase a una bandeja (platón) de servir o a platos planos y unte con el glaseado restante. Sirva con la ensalada de repollo.

Rinde 4 porciones

Por porción: 300 calorías, 43 g de proteínas, 21 g de carbohidratos, 5 g de grasa, 75 mg de colesterol, 660 mg de sodio, 2 g de fibra dietética
Unidades de intercambio: 1 de verdura, 1 de pan, 5 de carne, ½ de grasa
Elecciones de carbohidratos: 1

CAMARÓN A LO MEDITERRÁNEO

Unas cuantas papas hervidas o arroz cocido al vapor completarán esta comida maravillosamente. Cuenta con los sabores del Mediterráneo, por lo que lleva ingredientes típicos de la cocina de aquella región, entre ellos aceite de oliva, ajo y queso *feta*, el cual es oriundo de Grecia pero que se puede conseguir en la mayoría de los supermercados (colmados).

Tiempo de preparación: 20 minutos • **Tiempo de cocción: 12 minutos**

1 libra (454 g) de camarón grande, descongelado si es congelado, pelado y desvenado, enjuagado y secado con cuidado

3 dientes de ajo grandes picados en trocitos

2 cucharadas de aceite de oliva extra virgen

2 cucharadas de jugo de limón

2 cucharadas de orégano fresco picado o mejorana o ½ cucharadita del seco

½ cucharadita de pimentón (paprika) dulce

¼ de cucharadita de sal + una pizca

¼ de cucharadita de pimienta negra recién molida

1 bolsa (de 9 onzas) de espinacas pequeñas

¼ de taza de queso *feta*, desmoronado

Pedazos de limón (opcional)

Ponga el camarón en un montón sobre una bandeja de hornear con bordes. Espolvoree con 2 dientes del ajo picados en trocitos, 1 cucharada del aceite, el jugo de limón, el orégano o la mejorana, el pimentón, ¼ de cucharadita de la sal y la pimienta. Mezcle bien.

Precaliente el asador del horno.

Agregue la cucharada restante de aceite y el diente restante de ajo picado en trocitos a un sartén grande antiadherente a fuego mediano. Fría, revolviendo, durante 2 minutos o hasta que el ajo comience a soltar su aroma. Agregue las espinacas, en tandas de ser necesario, revolviendo hasta que se marchiten. Espolvoree con la pizca de sal. Retire del fuego y tape el sartén para que se mantenga caliente.

Ase el camarón en el asador del horno a 4" (10 cm) de la fuente de calor, volteándolo una vez, durante 3 minutos o hasta que esté rosado y apenas firme. Espolvoree con el queso *feta* y áselo de 1 a 2 minutos más, sólo hasta que el queso se suavice un poquito (no se derretirá).

Pase las espinacas a un platón extendido o platón grande y vierta el camarón y los jugos del sartén encima. Si lo desea, sirva con pedazos de limón.

Rinde 4 porciones

Por porción: 220 calorías, 24 g de proteínas, 9 g de carbohidratos, 10 g de grasa, 200 mg de colesterol, 570 mg de sodio, 3 g de fibra dietética

Unidades de intercambio: 1 de verdura, 3 de carne, 2 de grasa

Elecciones de carbohidratos: $\frac{1}{2}$

CAMARÓN Y COCO AL *CURRY*

DE PREPARACIÓN RÁPIDA

El camarón es el marisco preferido de los estadounidenses. Este crustáceo rico en proteínas es pequeño en tamaño pero grande en lo que se refiere a satisfacer nuestro apetito. Cuando compre camarón fresco, asegúrese de que huela a mar sin ningún rastro de amoníaco. Esta receta le dará un sabor diferente al camarón, ya que usa *curry*, un condimento típico de la India, así como arroz *basmati*, un tipo de arroz muy aromático que también es de ese subcontinente. *Fotografía en la página 284.*

Tiempo de preparación: 15 minutos • Tiempo de cocción: 30 minutos

1 taza de arroz *basmati* integral	1 taza de cebolla picada
1 cucharada de aceite de oliva	1 cucharadita de pasta de *curry* verde tailandés
1½ libras (680 g) de camarón grande, pelado y desvenado	1 lata (de 13½ onzas) de leche de coco *light*
1 cucharadita de jengibre fresco rallado	3 cucharaditas de salsa de pescado
1 diente de ajo picado en trocitos	1 cucharada de azúcar morena (mascabado) apretada
1 taza de pimiento (ají, pimiento morrón) rojo, picado finamente	2 cucharadas de cilantro fresco picado

Cocine el arroz de acuerdo con las indicaciones del paquete. Esponje el arroz con un tenedor.

Mientras tanto, caliente 2 cucharaditas del aceite en un sartén grande antiadherente a fuego mediano-alto. Agregue el camarón y fríalo durante 2 ó 3 minutos por cada lado o hasta que quede ligeramente dorado y opaco. Pase el camarón a un tazón (recipiente) y reserve. Caliente la cucharadita restante de aceite en el sartén, agregue el jengibre y el ajo y fría durante 30 segundos o hasta que empiecen a soltar su aroma. Agregue el pimiento y la cebolla y fría durante 3 minutos. Incorpore la pasta de *curry* y fría, revolviendo a menudo, durante 1 minuto.

Reduzca el fuego a mediano y agregue la leche de coco, la salsa de pescado y el azúcar. Cocine durante 3 minutos, revolviendo de vez en cuando, hasta que se caliente todo bien. Agregue el camarón y cocine 1 minuto más o hasta que se caliente. Retire del fuego y agregue el cilantro. Sirva sobre el arroz.

Rinde 4 porciones

Por porción: 450 calorías, 37 g de proteínas, 45 g de carbohidratos, 13 g de grasa, 235 mg de colesterol, 620 mg de sodio, 3 g de fibra dietética

Unidades de intercambio: 1 de verdura, 2½ de pan, 5 de carne, 3 de grasa

Elecciones de carbohidratos: 3

LINGUINE CON SALSA DE ALMEJAS ROJAS

¡Las almejas son pequeños tesoros nutricionales! Además, 1 porción (unas 20 almejas pequeñas) contiene la cantidad de vitamina B_{12} que necesitaría durante 44 días y la cantidad de hierro que necesitaría durante 2 días. Cuando compre almejas de concha dura, asegúrese de que están bien cerradas. Deseche las almejas que no se abran durante la cocción.

Tiempo de preparación: 10 minutos • Tiempo de cocción: 20 minutos

- 8 onzas (227 g) de *linguine* o espaguetis multigrano
- ½ taza de jugo de almeja
- ½ taza de vino blanco o vino sin alcohol
- 1 cucharada de orégano fresco picado
- 24 almejuelas comunes (*littleneck clams*), bien limpias
- 1 cucharada de aceite de oliva

- 2 dientes de ajo picados en trocitos
- ¼ de cucharadita de pimienta roja molida
- 1 lata (de 15 onzas) de tomates (jitomates) aplastados
- ½ cucharadita de sal
- ⅛ de cucharadita de pimienta negra recién molida
- 1 cucharada de mantequilla

Ponga agua un poco salada en una olla grande y deje que rompa a hervir. Agregue el *linguine* o los espaguetis y cocine de acuerdo con las indicaciones del paquete. Escurra y mantenga caliente.

Mientras tanto, combine el jugo de almeja, el vino y 2 cucharaditas del orégano en otra olla a fuego alto. Deje que la mezcla rompa a hervir y agregue las almejas. Tape la olla y cocine de 6 a 8 minutos o hasta que se abran las almejas. Retire la olla del fuego y pase las almejas a un tazón (recipiente). Cuele y reserve 1 taza del consomé de la olla.

Limpie la olla y regrésela a la estufa a fuego mediano-alto. Agregue el aceite, el ajo y la pimienta roja molida. Fría durante 1 minuto o hasta que el ajo empiece a soltar su aroma. Agregue los tomates y la cucharadita restante de orégano. Fría, revolviendo de vez en cuando, durante 4 minutos o hasta que se espese un poco. Agregue la sal, la pimienta y el consomé de almeja que reservó y cocine durante 4 minutos más. Incorpore la mantequilla y cocine durante 1 minuto. Agregue las almejas y revuelva hasta que se mezclen todos los ingredientes.

Divida la pasta entre 4 platos y cúbralos con un cuarto de las almejas y un cuarto de la salsa.

Rinde 4 porciones

Por porción: 360 calorías, 19 g de proteínas, 49 g de carbohidratos, 8 g de grasa, 25 mg de colesterol, 570 mg de sodio, 6 g de fibra dietética

Unidades de intercambio: 1½ de verdura, 2½ de pan, 1½ de carne, 1½ de grasa

Elecciones de carbohidratos: 3

VIEIRAS FRITAS Y REVUELTAS CON SALSA DE FRIJOLES NEGROS

Las vieiras (escalopes) son un tipo de marisco pequeño caracterizado por una doble cáscara con forma de abanico. Las que se cosechan en las bahías son pequeñas pero muy valoradas por su carne dulce y de hecho son más caras que las que se cosechan en el mar. Son bastante bajas en calorías —3 onzas (85 g) contienen sólo 75 calorías— por ello son ideales para las personas que están a dieta. También contienen proteínas de alta calidad para mantener su apetito a raya. Cuando compre vieiras frescas, asegúrese de que su color oscila entre un beis pálido a un rosado crema. Las vieiras que se ven totalmente blancas han estado remojadas en agua y eso se lleva parte del sabor. Esta receta también lleva arroz *basmati*, un tipo de arroz aromático oriundo de la India.

Fotografía en la página 285.

Tiempo de preparación: 10 minutos • Tiempo de cocción: 30 minutos

1 taza de arroz *basmati* integral

1 cucharada de aceite de oliva

1 cucharada de jengibre fresco rallado

2 dientes de ajo picados en trocitos

1 libra (454 g) de vieiras escurridas

2 cebollines (cebollas de cambray) picados

1 zanahoria grande picada en rodajas

1 pimiento (ají, pimiento morrón) verde, sin semillas y picado

2 cucharaditas de frijoles (habichuelas) negros fermentados o 2 cucharadas de salsa de frijol negro

3 cucharadas de *sake* (vino de arroz)

1 cucharada de salsa de soya de sodio reducido

1 cucharadita de miel

Cocine el arroz de acuerdo con las indicaciones del paquete. Esponje el arroz con un tenedor.

Mientras tanto, caliente 2 cucharaditas del aceite en un sartén grande antiadherente a fuego mediano-alto. Agregue el jengibre y el ajo y fría durante 30 segundos o hasta que empiecen a soltar su aroma. Agregue las vieiras y fría de 3 a 4 minutos o hasta que se pongan opacas. Pase las vieiras a un tazón (recipiente) y reserve.

Caliente la cucharadita restante del aceite y agregue los cebollines, la zanahoria y el pimiento. Fría, revolviendo a menudo, durante 2 ó 3 minutos o hasta que las verduras empiecen a suavizarse pero aún estén crujientes. Agregue los frijoles negros o la salsa de frijol negro, el *sake*, la salsa de soya y la miel y cocine durante 45 segundos. Escurra los líquidos de las vieiras, luego agregue al sartén, revuelva y cocine durante 1 minuto o hasta que estén calientes. Sirva sobre el arroz.

Rinde 4 porciones

Por porción: 410 calorías, 35 g de proteínas, 47 g de carbohidratos, 7 g de grasa, 75 mg de colesterol, 550 mg de sodio, 3 g de fibra dietética
Unidades de intercambio: 1 de verdura, 2½ de pan, 4½ de carne, 1 de grasa
Elecciones de carbohidratos: 3

PLATOS FUERTES

VEGETARIANOS

Nota: en las siguientes recetas se refiere a "Elecciones de carbohidratos". Una elección de carbohidrato es una ración de un alimento que contiene aproximadamente unos 15 gramos de carbohidratos. Se toman en cuenta la cantidad de elecciones de carbohidratos para controlar el consumo de estos al seguir un plan alimenticio. Para más información al respecto, debe consultar al médico o a un nutriólogo. Además, si encuentra en este capítulo términos que no entiende o que jamás ha visto, favor de remitirse al glosario en la página 435.

■ RÁPIDO ■ RAPIDÍSIMO ▫ DE PREPARACIÓN RÁPIDA

HAMBURGUESAS DE FRIJOLES Y VERDURAS

Estas suculentas hamburguesas con una rica salsa de yogur contienen montones de sabrosas verduras, frijoles y cereales.

Tiempo de preparación: 25 minutos • Tiempo de cocción: 35 minutos

HAMBURGUESAS

¼ de taza de trigo *bulgur*

1 cebolla pequeña finamente picada

¾ de taza de calabacín rallado

½ taza de zanahoria rallada

½ taza de pimiento (ají, pimiento morrón) rojo picado

1 cucharada de ajo picado en trocitos

2 tazas de espinacas picadas

1½ cucharaditas de comino molido

½ cucharadita de sal

4 onzas (113 g) de *tofu* firme

1 lata (de 15–16 onzas) de garbanzos, enjuagados y escurridos

¼ de taza de semillas de lino (linaza) molidas

6 panecillos de trigo integral partidos

SALSA

⅓ de taza de yogur natural bajo en grasa

3 cucharadas de cilantro picado

1 cebollín (cebolla de cambray) finamente picado

1 chile jalapeño, sin semillas y picado en trocitos (lleve guantes de plástico al manejarlo)

⅛ de cucharadita de sal

Lechuga de hoja verde y tomates (jitomates) en rodajas

Para hacer las hamburguesas: precaliente el horno a 400°F. Rocíe una bandeja de hornear con aceite antiadherente en aerosol. Prepare el trigo *bulgur* de acuerdo con las indicaciones del paquete y ponga aparte.

Combine la cebolla, el calabacín, la zanahoria, el pimiento y el ajo en un sartén grande antiadherente a fuego mediano. Fría, revolviendo a menudo, durante 8 minutos o hasta que las verduras empiecen a suavizarse pero aún estén crujientes. Aumente el fuego a mediano-alto. Incorpore las espinacas, el comino y la sal. Fría durante 2 minutos o hasta que las espinacas se marchiten. Enfríe durante 10 minutos.

Seque el *tofu* con toallas de papel. Desmorone el *tofu* en un tazón (recipiente) grande y agregue los garbanzos. Machaque todo con un aplastador de papas hasta lograr una consistencia uniforme. Combine la mezcla de la cebolla y la del *tofu* con el trigo *bulgur*. Revuelva hasta que esté todo bien mezclado. Forme 6 hamburguesas de 3" (8 cm) de diámetro. Recubra con las semillas de lino. Ponga en la bandeja de hornear ya preparada. Hornee durante 10 minutos. Rocíe las hamburguesas con aceite antiadherente en aerosol y voltéelas. Hornee 15 minutos más o hasta que se doren.

Para hacer la salsa: combine el yogur, el cilantro, el cebollín, el chile y la sal en un tazón pequeño. Mezcle bien.

Sirva cada hamburguesa en un panecillo con lechuga, tomate y la salsa de yogur.

Rinde 6 porciones

Por porción: 260 calorías, 13 g de proteínas, 41 g de carbohidratos, 7 g de grasa, 0 mg de colesterol, 620 mg de sodio, 9 g de fibra dietética
Unidades de intercambio: 1 de verdura, 3 de pan, $\frac{1}{2}$ de carne, $\frac{1}{2}$ de grasa
Elecciones de carbohidratos: 3

PASTEL DE FRIJOLES, TOMATES Y VERDURAS

DE PREPARACIÓN RÁPIDA

La fibra y las proteínas de alta calidad son las mejores armas de las personas que hacen dieta. Esta mezcla picante de frijoles (habichuelas) y tomates (jitomates) se prepara rápidamente, por eso es perfecto para las cenas de los días de semana. Cabe notar que esta receta lleva salsa gruesa de tomate (jitomate), la cual se llama *chunky tomato sauce* en inglés porque lleva trocitos o *chunks* de tomate.

Fotografía en la página 286.

Tiempo de preparación: 15 minutos • Tiempo de cocción: 40 minutos

2 latas (de 15 onzas cada una) de frijoles pintos sin sal, enjuagados y escurridos

2 calabacines medianos picados en pedazos de ¾" (1,8 cm)

1 lata (de 14½ onzas) de tomate (jitomate) cocido al estilo mexicano

1 taza de granos de maíz (elote, choclo) frescos o congelados

1 taza de habas blancas congeladas

1 taza de salsa gruesa de tomate, semipicante

2 cucharaditas de chile en polvo

1 tubo (de 16–18 onzas) de *polenta* preparada, picada en rodajas de ½" (1 cm) de grosor

1 taza de queso *Cheddar* o *Monterey Jack* de grasa reducida, rallado

Precaliente el horno a 400°F. Rocíe una fuente para hornear (refractario) poco honda de 2½ cuartos de galón (2,5 l) de capacidad con aceite antiadherente en aerosol.

Combine los frijoles, los calabacines, el tomate cocido, el maíz, las habas blancas, la salsa y el chile en polvo en una olla para sopa grande o un caldero de hierro para asar (*Dutch oven*). Deje que rompa a hervir. Reduzca el fuego y deje que hierva a fuego lento, tapado, durante 10 minutos. Pase a la fuente para hornear ya preparada. Disponga la *polenta* encima, superponiendo las rodajas un poco de ser necesario. Hornee durante 25 minutos o hasta que eche burbujas por las orillas. Espolvoree con el queso y hornee durante 3 minutos o hasta que se derrita. Deje reposar durante 10 minutos antes de servir.

Rinde 6 porciones

Por porción: 408 calorías, 19 g de proteínas, 77 g de carbohidratos, 4 g de grasa, 5 mg de colesterol, 475 mg de sodio, 13 g de fibra dietética

Unidades de intercambio: 1½ de verdura, 4½ de pan, 2 de carne

Elecciones de carbohidratos: 5

TOFU AL CURRY

El *tofu* es una excelente fuente de proteínas vegetales. El *tofu* firme contiene un 34 por ciento más de proteínas y ligeramente más vitaminas y minerales que el *tofu* normal. *Fotografía en la página 287.*

Tiempo de preparación: 15 minutos • Tiempo de cocción: 50 minutos • Tiempo de reposo: 10 minutos

- 1 taza de arroz *basmati* integral
- 1 paquete (de 14 onzas) de *tofu* firme, escurrido y picado en cubos de ¾" (2 cm)
- 1 cucharada de aceite de *canola*
- ½ cucharadita de sal
- 1 cebolla grande, partida a la mitad y picada en rodajas finas
- 1–2 cucharadas de pasta de *curry* roja (vea la Nota)

- ½ cucharadita de *curry* en polvo
- 4 tazas de cabezuelas de brócoli
- 1 taza de leche de coco *light*
- ¾ de taza de consomé de verdura
- 1 taza de chícharos (guisantes, arvejas) verdes congelados
- 1 tomate (jitomate) grande picado en trozos de ¾"
- 2 cucharadas de jugo de limón verde (lima)

Cocine el arroz de acuerdo con las indicaciones del paquete. Ponga el *tofu* entre capas de toallas de papel y déjelo reposar durante 10 minutos.

Caliente el aceite en un sartén grande antiadherente a fuego mediano-alto. Agregue el *tofu* y fría, volteándolo una vez, de 6 a 8 minutos o hasta que se dore. Espolvoree con ¼ de cucharadita de la sal. Pase a un plato con una cuchara calada (espumadera).

Agregue la cebolla al sartén y fría, revolviendo a menudo, durante 3 ó 4 minutos o hasta que se dore. Incorpore la pasta de *curry*, el *curry* en polvo y el ¼ de cucharadita restante de sal. Agregue el brócoli, la leche de coco, el consomé y los chícharos. Deje que rompa a hervir. Reduzca el fuego a bajo. Tape el sartén y deje que hierva a fuego lento durante 3 ó 4 minutos o hasta que el brócoli empiece a suavizarse pero aún esté crujiente. Agregue el tomate, el jugo de limón verde y el *tofu* que reservó. Deje que hierva a fuego lento, revolviendo de vez en cuando, durante 2 ó 3 minutos o hasta que el *tofu* esté caliente. Sirva sobre el arroz.

Nota: el picante de las pastas de curry *rojas puede variar, por ello empiece con 1 cucharada y luego pruebe.*

Rinde 6 porciones

Por porción: 265 calorías, 11 g de proteínas, 37 g de carbohidratos, 11 g de grasa, 0 mg de colesterol, 390 mg de sodio, 5 g de fibra dietética

Unidades de intercambio: 1½ de verdura, 2 de pan, 1 de carne, 1½ de grasa

Elecciones de carbohidratos: 2

ARROZ CON FRIJOLES ROJOS Y MAÍZ CON SAZONADOR TIPO *CAJUN*

Diviértase a lo grande con este platillo picante procedente de Nueva Orleáns. Por cierto, las especias tipo *Cajun* originaron con un grupo étnico del mismo nombre que vive en el estado de Luisiana y cuenta con sus propias tradiciones culinarias. Sin embargo, las especias tipo *Cajun* se encuentran en todo el país y deben de estar en la sección de las especias de la mayoría de los supermercados (colmados). En esta versión sin carne, el maíz (elote, choclo) agrega sólo un toque de dulzor para suavizar lo picante.

Tiempo de preparación: 15 minutos • Tiempo de cocción: 1 hora con 25 minutos

2	cucharaditas de aceite de *canola*	1	caja (de 10 onzas) de maíz congelado
1	cebolla grande picada	1	pimiento (ají, pimiento morrón) verde picado
1	cucharada de ajo picado en trocitos	1	tallo de apio picado
1	cucharada de sazonador tipo *Cajun* o *Creole*	1	lata (de 14½ onzas) de tomates (jitomates) en cubos
2¼	tazas de agua	1	cebollín (cebolla de cambray) picado en rodajas finas(opcional)
1	lata (de 15–19 onzas) de frijoles (habichuelas) rojos o colorados, enjuagados y escurridos		Sal
1	taza de arroz integral		Salsa de chile

Caliente el aceite en un sartén grande y honda a fuego mediano. Agregue la cebolla y fría durante 5 minutos o hasta que se suavice. Agregue el ajo y fría durante 1 minuto. Incorpore el sazonador tipo *Cajun* o *Creole*. Retire ½ taza de la mezcla de la cebolla y ponga aparte. Agregue el agua, los frijoles y el arroz. Mezcle bien y deje que rompa a hervir. Tape el sartén, reduzca el fuego a bajo y deje que hierva a fuego lento durante 30 minutos. Agregue el maíz y cocine de 15 a 20 minutos más o hasta que el arroz esté suave.

Mientras tanto, combine en una cacerola grande el pimiento, el apio y la ½ taza de la mezcla de cebolla que reservó. Cocine a fuego bajo durante 10 minutos o hasta que las verduras se suavicen. Incorpore los tomates (con su jugo) y deje que rompa a hervir. Tape la cacerola, reduzca el fuego y deje que hierva a fuego lento durante 20 minutos o hasta que la salsa se espese un poco.

Vierta la mezcla de arroz con frijoles rojos sobre platos y cubra con la salsa de tomate. Espolvoree con el cebollín, si lo está usando. Agregue sal al gusto. Sirva con la salsa de chile como guarnición.

Rinde 6 porciones

Por porción: 250 calorías, 8 g de proteínas, 50 g de carbohidratos, 3 g de grasa, 0 mg de colesterol, 210 mg de sodio, 8 g de fibra dietética

Unidades de intercambio: 1 de verdura, 3 de pan, $\frac{1}{2}$ de grasa

Elecciones de carbohidratos: 3

PIMIENTOS RELLENOS DE QUINUA

Al comprar pimientos (ajíes, pimientos morrones) está escogiendo una de las verduras con más densidad de nutrientes que existen, sobre todo en lo que se refiere a la vitamina C y el betacaroteno (entre más rojo sea el pimiento, más betacaroteno contiene). Su forma de campana es ideal para unir esta deliciosa mezcla de proteínas, fibra y grasas monoinsaturadas. *Fotografía en la página 288.*

Tiempo de preparación: 25 minutos • Tiempo de cocción: 1 hora con 45 minutos

$\frac{1}{3}$ de taza de almendras picadas en láminas

$1\frac{1}{2}$ tazas de agua

$\frac{1}{4}$ de cucharadita de sal

$\frac{3}{4}$ de taza de quinua

4 pimientos grandes rojos, verdes o amarillos

1 cucharadita de aceite de oliva

1 cebolla mediana picada

2 dientes de ajo grandes picados en trocitos

1 paquete (de 10 onzas) de espinacas frescas, con los tallos duros quitados y cortadas en pedazos grandes con las manos

$\frac{1}{2}$ taza de queso *feta*, desmoronado

$\frac{1}{4}$ de taza de pasas de Corinto secas o pasas

1 lata (de $14\frac{1}{2}$ onzas) de tomates (jitomates) en cubos

2 cucharadas de pasta de tomate

$\frac{1}{4}$ de cucharadita de sazonador de hierbas secas tipo italiano

Precaliente el horno a 375°F.

Cocine las almendras en láminas en un sartén pequeño antiadherente a fuego mediano, revolviendo a menudo, durante 3 ó 4 minutos o hasta que estén un poco tostadas. Pase a un plato y deje que se enfríen.

Deje que rompa a hervir el agua y la sal en una cacerola. Ponga la quinua en un colador de malla fina y enjuague bajo agua fría corriente durante 2 minutos. Incorpore la quinua al agua hirviendo. Reduzca el fuego, tape la cacerola y deje que hierva a fuego lento durante 20 minutos o hasta que el agua se haya absorbido y la quinua esté suave. Destape y ponga aparte.

Ponga agua en una olla grande y deje que rompa a hervir. Corte y reserve las partes superiores de los pimientos. Quite las semillas y los nervios. Agregue los pimientos y sus partes superiores al agua hirviendo y cocine durante 5 minutos. Escurra.

Caliente el aceite a fuego mediano en la misma olla. Agregue la cebolla y fría, revolviendo de vez en cuando, durante 6 minutos o hasta que se dore. Agregue el ajo. Retire 2 cucharadas de la mezcla de la cebolla y ponga aparte.

Agregue las espinacas a la olla y fría, revolviendo a menudo, durante 5 minutos o hasta que se marchiten y se evapore el agua. Retire la olla del fuego. Agregue el queso *feta*, las pasas de Corinto o las pasas, las almendras y la quinua a la mezcla de las espinacas. Revuelva para mezclarlo todo bien. Disponga los pimientos en una fuente para hornear (refractario) poco honda. Vierta el relleno dentro de los pimientos con una cuchara, llénelos hasta que sobresalga un poquito y vuelva a poner las partes superiores. Agregue ½" (1 cm) de agua a la fuente para hornear. Tape —dejándolo suelto— con papel de aluminio y hornee durante 40 ó 45 minutos o hasta que los pimientos estén suaves.

Mientras tanto, combine en una cacerola los tomates (con su jugo), la pasta de tomate, el sazonador tipo italiano y las 2 cucharadas de la mezcla de la cebolla que reservó. Deje que rompa a hervir. Reduzca el fuego, tape la cacerola y deje que hierva a fuego lento durante 30 minutos o hasta que se espese. Vierta la salsa sobre platos y ponga encima los pimientos.

Rinde 4 porciones

Por porción: 330 calorías, 14 g de proteínas, 50 g de carbohidratos, 11 g de grasa, 10 mg de colesterol, 700 mg de sodio, 9 g de fibra dietética

Unidades de intercambio: ½ de fruta, 4 de verdura, 1½ de pan, 1 de carne, 2 de grasa

Elecciones de carbohidratos: 4

ARROZ INTEGRAL CON *SQUASH* Y GARBANZOS

Los garbanzos aportan mucha fibra. Media taza de estas legumbres contiene 7 gramos de fibra. Esta deliciosa receta combina garbanzos con arroz integral y lentejas, ilo cual significa que obtendrá una triple dosis de beneficios en cuanto al equilibrio del azúcar en sangre (glucosa)!

Tiempo de preparación: 15 minutos ● Tiempo de cocción: 1 hora con 10 minutos

- **4 cucharaditas de aceite de oliva**
- **1 cebolla mediana, partida a la mitad y picada en rodajas finas**
- **3 dientes de ajo grandes picados en trocitos**
- **1 cucharada de jengibre fresco rallado**
- **2½ tazas de agua**
- **1 taza de arroz integral**
- **½ taza de lentejas**

- **¾ de cucharadita de sal**
- **1 lata (de 15–19 onzas) de garbanzos, enjuagados y escurridos**
- **2 tazas de *butternut squash* congelado, picado en cubos**
- **2 manojos de brócoli *rabe*, lavado y picado en trozos de 2" (5 cm)**
- **¼–½ cucharadita de pimienta roja molida**

Caliente 2 cucharaditas del aceite en un sartén grande y hondo a fuego mediano. Agregue la cebolla. Fría, revolviendo a menudo, durante 8 minutos o hasta que la cebolla se dore ligeramente. Agregue la mitad del ajo y el jengibre. Fría durante 1 minuto, revolviendo constantemente. Agregue el agua, el arroz, las lentejas y ½ cucharadita de la sal. Deje que rompa a hervir. Tape el sartén, reduzca el fuego y deje que hierva a fuego lento durante 30 minutos. Incorpore los garbanzos y el *squash*. Tape el sartén y cocine durante 15 ó 20 minutos más o hasta que el arroz esté suave.

Mientras tanto, ponga agua en una olla grande y deje que rompa a hervir. Agregue el brócoli *rabe* (que también se conoce como *rapini*) y cueza durante 2 minutos. Escurra, reservando ¼ de taza del agua de cocción.

En la misma olla caliente las 2 cucharaditas restantes de aceite a fuego bajo. Agregue la pimienta roja molida y el ajo restante. Fría, revolviendo constantemente, durante 1 minuto o hasta que el ajo chisporrotee pero no se dore. Agregue el brócoli *rabe* y ¼ de cucharadita restante de sal. Cocine, revolviendo de vez en cuando, durante 10 ó 12 minutos o hasta que el brócoli *rabe* esté suave, agregando el agua de cocción que reservó si fuera necesario. Sirva el arroz con el brócoli *rabe* por encima.

Rinde 6 porciones

Por porción: 312 calorías, 13 g de proteínas, 57 g de carbohidratos, 5 g de grasa, 0 mg de colesterol, 490 mg de sodio, 11 g de fibra dietética

Unidades de intercambio: 2 de verdura, 3 de pan, 1 de carne, ½ de grasa

Elecciones de carbohidratos: 4

HONGOS *PORTOBELLO* RELLENOS

Si bien casi la mitad de las calorías del *hummus* —una pasta medioriental hecha de garbanzos— proceden de la grasa, prácticamente ninguna de ella es saturada. Agregue aceite de oliva y nueces y también tendrá una deliciosa dosis de grasas monoinsaturadas.

Tiempo de preparación: 20 minutos • Tiempo de cocción: 35 minutos

1 taza de arroz integral

2 cucharaditas de aceite de oliva

1 cebolla pequeña picada

4 tazas de *escarola* o acelga suiza picada en rodajas

2 dientes de ajo grandes picados en trocitos

½ taza de pimientos rojos asados al horno, enjuagados y picados

4 hongos portobello grandes (4½"–5"/11-13 cm de diámetro), sin los pies (vea la Nota)

½ taza de *hummus* preparado, de preferencia son sabor a albahaca

3 tomates (jitomates) italianos pequeños (plum tomatoes), picados en rodajas

¼ de taza de nueces picadas

¼ de taza de queso parmesano rallado

Precaliente el horno a 400°F.

Cocine el arroz de acuerdo con las indicaciones del paquete.

Mientras tanto, caliente el aceite en un sartén mediano a fuego mediano-bajo. Agregue la cebolla y fría, revolviendo de vez en cuando, durante 5 minutos o hasta que se suavice. Agregue la *escarola* o la acelga suiza y el ajo. Fría, revolviendo de vez en cuando, durante 5 minutos o hasta que se marchite. Retire del fuego y agregue el arroz y los pimientos.

Ponga los hongos con el lado de las laminillas hacia arriba en una bandeja de hornear con bordes. Unte los hongos con el *hummus* y agregue la mezcla del arroz, extendiéndola hacia las orillas. Disponga las rodajas de tomate arriba y espolvoree con las nueces y el queso. Hornee durante 25 ó 30 minutos o hasta que los hongos estén suaves. Deje reposar durante 10 minutos antes de servir.

Nota: para evitar que los hongos se empapen de agua, quite la arenilla o tierra con una brocha y límpielos con toallas de papel húmedas en vez de lavarlos con agua.

Rinde 4 porciones

Por porción: 260 calorías, 10 g de proteínas, 30 g de carbohidratos, 12 g de grasa, 5 mg de colesterol, 250 mg de sodio, 7 g de fibra dietética

Unidades de intercambio: 3 de verdura, 1 de pan, 1 de carne, 2 de grasa

Elecciones de carbohidratos: 2

SOFRITO DE VERDURAS AL ESTILO ITALIANO CON *POLENTA*

La *polenta* es un puré que se hace de la harina de maíz. Es un acompañamiento muy común para los platos del norte de Italia. Este colorido platillo alto en fibra es especialmente llenador cuando se combina con queso.

Tiempo de preparación: 20 minutos • Tiempo de cocción: 35 minutos

POLENTA

4 tazas de agua	1 taza de harina de maíz amarilla
¼ de cucharadita de sal	½ taza de queso parmesano rallado

SOFRITO

1 cucharada de aceite de oliva	1 lata (de 15–19 onzas) de garbanzos, enjuagados y escurridos
1 cebolla pequeña morada picada en rodajas finas	1 cucharada de ajo picado en trocitos
1 pimiento (ají, pimiento morrón) rojo, picado en rodajas finas	¼ de cucharadita de pimienta roja molida
1 bulbo de hinojo pequeño, limpio, dividido en cuatro trozos, sin el corazón y picado en rodajas	¼ de cucharadita de sal
	2 tomates (jitomates) grandes, picados en trozos grandes
1 calabacín grande, partido a la mitad a lo largo y picado en rodajas finas	¼ de taza de albahaca fresca picada

Para preparar la *polenta*: deje que rompa a hervir el agua y la sal en una cacerola grande. Incorpore la harina de maíz lentamente, batiéndola a mano. Reduzca el fuego a bajo. Tape la cacerola y deje que hierva a fuego lento, revolviendo a menudo, durante 30 ó 35 minutos o hasta que la *polenta* se espese. Incorpore el queso. Tape y mantenga caliente.

Para hacer el sofrito: caliente el aceite en un sartén grande antiadherente a fuego mediano-alto. Agregue la cebolla, el pimiento y el hinojo. Fría, revolviendo a menudo, durante 2 ó 3 minutos o hasta que las verduras comiencen a suavizarse. Agregue el calabacín, los garbanzos, el ajo, la pimienta roja molida y la sal. Fría, revolviendo constantemente, de 2 a 3 minutos o hasta que las verduras empiecen a suavizarse pero aún estén crujientes. Agregue los tomates. Fría, revolviendo a menudo, durante 1 minuto, o hasta que los tomates se suavicen. Agregue la albahaca. Sirva sobre la *polenta*.

Rinde 6 porciones

Por porción: 246 calorías, 10 g de proteínas, 38 g de carbohidratos, 7 g de grasa, 5 mg de colesterol, 580 mg de sodio, 7 g de fibra dietética

Unidades de intercambio: $1\frac{1}{2}$ de verdura, 2 de pan, $\frac{1}{2}$ de carne, 1 de grasa

Elecciones de carbohidratos: 3

PASTEL DE VERDURAS Y BATATAS DULCES

El pastel de carne y papas se concibió en un principio como una ingeniosa manera de utilizar las sobras de la comida del domingo. Pero en nuestra versión, la cual lleva batatas dulces, ¡no *sobra* nada! Está repleto de suculentos ingredientes.

Tiempo de preparación: 30 minutos • Tiempo de cocción: 1 hora con 10 minutos

- 3 libras (1,4 kg) de batatas dulces (camotes), peladas y picadas en pedazos grandes
- 1 cucharada de aceite de oliva
- 1 cebolla grande picada en trozos grandes
- 3 zanahorias medianas picadas en rodajas
- 1 tallo de apio grande picado en rodajas
- ½ libra (227 g) de hongos *cremini* partidos a la mitad
- 1 cucharada de ajo picado en trocitos
- 1 cucharadita de una mezcla de sazonadores, como **Mrs. Dash Original**

- 1 lata (de 15–19 onzas) de frijoles (habichuelas) italianos *cannellini*, enjuagados y escurridos
- 1 caja (de 9 onzas) de habichuelas verdes (ejotes) italianas congeladas
- 1 lata (de 14 onzas) de consomé de verdura
- 3 cucharadas de harina pastelera integral
- 4 tomates (jitomates) italianos pequeños (plum tomatoes), picados en trozos de ¾" (1,8 cm)

Cubra las batatas dulces con agua fría en una olla para sopa o en un caldero de hierro para asar (*Dutch oven*). Deje que rompa a hervir. Tape la olla, reduzca el fuego y deje que hierva a fuego lento de 15 a 20 minutos o hasta que estén suaves. Escurra en un colador y ponga aparte.

Precaliente el horno a 375°F.

En la misma olla caliente el aceite a fuego mediano. Agregue la cebolla, las zanahorias y el apio. Fría, revolviendo de vez en cuando, durante 5 minutos o hasta que la cebolla se suavice. Incorpore los hongos, el ajo y la mezcla de sazonadores. Fría, revolviendo a menudo, durante 5 minutos o hasta que los hongos se suavicen. Agregue los frijoles *cannellini*, las habichuelas verdes y el consomé. Deje que rompa a hervir. Bata a mano en un tazón (recipiente) pequeño ½ taza de agua fría y la harina pastelera hasta lograr una consistencia uniforme. Incorpore a las verduras. Reduzca el fuego y deje que hierva a fuego lento durante 3 minutos. Agregue los tomates. Vierta la mezcla de la verdura en una fuente para hornear (refractario) de 13" × 9" (33 cm × 23 cm).

En la misma olla machaque las batatas dulces. Ponga las batatas alrededor de la orilla de la fuente para hornear. Hornee durante 35 minutos o hasta que eche burbujas en el centro. Deje reposar durante 5 minutos antes de servir.

Rinde 8 porciones

Por porción: 299 calorías, 10 g de proteínas, 63 g de carbohidratos, 2 g de grasa, 0 mg de colesterol, 460 mg de sodio, 11 g de fibra dietética

Unidades de intercambio: 2 de verdura, $3\frac{1}{2}$ de pan

Elecciones de carbohidratos: 4

GRATINADO DE *SQUASH* Y VERDURAS

Esta receta emplea una variedad de calabaza norteamericana llamada *squash*.
Hay dos categorías de *squash*: los veraniegos y los invernales. El *butternut squash* es
invernal, aunque realmente se puede conseguir en los supermercados (colmados) tanto
en verano como en invierno. Su dulce interior es alto en fibra y deliciosamente dulce, lo
cual lo hace perfecto para cualquier ocasión.

Tiempo de preparación: 35 minutos • **Tiempo de cocción: 1 hora con 10 minutos**

1 cucharada de aceite de oliva

3 puerros (1½ libras/680 g), solamente las partes verdes pálidas y blancas, partidos a la mitad a lo largo, picados en rodajas y enjuagados

1 pimiento (ají, pimiento morrón) rojo, picado en rodajas finas

½ cucharadita de sal

¼ de cucharadita de pimienta negra recién molida

3 zanahorias grandes picadas en rodajas finas

1 *butternut squash* grande (3 libras/1,3 kg), pelado, sin semillas y cortado a lo largo en rodajas de ½" (1 cm) de grosor

1 caja (de 10 onzas) de col rizada congelada y picada, descongelada y seca

1 taza de queso suizo o Gruyère

½ taza de queso parmesano rallado

1 taza de consomé de verdura

Precaliente el horno a 375°F. Rocíe una fuente para hornear (refractario) poco honda de 3 cuartos de galón (3 l) de capacidad con aceite antiadherente en aerosol.

Caliente el aceite en un sartén grande a fuego mediano. Agregue los puerros y el pimiento. Agregue ¼ de cucharadita de la sal y ⅛ de cucharadita de la pimienta. Fría, revolviendo a menudo, durante unos 5 minutos o hasta que se suavicen. Incorpore las zanahorias y fría durante 5 minutos.

Disponga un tercio del *squash* en la fuente para hornear ya preparada. Sazone con un poco de la sal y la pimienta restante. Cubra con la mitad de la col rizada, ½ taza del queso *Gruyère* o suizo, la mitad de la mezcla de las zanahorias y 3 cucharadas del queso parmesano. Agregue otra capa, empezando con la otra mitad de la col rizada y el resto de los ingredientes de la primera capa. Cubra la segunda capa con el *squash* restante. Vierta el consomé de verdura por encima y espolvoree con la restante sal y pimienta. Tape el platillo con papel de aluminio y hornee durante 45 minutos.

Retire el papel de aluminio y espolvoree con el queso parmesano restante. Hornee durante 15 minutos más o hasta que las verduras estén suaves. Deje reposar durante 15 minutos antes de servir.

Rinde 8 porciones

Por porción: 246 calorías, 11 g de proteínas, 37 g de carbohidratos, 8 g de grasa, 20 mg de colesterol, 480 mg de sodio, 8 g de fibra dietética

Unidades de intercambio: 6 de verdura, 1 de carne, 1 de grasa

Elecciones de carbohidratos: 2

QUICHE DE TOMATE Y ESPINACAS

Perfecto para un *brunch* o una cena ligera de fin de semana, este sabroso *quiche* es sumamente llenador y nutritivo.

Tiempo de preparación: 20 minutos • Tiempo de cocción: 45 minutos

- **2** cucharaditas de aceite de oliva
- **4** tomates (jitomates) italianos pequeños (*plum tomatoes*), partidos a la mitad a lo largo
- **½** taza de cebolla morada picada
- **1** diente de ajo picado en trocitos
- **1** paquete (de 10 onzas) de espinacas, enjuagadas y escurridas, sin los tallos duros
- **¾** de taza de queso *Cheddar* de grasa reducida, rallado
- **3** huevos grandes
- **1** taza de leche semidescremada al 1 por ciento
- **2** cucharadas de queso parmesano rallado
- **1½** cucharaditas de mostaza *Dijon*
- **⅛** de cucharadita de pimienta negra recién molida

Precaliente el horno a 350°F. Rocíe un plato para hacer pays de 9" (23 cm) con aceite antiadherente en aerosol.

Caliente el aceite en un sartén grande antiadherente a fuego mediano-alto. Agregue los tomates con el lado cortado hacia abajo. Fría durante 5 minutos o hasta que se doren. Voltee los tomates y agregue la cebolla y el ajo. Fría, revolviendo de vez en cuando, durante 2 minutos o hasta que la cebolla se suavice. Disponga los tomates con el lado cortado hacia arriba en el plato para hacer pays. Ponga la cebolla y el ajo alrededor de los tomates.

Agregue la mitad de las espinacas al sartén y reduzca el fuego a mediano. Cocine durante 4 minutos o hasta que se marchiten y escurra en un colador. Repita con las espinacas restantes. Cuando estén lo suficientemente frías para manejarlas, escúrralas bien hasta que se sequen. Pique en trozos grandes. Esparza las espinacas entre los tomates. Cubra con el queso *Cheddar*.

Bata a mano los huevos en un tazón (recipiente) mediano. Agregue la leche, el queso parmesano, la mostaza y la pimienta. Bata a mano hasta que se mezcle todo bien. Vierta en el plato para hacer pays. Hornee de 30 a 35 minutos o hasta que se dore y se infle. Pase a una rejilla (parrilla) de alambre para que se enfríe. Sirva caliente o a temperatura ambiente, corte en pedazos.

Rinde 6 porciones

Por porción: 127 calorías, 11 g de proteínas, 7 g de carbohidratos, 6 g de grasa, 115 mg de colesterol, 260 mg de sodio, 2 g de fibra dietética

Unidades de intercambio: ½ de leche, 1 de verdura, 1 de carne, 1 de grasa

Elecciones de carbohidratos: 0

ROLLOS *MOO SHU* DE VERDURAS

Los rollos *moo shu* tradicionales parecen panqueques finos rellenos de cerdo desmenuzado (deshebrado), huevo y diversos sazonadores. Esta versión vegetariana —que lleva la salsa *teriyaki* del Japón y la salsa *hoisin* de la China— tiene el mismo sabor tentador que la receta tradicional más unos impresionantes 18 gramos de proteínas.

Tiempo de preparación: 15 minutos • Tiempo de cocción: 7 minutos

- 4 **tortillas de trigo integral (de 10"/25 cm de diámetro)**
- 2 **cucharaditas de aceite de *canola***
- 4 **huevos grandes, batidos**
- ¼ **de libra (113 g) de hongos *shiitake*, sin los pies, picados en rodajas finas**
- 4 **tazas de mezcla de *coleslaw* rallado**

- 1 **taza de zanahoria ralladas**
- 3 **cebollines (cebollas de cambray) picados en rodajas finas**
- 2 **cucharadas de salsa teriyaki *light***
- ¼ **de taza de cacahuates (maníes) sin sal, picados**
- ¼ **de taza de salsa *hoisin***

Precaliente el horno a 350°F. Envuelva las tortillas en papel de aluminio y ponga en el horno para calentarlas durante 5 minutos.

Mientras tanto, caliente 1 cucharadita del aceite en un sartén grande antiadherente a fuego mediano. Agregue los huevos y fría, revolviendo a menudo, durante 1 ó 2 minutos o hasta que se formen huevos revueltos, pero aún estén húmedos. Pase los huevos a un plato y ponga aparte.

Agregue la cucharadita restante de aceite al sartén y aumente el fuego a mediano-alto. Cuando esté caliente, agregue los hongos. Fría, revolviendo a menudo, durante unos 2 minutos o hasta que se suavicen. Agregue la mezcla del *coleslaw* y las zanahorias. Fría, revolviendo constantemente, durante 3 ó 4 minutos o hasta que empiecen a suavizarse pero aún estén crujientes. Agregue los cebollines y la salsa *teriyaki* y fría durante 1 minuto. Retire el sartén del fuego. Agregue con cuidado los cacahuates y los huevos que reservó.

Para servir, extienda un poco de la salsa *hoisin* en el centro de las tortillas. Cubra con la mezcla de las verduras y enróllelas.

Rinde 4 porciones

Por porción: 370 calorías, 16 g de proteínas, 42 g de carbohidratos, 16 g de grasa, 210 mg de colesterol, 700 mg de sodio, 6 g de fibra dietética
Unidades de intercambio: 2 de verdura, 2 de pan, 1½ de carne, 2½ de grasa
Elecciones de carbohidratos: 3

PIZZAS GRIEGAS DE PAN ÁRABE

Los estudios revelan que los griegos tienen los índices de enfermedades cardíacas más bajos del mundo y los investigadores piensan que quizás la dieta sea una de las razones. Muchos de sus alimentos tradicionales están hechos con aceitunas y aceite de oliva, ricas fuentes de grasas monoinsaturadas que tienen el beneficio añadido de proteger el corazón.

Tiempo de preparación: 15 minutos • Tiempo de cocción: 17 minutos

1 caja (de 9 onzas) de corazones de alcachofa congelados, descongelados y picados

1 calabacín mediano, picado en tiras grandes (2 tazas)

1 cucharadita de ajo picado en trocitos

¾ de cucharadita de orégano seco

6 aceitunas *kalamata* sin hueso, picadas

4 panes árabes (panes de *pita*) de trigo integral (de 6½"/17 cm de diámetro)

⅓ de taza de queso *feta* de albahaca y tomate, de grasa reducida, desmoronado

1 taza de tomates tipo uva (*grape tomatoes*) partidos a la mitad a lo largo

½ taza de queso *mozzarella* de grasa reducida rallado

1 cebollín (cebolla de cambray) picado en rodajas finas

Precaliente el horno a 425°F. Seque las alcachofas cuidadosamente con toallas de papel. En un sartén grande antiadherente a fuego mediano-alto, fría las alcachofas, el calabacín, el ajo y el orégano durante 4 ó 5 minutos o hasta que el calabacín esté suave. Agregue las aceitunas.

Ponga los panes árabes en una bandeja de hornear y espolvoree con la mezcla del calabacín. Espolvoree con el queso *feta*. Cubra con los tomates. Hornee durante 10 minutos o hasta que los panes árabes estén crujientes. Espolvoree con el queso *mozzarella* y hornee durante 3 ó 4 minutos más o hasta que el queso se derrita. Espolvoree con el cebollín y deje reposar durante unos cuantos minutos antes de servir.

Rinde 4 porciones

Por porción: 290 calorías, 15 g de proteínas, 47 g de carbohidratos, 7 g de grasa, 10 mg de colesterol, 700 mg de sodio, 9 g de fibra dietética

Unidades de intercambio: 2 de verdura, 2½ de pan, 1 de carne, 1 de grasa

Elecciones de carbohidratos: 3

PASTA PRIMAVERA ESBELTA

La pasta es un ingrediente básico de las cocinas de todo el mundo. Se siente "más pesada" en el estómago que los alimentos altos en grasa pero no tiene tantas calorías. La pasta integral es mejor porque contiene más fibra que la pasta hecha con harina de sémola muy procesada.

Tiempo de preparación: 25 minutos • Tiempo de cocción: 15 minutos

²⁄₃ de taza de queso *ricotta* de grasa reducida	¼ de cucharadita de pimienta negra recién molida
1 taza de consomé de verdura	½ libra de espaguetis multigrano
1 cucharada de aceite de oliva	3 tazas de cabezuelas pequeñas de brócoli
1 chalote finamente picado	1 zanahoria mediana picada en juliana
¼ de libra (113 g) de champiñones blancos (setas) pequeños, picados en rodajas	¼ de libra de espárragos picados en trozos diagonales de 1" (2,5 cm)
½ libra (227 g) de tomates italianos pequeños (*plum tomatoes*), picados	¾ de taza de *edamame*, pelados
2 dientes de ajo grandes picados en trocitos	½ taza de albahaca fresca picada finamente
¼ de cucharadita de sal	⅓ de taza de queso parmesano rallado

Combine el queso *ricotta* y el consomé en un procesador de alimentos. Muela hasta lograr una consistencia uniforme. Ponga aparte. Vierta agua en una olla grande y deje que rompa a hervir.

Caliente el aceite en un sartén grande antiadherente a fuego mediano-alto. Agregue el chalote y los champiñones. Fría, revolviendo a menudo, durante 3 minutos o hasta que los champiñones comiencen a dorarse. Reduzca el fuego a mediano. Incorpore los tomates, el ajo, la sal y la pimienta. Fría durante 2 minutos o hasta que los tomates comiencen a suavizarse. Reduzca el fuego a muy bajo y tape el sartén para mantenerla caliente.

Prepare los espaguetis según las indicaciones del paquete. Dos minutos antes de que los espaguentis estén cocidos, agregue el brócoli, la zanahoria, los espárragos y los *edamame*. Escurra.

Regrese la pasta caliente y las verduras a la olla. Agregue la albahaca, la mezcla de los champiñones que reservó y el queso *ricotta* que reservó. Mezcle bien. Sirva espolvoreada con el queso parmesano.

Rinde 4 porciones

Por porción: 390 calorías, 13 g de proteínas, 55 g de carbohidratos, 10 g de grasa, 15 mg de colesterol, 440 mg de sodio, 9 g de fibra dietética

Unidades de intercambio: 4 de verdura, 2½ de pan, 1 de carne, 2 de grasa

Elecciones de carbohidratos: 4

LASAÑA DE VERDURAS AL HORNO

El queso *ricotta* es una excelente fuente de proteínas. ¡Combínelo con una mezcla de verduras ricas en fibra y tendrá una comida italiana perfecta!

Fotografía en la página 289.

Tiempo de preparación: 35 minutos • Tiempo de cocción: 1 hora con 10 minutos

3 calabacines medianos, picados en rodajas longitudinales de ¼" (6 mm) de grosor

2 pimientos (ajíes, pimientos morrones) grandes rojos, picados en tiras de 1" (2,5 cm) de ancho

1 cucharada de aceite de oliva

1 caja (de 8 onzas) de hongos picados en rodajas

4 zanahorias medianas picadas en tiras grandes

1 paquete (de 10 onzas) de espinacas congeladas picadas, descongeladas y comprimidas para secarlas

1 recipiente (de 15 onzas) de queso *ricotta* de grasa reducida

⅓ de taza de queso parmesano, rallado

1 huevo grande

1 frasco (de 26 onzas) de salsa para espaguetis

9 láminas de lasaña que no necesita hervirse

1½ tazas de queso *mozzarella* de grasa reducida rallado

Precaliente el horno a 450°F. Rocíe las partes inferiores y los lados de 2 bandejas de hornear con aceite antiadherente en aerosol. Disponga los calabacines y los pimientos en las bandejas de hornear. Rocíe con aceite antiadherente en aerosol. Ase al horno durante 15 ó 20 minutos o hasta que estén suaves, moviendo las bandejas a las parrillas contrarias del horno una vez. Retire las bandejas y reduzca la temperatura del horno a 350°F.

Caliente el aceite en un sartén grande antiadherente a fuego mediano-alto. Agregue los hongos y fría, revolviendo a menudo, durante 4 minutos o hasta que se doren levemente. Incorpore las zanahorias y fría durante 1 minuto más. Ponga aparte.

Mezcle bien las espinacas, el queso *ricotta*, el parmesano y el huevo en un tazón (recipiente) mediano.

Extienda ½ taza de la salsa para espaguetis en la parte inferior de una fuente para hornear (refractario) de 13" × 9" × 2" (33 cm × 23 cm × 5 cm). Cubra la fuente con 3 de las láminas, super-poniéndolas si es necesario. Extienda la mitad de la mezcla del queso *ricotta* sobre las láminas de lasaña, extendiéndola bien para cubrirlas. Después cubra con la mitad de las verduras asadas y la mitad de la mezcla de los hongos. Vierta ½ taza de la salsa arriba de las verduras y espolvoree con ½ taza del queso *mozzarella*. Repita las capas de ingredientes, empezando con el queso *ricotta*. Después, cubra con las 3 láminas restantes. Vierta la salsa restante sobre las láminas. Tape la fuente con papel de aluminio. Hornee durante 30 minutos. Destape y espolvoree con la ½ taza restante de *mozzarella*. Hornee durante 20 ó 25 minutos más o hasta que esté caliente y eche burbujas. Deje reposar durante 15 minutos antes de servir.

Nota: puede servir esta lasaña poniendo salsa para pasta adicional encima, si lo desea.

Rinde 8 porciones

Por porción: 320 calorías, 19 g de proteínas, 35 g de carbohidratos, 12 g de grasa, 75 mg de colesterol, 670 mg de sodio, 36 g de fibra dietética
Unidades de intercambio: 3 de verdura, 1½ de pan, 2½ de carne, 2 de grasa
Elecciones de carbohidratos: 3

POSTRES

IRRESISTIBLES

■ RÁPIDO ■ RAPIDÍSIMO ▨ DE PREPARACIÓN RÁPIDA

Nota: en las siguientes recetas se refiere a "Elecciones de carbohidratos". Una elección de carbohidrato es una ración de un alimento que contiene aproximadamente unos 15 gramos de carbohidratos. Se toman en cuenta la cantidad de elecciones de carbohidratos para controlar el consumo de estos al seguir un plan alimenticio. Para más información al respecto, debe consultar al médico o a un nutriólogo. Además, si encuentra en este capítulo términos que no entiende o que jamás ha visto, favor de remitirse al glosario en la página 435.

GALLETITAS DE MERENGUE CON CHOCOLATE Y ALMENDRAS

Ligeras como una nube, estos gustitos crujientes y con sabor a fruto seco sin duda agradarán a todo el mundo. ¿Por qué esperar una ocasión especial? ¡Prepare una tanda esta noche!

Tiempo de preparación: 20 minutos • Tiempo de cocción: 2 horas

- ½ **taza de almendras mondadas**
- 5 **cucharadas de azúcar**
- 3 **claras de huevo grandes a temperatura ambiente**

- ¼ **de cucharadita de crémor tártaro**
- 2 **cucharadas de cacao en polvo sin edulcorantes**
- ¼ **de taza de confituras de frambuesa o fresa**

Precaliente el horno a 250°F. Cubra una bandeja de hornear con papel de pergamino o papel de aluminio.

Ponga las almendras y 2 cucharadas del azúcar en un procesador de alimentos. Procese hasta que estén molidas finamente.

Ponga las claras de huevo y el crémor tártaro en un tazón (recipiente) grande. Bata con una procesadora de alimentos (mezcladora) eléctrica a velocidad alta hasta que la mezcla esté espumosa. Agregue de manera gradual las 3 cucharadas restantes de azúcar y bata hasta que se formen picos tiesos y brillantes. Incorpore suavemente el cacao y las almendras molidas.

Vierta el merengue en montones de 1½" (4 cm) sobre la bandeja de hornear ya preparada. Baje los centros y suba los lados de cada merengue con el dorso de una cuchara para formar una taza poco honda.

Hornee durante 1 hora. Apague el horno y deje que los merengues reposen con la puerta del horno cerrada durante 1 hora. Retire de la bandeja y ponga sobre una rejilla para que se enfríen completamente.

Guarde en un recipiente de cierre hermético. Para servir, rellene cada merengue con ¼ de cucharadita de las confituras.

Rinde 16 galletitas

Por galletita: 61 calorías, 2 g de proteínas, 9 g de carbohidratos, 2 g de grasa, 0 mg de colesterol, 10 mg de sodio, 1 g de fibra dietética
Unidades de intercambio: ½ de pan, ½ de grasa
Elecciones de carbohidratos: 1

POLVORONES

DE PREPARACIÓN RÁPIDA

Las pacanas contienen una buena cantidad de fibra y la mayor parte de su grasa es monoinsaturada. Esto significa que estos sabrosos frutos secos le ayudarán a equilibrar el azúcar en sangre (glucosa) mucho después de haber comido el último trozo.

Tiempo de preparación: 20 minutos • **Tiempo de cocción: 12 minutos**

¾ de taza de pacanas enteras

1½ tazas de harina pastelera integral

¼ de taza de maicena

¼ de cucharadita de sal

1¼ tazas de azúcar glas

5 cucharadas de mantequilla picada en trozos grandes

2 cucharadas de aceite de alazor (cártamo) o de aceite de oliva ligero

2 cucharadas de crema agria de grasa reducida

2 cucharaditas de extracto de vainilla

Precaliente el horno a 350°F. Ponga las pacanas sobre toallas de papel. Cocine en el horno de microondas en alto durante 1½ ó 2 minutos o hasta que estén calientes y empiecen a soltar su aroma. Ponga en un procesador de alimentos mientras aún estén calientes y muela pulsando el procesador hasta que estén finamente picadas. (Puede que permanezcan algunos trocitos pequeños). Agregue la harina, la maicena y la sal y muela pulsando el procesador hasta que esté todo bien mezclado. Pase a una lámina de papel encerado. No limpie el tazón del procesador.

Agregue ¾ de taza del azúcar y la mantequilla al procesador. Muela hasta que la mantequilla quede en pedazos pequeños. Agregue el aceite, la crema agria y la vanilla y muela durante 1 minuto o hasta que la mezcla tenga una textura cremosa. Agregue la mezcla de la harina y pulse el procesador hasta que apenas se combine, raspando los lados del tazón del procesador, de ser necesario.

Sirviéndose de una cucharita de té, ponga cucharaditas colmadas (copeteadas) de masa de ¾" (1,8 cm) en una bandeja de hornear, separadas una de otra a 1" (2,5 cm) de distancia. Hornee durante 10 ó 12 minutos o hasta que estén doradas por la parte inferior. Retire de la bandeja y pase a una lámina de papel encerado. Mientras los polvorones aún están calientes, vierta la ½ taza restante de azúcar en un colador y espolvoree los polvorones uniformemente. Deje enfriar y guárdelos en un recipiente de cierre hermético hasta por 1 semana o congélelos hasta por 1 mes.

Rinde unos 36 polvorones

Por polvorón: 63 calorías, 1 g de proteínas, 6 g de carbohidratos, 4 g de grasa, 5 mg de colesterol, 0 mg de sodio, 6 g de fibra dietética

Unidades de intercambio: ½ de pan, 1 de grasa

Elecciones de carbohidratos: ½

GALLETITAS DE AVENA CON CEREZAS

Cuando esté desesperado por comerse una galletita, consiéntase con una de estas saludables versiones. Las cerezas contienen una cantidad moderada de calorías y muy poca grasa, por ello le aportan un dulzor natural a estas sabrosas delicias.

Tiempo de preparación: 15 minutos • Tiempo de cocción: 10 minutos

1 taza de harina pastelera integral

1 cucharadita de polvo de hornear

½ cucharadita de canela molida

½ cucharadita de bicarbonato de sodio

½ cucharadita de sal

½ taza de azúcar morena (mascabado) apretada

⅓ de taza de azúcar granulada

¼ de taza de compota de manzana sin edulcorantes

2 cucharadas de aceite de *canola*

1 huevo grande

1 cucharadita de extracto de vainilla

1½ tazas de copos de avena tradicionales

¾ de taza de cerezas secas

Precaliente el horno a 375°F. Rocíe 2 bandejas de hornear grandes con aceite antiadherente en aerosol.

Mezcle la harina, el polvo de hornear, la canela, el bicarbonato de sodio y la sal en un tazón (recipiente) pequeño.

Combine el azúcar morena y el azúcar granulada, la compota de manzana, el aceite, el huevo y la vanilla en un tazón grande. Revuelva hasta que se mezclen bien todos los ingredientes. Agregue la mezcla de la harina y mezcle bien. Incorpore la avena y las cerezas.

Sirviéndose de una cucharita de té, ponga cucharaditas colmadas (copeteadas) de masa a unas 2" (5 cm) unas de otras en las bandejas de hornear ya preparadas. Hornee durante 10 ó 12 minutos o hasta que se doren. Deje reposar en las bandejas de hornear durante 2 minutos antes de pasar a una rejilla para que se enfríen completamente.

Rinde 30 galletitas

Por galletita: 43 calorías, 1 g de proteínas, 7 g de carbohidratos, 1 g de grasa, 5 mg de colesterol, 80 mg de sodio, 1 g de fibra dietética

Unidades de intercambio: ½ de pan

Elecciones de carbohidratos: ½

GALLETITAS CON HIGOS, ALMENDRAS Y CHOCOLATE

Después de cenar, podrá cerrar con un broche de oro dulce y saludable con este gustito. Las grasas monoinsaturadas de las almendras, los saludables pedazos de higos y el amargo chocolate también le ayudarán a soportar el hambre nocturna. Cabe notar que no se tratan de las galletitas redondas comunes, sino de *biscotti*, un tipo de galletita italiana, la cual tiene una forma diferente.

Tiempo de preparación: 40 minutos • Tiempo de cocción: 1 hora
• Tiempo de reposo: 30 minutos

- ½ taza de almendras
- ½ taza de azúcar
- 2 huevos grandes
- 2 cucharaditas de extracto de vainilla
- 1 ⅔ tazas de harina pastelera integral

- ¾ de cucharadita de bicarbonato de sodio
- ¾ de cucharadita de sal
- ½ taza de higos secos, sin los tallitos y finamente picados
- 4 onzas (113 g) de chocolate amargo picado en pedazos de ¼" (6 mm)

Precaliente el horno a 300°F. Rocíe una bandeja de hornear con aceite antiadherente en aerosol.

Extienda las almendras en otra bandeja de hornear sin aceite. Hornee durante 10 minutos o hasta que estén ligeramente tostadas. Deje que se enfríen y luego píquelas en trozos grandes.

Mezcle el azúcar, los huevos y la vainilla en un tazón (recipiente) grande. Bata durante 1 minuto con una procesadora de alimentos (mezcladora) eléctrica a velocidad mediana. Agregue la harina, el bicarbonato de sodio y la sal. Con la procesadora de alimentos a velocidad baja, bata hasta que se mezcle. Incorpore los higos, el chocolate y las almendras.

Ponga un poco de harina en una superficie de trabajo. Divida la masa a la mitad. Enrolle cada trozo de masa sobre la superficie enharinada y forme un rollo de 12" (30 cm). Pase los rollos a la bandeja de hornear ya preparada, dejando espacio entre ellos. Hornee durante 30 minutos o hasta que estén firmes al tacto. Deje que se enfríen en la bandeja de hornear durante 30 minutos.

Desprenda los rollos de la bandeja con una pala y páselos uno a la vez a una tabla de picar. Corte cada rollo con un cuchillo serrano, diagonalmente, en rodajas de $\frac{1}{2}$" (1 cm) de grosor. Ponga las rodajas en la bandeja de hornear de manera vertical, separadas 1" (2,5 cm) una de otra. Hornee durante 20 minutos o hasta que los lados cortados de las galletitas se sientan secos al tacto. Deje reposar en las bandejas de hornear durante 2 minutos antes de pasar a una rejilla para que se enfríen completamente. Guarde en un recipiente de cierre hermético.

Rinde 36 galletitas

Por biscotti: 60 calorías, 1 g de proteínas, 10 g de carbohidratos, 2 g de grasa, 10 mg de colesterol, 80 mg de sodio, 1 g de fibra dietética
Unidades de intercambio: $\frac{1}{2}$ de pan, $\frac{1}{2}$ de grasa
Elecciones de carbohidratos: 1

CUADRITOS CRUJIENTES DE CACAHUATE

RÁPIDÍSIMO

Estos deliciosos cuadritos constituyen un gustito común, saludable y llenador. Las palomitas (rositas) de maíz (cotufo) hechas a presión generalmente contienen menos grasa y calorías que las que se cocinan en aceite. Las palomitas de maíz más saludables se hacen con una máquina de aire caliente y se omite la mantequilla y la sal.

Tiempo de preparación: 5 minutos • Tiempo de cocción: 3 minutos

- 1 **cucharada de mantequilla**
- ⅓ **de taza de miel**
- ¼ **de taza de azúcar morena (mascabado) apretada**
- ⅓ **de taza de crema de cacahuate natural**
- 1 **cucharadita de extracto de vainilla**
- 3 **tazas de palomitas de maíz naturales**

- 2 **tazas de cereal crujiente hecho de arroz**
- 2 **tazas de cereal hecho de rueditas de avena**
- ⅓ **de taza de cacahuates (maníes) sin sal y picados**
- ⅓ **de taza de chispitas (pedacitos) de chocolate (opcional)**

Cubra un molde para hornear de 13" × 9" × 2" (33 cm × 23 cm × 5 cm) con papel de aluminio, extendiéndolo en los extremos. Rocíe el papel de aluminio con aceite antiadherente en aerosol.

Derrita la mantequilla, la miel y el azúcar morena en una cacerola grande antiadherente a fuego bajo, revolviendo a menudo. Retire la cacerola del fuego. Agregue la crema de cacahuate y la vainilla. Regrese la cacerola al fuego y cocine, revolviendo constantemente, durante 2 minutos, hasta que la mezcla se combine bien y se derrita.

Retire la cacerola del fuego y agregue las palomitas de maíz, los cereales y los cacahuates. Revuelva hasta que se recubran bien con la mezcla de la crema de cacahuate. Pase al molde ya preparado. Rocíe sus manos con aceite antiadherente en aerosol y oprima la mezcla firmemente en el molde. Espolvoree con las chispitas de chocolate, si las está usando. Deje que se enfríe completamente en una rejilla.

Retire del molde utilizando el papel de aluminio. Deseche el papel de aluminio. Corte en cuadritos para servir.

Rinde 24 cuadritos

Por cuadrito: 82 calorías, 2 g de proteínas, 12 g de carbohidratos, 3 g de grasa, 0 mg de colesterol, 65 mg de sodio, 1 g de fibra dietética

Unidades de intercambio: ½ de pan, ½ de grasa

Elecciones de carbohidratos: 1

BARRITAS DE CALABAZA Y ZANAHORIA

Realmente no tendemos a aprovechar las calabazas (calabazas de Castilla) tanto como deberíamos. Tienen un sabor delicado y están cargadas de fibra. Espolvoreadas con frutos secos, son un gustito perfecto.

Tiempo de preparación: 15 minutos • Tiempo de cocción: 22 minutos

1   taza de calabaza de lata

1   taza de zanahoria rallada

½   taza de azúcar

⅓   de taza de arándanos agrios secos o pasas, picados

¼   de taza de aceite de *canola*

2   huevos grandes

1   taza de harina pastelera integral

1   cucharadita de polvo de hornear

1   cucharadita de canela molida

½   cucharadita de bicarbonato de sodio

¼   de cucharadita de sal

¼   de taza de semillas de calabaza (pepitas) peladas o de nueces picadas (opcional)

Precaliente el horno a 350°F. Rocíe un molde para hornear de 13" × 9" × 2" (33 cm × 23 cm × 5 cm) con aceite antiadherente en aerosol.

Combine la calabaza, la zanahoria, el azúcar, los arándanos agrios o las pasas, el aceite y los huevos en un tazón (recipiente) grande. Revuelva hasta que los ingredientes estén bien mezclados. Agregue la harina, el polvo de hornear, la canela, el bicarbonato de sodio y la sal. Mezcle hasta que se combinen bien.

Vierta la masa en el molde ya preparado y extiéndala uniformemente. Espolvoree con las semillas de calabaza o las nueces, si las está usando. Hornee durante 22 ó 25 minutos o hasta que la parte superior se sienta esponjosa al tocarla ligeramente. Deje enfriar completamente en el molde sobre una rejilla.

Rinde 16 barritas

Por barrita: 99 calorías, 2 g de proteínas, 14 g de carbohidratos, 4 g de grasa, 25 mg de colesterol, 150 mg de sodio, 1 g de fibra dietética

Unidades de intercambio: ½ de pan, 1 de grasa

Elecciones de carbohidratos: 1

BARRITAS DE AVENA Y DÁTILES

Los dátiles tienen más de 5.000 años de historia. Se dice que el nombre procede de la palabra griega para *dedo*, por la forma de esta fruta. Tienen un sabor sumamente dulce y están hasta los topes de fibra, una combinación ideal para los que prefieren las meriendas (refrigerios, tentempiés) azucaradas.

Tiempo de preparación: 30 minutos • Tiempo de cocción: 35 minutos

RELLENO

- 1 taza de compota de manzana con canela, endulzada con concentrado de jugo de manzana
- 1 taza de dátiles picados
- ½ cucharadita de especias para hacer pay de calabaza
- 1 cucharadita de extracto de vainilla

CONCHA

- 1 taza de harina pastelera integral
- 1 taza de copos de avena tradicionales
- ½ cucharadita de polvo de hornear
- ½ cucharadita de bicarbonato de sodio
- ½ cucharadita de sal
- ⅔ de taza de azúcar morena (mascabado) apretada
- 3 cucharadas de mantequilla a temperatura ambiente
- 3 cucharadas de crema agria de grasa reducida

Precaliente el horno a 375°F. Cubra una fuente para hornear (refractario) de 10½" × 7" (27 cm × 18 cm) con papel de aluminio y rocíe con aceite antiadherente en aerosol.

Para hacer el relleno: mezcle en una cacerola pequeña antiadherente la compota de manzana, los dátiles y las especias para pay de calabaza. Deje que apenas hierva a fuego lento y cocine 10 minutos o hasta que se espese, revolviendo y aplastando de vez en cuando con una pala resistente al calor. Incorpore la vainilla al relleno hasta que se mezcle y deje el relleno aparte para que se enfríe mientras prepara la concha.

Para hacer la concha: bata a mano la harina, los copos de avena, el polvo de hornear, el bicarbonato de sodio y la sal en un tazón (recipiente) mediano. Ponga la mezcla en una lámina de papel encerado. Bata el azúcar, la mantequilla y la crema agria en el mismo tazón con una procesadora de alimentos (mezcladora) eléctrica a la velocidad más rápida durante 1 minuto. Incorpore la mezcla de la avena con una cuchara de madera hasta que se mezcle bien.

Ponga una lámina de envoltura autoadherente de plástico en una bandeja de hornear pequeña. Retire 1 taza de la masa y póngala sobre la envoltura autoadherente de plástico. Tápela —dejándola suelta— con el plástico y congélela mientras arma las barritas. Vierta cucharadas de la masa restante en la fuente para hornear ya preparada. Tape con una lámina de envoltura autoadherente de plástico rociada con aceite antiadherente en aerosol y oprima la masa para formar una capa plana y regular. Retire el plástico.

Vierta cucharadas del relleno sobre la masa y extiéndalo en una capa uniforme. Desmorone la masa enfriada de manera uniforme sobre el relleno.

Hornee durante 25 minutos o hasta que se dore. Deje enfriar completamente en la bandeja sobre una rejilla. Retire de la bandeja y quite suavemente el papel de aluminio. Corte en 18 cuadritos, picando en tercios a lo largo y en sextas partes transversalmente. Guárdelos en un recipiente de cierre hermético durante 1 semana como máximo o congélelos hasta por 2 meses.

Rinde 18 barritas

Por barrita: 96 calorías, 2 g de proteínas, 18 g de carbohidratos, 3 g de grasa, 5 mg de colesterol, 135 mg de sodio, 2 g de fibra dietética
Unidades de intercambio: 1 de fruta, $\frac{1}{2}$ de pan, $\frac{1}{2}$ de grasa
Elecciones de carbohidratos: 1

PUDÍN DE HARINA DE MAÍZ Y CEREZAS

La harina de maíz está hecha con granos de maíz secos y contiene poca grasa y sodio y mucha fibra. Su textura gruesa combinada con el dulzor de las cerezas le dará a su paladar una sorpresa muy agradable.

Tiempo de preparación: 20 minutos • **Tiempo de cocción: 55 minutos** • **Tiempo de reposo: 10 minutos**

DE PREPARACIÓN RÁPIDA

3 cucharadas de cerezas secas

1 ⅓ tazas de harina pastelera integral

⅔ taza de harina de maíz amarilla

1 cucharadita de polvo de hornear

½ cucharadita de bicarbonato de sodio

¼ de cucharadita de sal

⅔ de taza de azúcar

⅓ de taza de yogur natural bajo en grasa

¼ de taza de compota de manzana sin edulcorantes

2 cucharadas de mantequilla derretida

1 huevo

1 cucharada de peladura de naranja (china) o de limón rallada

1 taza de cerezas frescas, sin hueso y partidas en 4 trozos

Precaliente el horno a 350°F. Rocíe un molde de caja de 8 ½" × 4½" (22 cm × 11 cm) con aceite antiadherente en aerosol. Combine en un plato pequeño las cerezas secas con suficiente agua caliente para cubrirlas. Deje reposar durante 10 minutos o hasta que se suavicen.

Mientras tanto, bata a mano la harina pastelera, la harina de maíz, el polvo de hornear, el bicarbonato de sodio y la sal en un tazón (recipiente) mediano hasta que se mezcle todo bien. Bata a mano el azúcar, el yogur, la compota de manzana, la mantequilla, el huevo y la peladura de naranja o limón en un tazón mediano hasta que se mezclen bien todos los ingredientes. Escurra bien las cerezas secas y pique en trozos grandes. Incorpore las cerezas frescas y secas a la mezcla del yogur. Agregue la mezcla de la harina a la mezcla del yogur en 2 tandas, revolviendo hasta que apenas se mezcle. Pase la masa al molde ya preparado.

Hornee durante 55 minutos o hasta que al insertar un palillo de dientes en el centro salga limpio. Deje enfriar en el molde sobre una rejilla durante 10 minutos. Sáquelo del molde y póngalo sobre la rejilla para que se enfríe completamente.

Rinde 12 porciones

Por porción: 141 calorías, 3 g de proteínas, 25 g de carbohidratos, 3 g de grasa, 25 mg de colesterol, 180 mg de sodio, 2 g de fibra dietética

Unidades de intercambio: 1½ de pan, ½ de grasa

Elecciones de carbohidratos: 2

PASTEL DE MANZANA

Las manzanas contienen mucha pectina, un tipo de fibra que ralentiza la digestión de los nutrientes. Una excelente estrategia para controlar el azúcar en sangre (glucosa) es agregar más pectina a la dieta.

Tiempo de preparación: 35 minutos • Tiempo de cocción: 35 minutos • Tiempo de reposo: 30 minutos

2 manzanas Granny Smith, peladas, sin el corazón y picadas en cubos de ½" (1 cm)

¾ de taza de azúcar morena (mascabado) apretada

1½ tazas de harina pastelera integral

1 cucharadita de bicarbonato de sodio

1 cucharadita de canela molida

1 cucharadita de jengibre molido

½ cucharadita de nuez moscada molida

½ cucharadita de sal

⅓ de taza de aceite de *canola*

⅓ de taza de suero de leche bajo en grasa

1 huevo grande

1 cucharadita de extracto de vainilla

½ taza de nueces picadas

½ taza de pasas

Precaliente el horno a 350°F. Rocíe un molde para hornear cuadrado de 9" × 9" (23 cm × 23 cm) con aceite antiadherente en aerosol.

Combine las manzanas y el azúcar morena en un tazón (recipiente) grande revolviendo para recubrir las manzanas bien. Deje reposar durante 30 minutos, revolviendo de vez en cuando.

En un tazón mediano, combine la harina, el bicarbonato de sodio, la canela, el jengibre, la nuez moscada y la sal.

Revuelva el aceite, el suero de leche, el huevo y la vainilla en un tazón pequeño hasta que se mezclen bien. Agregue a la mezcla de las manzanas junto con las nueces y las pasas. Revuelva para que se mezclen todos los ingredientes. Agregue la mezcla de la harina y revuelva hasta que se mezcle. Vierta la masa en el molde ya preparado y extiéndala uniformemente. Hornee durante 35 ó 40 minutos o hasta que al insertar un palillo de dientes en el centro salga limpio.

Deje enfriar en el molde sobre la rejilla. Sirva caliente o a temperatura ambiente.

Rinde 9 porciones

Por porción: 290 calorías, 4 g de proteínas, 41 g de carbohidratos, 14 g de grasa, 25 mg de colesterol, 300 mg de sodio, 3 g de fibra dietética

Unidades de intercambio: 1 de fruta, 2 de pan, 2½ de grasa

Elecciones de carbohidratos: 3

PASTEL DE PUDÍN DE LIMÓN

Un pedazo de este saludable pastel (bizcocho, torta, *cake*), con su saborcito ácido y su textura jugosa, es una alegre nota final para cualquier comida.

Tiempo de preparación: 25 minutos • Tiempo de cocción: 40 minutos

½ taza de azúcar

3 cucharadas de harina pastelera integral

⅛ cucharadita de nuez moscada molida

1 taza de leche semidescremada al 1 por ciento o de leche de soya *light* sin edulcorantes

¼ de taza de jugo de limón

2 cucharadas de mantequilla derretida

1 yema de huevo

1½ cucharaditas de peladura de limón rallada

2 claras de huevo grandes

⅛ de cucharadita de sal

Precaliente el horno a 350°F. Ponga un molde para suflé de 1 cuarto de galón (1 l) de capacidad o una fuente para hornear (refractario) en una olla (charola) para asar pequeña.

Combine el azúcar, la harina y la nuez moscada en un tazón (recipiente) mediano. Haga un hueco en el centro. Agregue la leche o la leche de soya, el jugo de limón, la mantequilla, la yema de huevo y la peladura de limón. Mezcle bien con las manos.

Bata las claras de huevo y la sal con una procesadora de alimentos (mezcladora) eléctrica a velocidad mediana-alta en un tazón mediano hasta que se formen picos suaves. Vierta las claras a la masa e incorpórelas hasta lograr una consistencia uniforme. (La masa será fina). Vierta en el molde para suflé o la fuente para hornear. Agregue agua hirviendo a la olla para cubrir hasta la mitad del lado del molde o fuente.

Hornee durante 40 minutos o hasta que la parte de arriba esté dorada y se haya formado un pudín (budín) debajo. (Haga un pequeño corte en el centro para asegurarse de que la cubierta de pastel esté hecha). Pase la fuente para hornear a una rejilla y deje enfriar durante 15 minutos. Sirva caliente o a temperatura ambiente.

Rinde 4 porciones

Por porción: 214 calorías, 5 g de proteínas, 33 g de carbohidratos, 8 g de grasa, 70 mg de colesterol, 210 mg de sodio, 1 g de fibra dietética

Unidades de intercambio: 2 de pan, 1½ de grasa

Elecciones de carbohidratos: 2

PASTEL DE LIMÓN Y ARÁNDANO

Este pastel es un *"cobbler"*, un tipo de pastel oriundo de los EE.UU. que típicamente lleva una gruesa concha de pan. Nuestra versión reduce la grasa saturada de la receta original al utilizar harina de maíz y harina pastelera integral. Cómalo caliente y disfrutará un postre que refleja muy bien el sabor de la salud.

Tiempo de preparación: 20 minutos • Tiempo de cocción: 45 minutos

- 5 tazas de arándanos frescos o congelados y descongelados
- 2 cucharaditas de peladura de limón rallada
- ½ taza de azúcar
- 2 cucharadas + 1 taza de harina pastelera integral
- 1 taza de leche semidescremada al 1 por ciento o de leche de soya *light* sin edulcorante

- 1 huevo
- 3 cucharadas de mantequilla derretida
- 1 cucharada de jugo de limón
- ½ taza de harina de maíz
- 1½ cucharaditas de polvo de hornear
- ¼ de cucharadita de bicarbonato de sodio
- ¼ de cucharadita de sal
- Yogur de vainilla *light*, congelado

Precaliente el horno a 375°F. Rocíe los lados interiores de una fuente para hornear (refractario) de 2 cuartos de galón (2 l) de capacidad (de 8" × 11½"/de 20 cm × 29 cm) con aceite antiadherente en aerosol. Agregue los arándanos, la peladura de limón, ¼ de taza del azúcar y las 2 cucharadas de harina. Mezcle bien todos los ingredientes. Extienda la mezcla de la fruta uniformemente con el dorso de una cuchara.

Bata a mano la leche o la leche de soya, el huevo, la mantequilla, el jugo de limón, la harina de maíz y ¼ de taza restante de azúcar en un tazón (recipiente) mediano hasta que esté todo bien mezclado. Agregue el polvo de hornear, el bicarbonato de sodio, la sal y la taza de harina. Bata a mano todo hasta que apenas se mezcle. Vierta la masa uniformemente sobre la mezcla de la fruta.

Hornee durante 45 ó 50 minutos o hasta que la fruta eche burbujas y al insertar un cuchillo en el centro de la cubierta salga limpio. Sirva caliente con yogur congelado.

Rinde 6 porciones

Por porción: 270 calorías, 5 g de proteínas, 49 g de carbohidratos, 7 g de grasa, 50 mg de colesterol, 330 mg de sodio, 4 g de fibra dietética
Unidades de intercambio: 1½ de fruta, 2½ de pan, 1½ de grasa
Elecciones de carbohidratos: 4

PASTEL *BUNDT* DE CREMA DE CACAHUATE

A diferencia del pastel (bizcocho, torta, *cake*) típico, el pastel *Bundt* tiene forma de aro y para hacerlo se necesita un molde especial, el cual se llama "*Bundt pan*" en inglés. Este molde se consigue en la mayoría de los supermercados. En este receta, resulta difícil creer que la crema de cacahuate pueda ser un alimento de dieta, pero su cremosa y rica textura hace que este pastel tenga un sabor exquisito... y que lleve mucho menos mantequilla de la que normalmente se necesita en recetas similares. *Fotografía en la página 290.*

Tiempo de preparación: 25 minutos • Tiempo de cocción: 55 minutos

PASTEL

- 1½ tazas de harina pastelera integral
- 1 taza de harina para pasteles
- 2 cucharaditas de polvo de hornear
- ½ cucharadita de bicarbonato de sodio
- ½ cucharadita de sal
- ½ taza de crema de cacahuate de grasa reducida

- ½ taza de mantequilla a temperatura ambiente
- 1 taza de azúcar
- 2 claras de huevo
- 1 cucharada de extracto de vainilla
- ⅓ de taza de minichispitas de chocolate
- 1½ tazas de suero de leche bajo en grasa

GLASEADO

- 1 cucharada de cacao en polvo sin edulcorantes
- 2 cucharadas de crema de cacahuate
- 1½–2 cucharadas de agua

- ½ cucharadita de extracto de vainilla
- ½ taza de azúcar glas
- Una pizca de sal

Para hacer el pastel: precaliente el horno a 350°F. Rocíe un molde para pasteles *Bundt* de 10" (25 cm) con aceite antiadherente en aerosol.

Bata las harinas integral y para pasteles, el polvo de hornear, el bicarbonato de sodio y la sal en un tazón (recipiente) mediano. En otro tazón mediano bata la crema de cacahuate y la mantequilla durante 1 minuto con una procesadora de alimentos (mezcladora) eléctrica a velocidad mediana, hasta lograr una textura cremosa. Agregue el azúcar, las claras de huevo y la vanilla y bata durante 2 minutos o hasta que esté ligero y esponjoso. Incorpore, batiendo a velocidad mediana, las chispitas de chocolate hasta que apenas se mezclen.

Con la procesadora a la velocidad más baja, agregue, alternando, la mezcla de la harina y el suero de leche en 3 tandas. Comience con la mezcla de harina, después agregue un poco de suero de leche, después la segunda tanda de la mezcla de la harina, y así sucesivamente. Pase la masa al molde ya preparado y extiéndala uniformemente.

Hornee durante 55 ó 60 minutos o hasta que al insertar un palillo de dientes en el centro salga limpio y el pastel comience a separarse de los lados del molde. Deje enfriar en el molde sobre una rejilla durante 10 minutos. Suelte los lados con una pala y voltéelo sobre una fuente de servir (bandeja, platón). Ponga tiras de papel encerado debajo de las orillas del pastel para el glaseado.

Para hacer el glaseado: mezcle el cacao, la crema de cacahuate, el agua y la vainilla en un tazón pequeño hasta que todos los ingredientes estén bien mezclados. Incorpore el azúcar glas y la sal hasta lograr una consistencia uniforme. Esparza el glaseado sobre el pastel con una cuchara. Ponga aparte hasta que el glaseado esté firme. Retire las tiras de papel encerado.

Rinde 16 porciones

Por porción: 270 calorías, 6 g de proteínas, 37 g de carbohidratos, 12 g de grasa, 15 mg de colesterol, 290 mg de sodio, 2 g de fibra dietética
Unidades de intercambio: $2\frac{1}{2}$ de pan, $\frac{1}{2}$ de carne, 3 de grasa
Elecciones de carbohidratos: 3

PASTEL DE NARANJA Y ACEITE DE OLIVA CON BAYAS FRESCAS

El aceite de oliva hace que este magnífico pastel (bizcocho, torta, *cake*) sea cremoso y sustancioso. Además, agrega una saludable pizca de grasas monoinsaturadas. Si no encuentra bayas frescas, cómprelas congeladas.

Tiempo de preparación: 25 minutos • Tiempo de cocción: 20 minutos

PASTEL

¾ de taza de harina pastelera integral

¼ de taza de harina de maíz

1 cucharadita de polvo de hornear

¼ de cucharadita de bicarbonato de sodio

¼ de cucharadita de sal

⅓ de taza + 1 cucharada de azúcar

3 cucharadas de aceite de oliva

½ taza de yogur natural sin grasa

2 huevos grandes

1 cucharada de peladura de naranja (china) rallada

2 cucharadas de jugo de naranja

¼ de cucharadita de canela molida

BAYAS

1 taza de zarzamoras frescas

1 cucharada de azúcar

1 cucharada de jugo de naranja

1 taza de arándanos frescos

1 taza de frambuesas frescas

Para hacer el pastel: precaliente el horno a 350°F. Rocíe un molde redondo de lados desprendibles de 9" (23 cm) con aceite antiadherente en aerosol.

Combine la harina, la harina de maíz, el polvo de hornear, el bicarbonato de sodio y la sal en un tazón (recipiente) pequeño.

Combine ⅓ de taza de azúcar y el aceite en un tazón grande. Bata durante 2 minutos con una procesadora de alimentos (mezcladora) a la velocidad más alta. Agregue el yogur, los huevos, la peladura de naranja y el jugo de naranja. Bata durante 1 minuto. Agregue la mezcla de la harina y bata todo hasta que se mezcle bien. Vierta la masa en el molde ya preparado.

Combine la canela y la cucharada de azúcar en un tazón pequeño. Espolvoree sobre la masa. Hornee durante 20 ó 25 minutos o hasta que al insertar un palillo de dientes en el centro salga limpio. Deje enfriar completamente en el molde sobre una rejilla.

Para preparar las bayas: muela ¾ de taza de las zarzamoras, el azúcar y el jugo de naranja en un procesador de alimentos o una licuadora (batidora) hasta lograr una consistencia uniforme. Pase el puré a través de un colador a un tazón pequeño y deseche las semillas. Corte el pastel en pedazos y sirva con la salsa de bayas por arriba y los arándanos, las frambuesas y las zarzamoras restantes encima.

Nota: es mejor servir este pastel el mismo día en que se hace. Al utilizar una procesadora de alimentos eléctrica para batir peladuras de cítricos en una masa, se pueden pegar a las aspas muchas peladuras, así que raspe las peladuras de las aspas y regréselas a la masa.

Rinde 8 porciones

Por porción: 189 calorías, 4 g de proteínas, 30 g de carbohidratos, 7 g de grasa, 55 mg de colesterol, 200 mg de sodio, 3 g de fibra dietética
Unidades de intercambio: 1 de fruta, 1 de pan, 1 de grasa
Elecciones de carbohidratos: 2

PAN DE JENGIBRE CON PERA

Con más de 5.000 variedades de peras para escoger, podríamos comer una diferente cada día y nunca obtendríamos el mismo sabor dos veces. Lo mejor es recoger las peras cuando no están maduras y dejarlas madurar a temperatura ambiente. Están listas para comerse cuando su carne cede un poquito y tienen una fragancia dulce y afrutada.

Tiempo de preparación: 15 minutos • Tiempo de cocción: 40 minutos

1 **pera grande pelada, partida a la mitad y sin el corazón**

1 **cucharada de jugo de limón**

1¾ **tazas de harina pastelera integral**

1¼ **cucharaditas de bicarbonato de sodio**

1 **cucharadita de canela molida**

¾ **de cucharadita de jengibre molido**

½ **cucharadita de especias para pay de calabaza o nuez moscada**

¼ **de cucharadita de sal**

½ **taza de melado (melaza) oscuro**

⅓ **de taza de azúcar morena (mascabado) apretada**

3 **claras de huevo**

3 **cucharadas de aceite de** *canola*

3 **cucharadas de jengibre confitado picado finamente (opcional)**

1½ **cucharaditas de jengibre fresco rallado**

Precaliente el horno a 350°F. Rocíe un molde para pasteles redondo (o cuadrado) de 9" × 1" (23 cm × 2,5 cm) con aceite antiadherente en aerosol. Pique la pera en pedazos finos. Mezcle con cuidado las rodajas con el jugo de limón.

Bata a mano la harina, el bicarbonato de sodio, la canela, el jengibre, las especias para pay o la nuez moscada y la sal en un tazón (recipiente) mediano hasta que se mezcle todo. Bata el melado, el azúcar, las claras de huevo, el aceite, el jengibre confitado (si lo está usando) y el jengibre fresco en un tazón grande hasta que se combinen bien todos los ingredientes. Agregue la mezcla de la harina y revuelva hasta que se apenas se mezcle. Pase la masa al molde ya preparado y disponga las rodajas de pera arriba en forma de los rayos de una rueda.

Hornee durante 40 ó 45 minutos o hasta que al insertar un palillo de dientes en el centro salga limpio. Ponga el molde sobre una rejilla para que se enfríe durante al menos 15 minutos. Corte en pedazos y sirva caliente.

Rinde 10 porciones

Por porción: 153 calorías, 3 g de proteínas, 27 g de carbohidratos, 5 g de grasa, 0 mg de colesterol, 245 mg de sodio, 2 g de fibra dietética

Unidades de intercambio: ½ de fruta, 1½ de pan, 1 de grasa

Elecciones de carbohidratos: 2

PASTEL DE CHOCOLATE Y FRAMBUESAS

¡Este deslumbrante pastel (bizcocho, torta, *cake*) causará sensación! Capas de chocolate, crema batida y fruta hacen que este postre sea digno de cualquier ocasión especial.

Tiempo de preparación: 15 minutos • **Tiempo de cocción: 35 minutos**

- 1 **taza de harina pastelera integral**
- ½ **taza de azúcar**
- 3 **cucharadas de cacao en polvo sin edulcorante**
- 1 **cucharadita de polvo de hornear**
- ¼ **de cucharadita de sal**
- 1 **recipiente (de 8 onzas) de yogur de vainilla bajo en grasa**
- 2 **cucharadas de aceite de *canola***

- 2 **yemas de huevo grandes a temperatura ambiente**
- 1 **cucharadita de extracto de vainilla**
- 2 **claras de huevo grandes a temperatura ambiente**
- 1¼ **tazas de crema batida de grasa reducida**
- 1½ **tazas de frambuesas**
- ½ **taza de confitura de frambuesa derretida**
- **Ramitos de menta (opcional)**

Precaliente el horno a 350° F. Rocíe un molde para hornear redondo de 8" (20 cm) con aceite antiadherente en aerosol.

Mezcle la harina, el azúcar, el cacao, el polvo de hornear y la sal en un tazón (recipiente) mediano. Mezcle el yogur, el aceite, las yemas de huevo y la vainilla en un tazón grande. Ponga las claras de huevo en un tazón mediano. Bata con una procesadora de alimentos (mezcladora) eléctrica a la velocidad más rápida hasta que se formen picos tiesos. Incorpore la mezcla de la harina a la mezcla del yogur hasta que apenas se mezclen. Incorpore las claras de huevo hasta que no queden hilillos de las claras. Vierta en el molde ya preparado. Hornee durante 35 minutos o hasta que al insertar un palillo de dientes en el centro salga limpio. Deje que se enfríe sobre una rejilla durante 5 minutos. Saque del molde y póngalo en la rejilla para que se enfríe completamente.

Para servirlo, divida el pastel horizontalmente en 2 capas. Extienda 1 taza de crema batida sobre una de las capas. Después cubra con 1 taza de las frambuesas y esparza las confituras. Cubra con la restante capa de pastel y vierta 12 cucharadas de la crema batida restante alrededor del pastel. Cubra cada una con unas cuantas de las frambuesas restantes y adorne con la menta, si la está usando.

Rinde 12 porciones

Por porción: 161 calorías, 4 g de proteínas, 27 de carbohidratos, 5 g de grasa, 35 mg de colesterol, 115 mg de sodio, 3 g de fibra dietética

Unidades de intercambio: 1 de pan, 1 de grasa

Elecciones de carbohidratos: 2

PASTELITO DE MANZANA Y ARÁNDANOS AGRIOS AL HORNO

¡Los alimentos altos en fibra no tienen que ser sosos! Las manzanas *Granny Smith* y los arándanos agrios le aportan a este pastelito un saborcito muy penetrante.

Fotografía en la página 291.

Tiempo de preparación: 35 minutos • **Tiempo de cocción: 32 minutos** • **Tiempo de reposo: 10 minutos**

4 manzanas Granny Smith grandes (2¼ libras/1 kg), peladas, sin corazón y picadas en rodajas finas

⅓ de taza de arándanos agrios secos

1 cucharada de *brandy* o agua

½ cucharadita de especias para pay de calabaza o nuez moscada molida

⅓ de taza + 1½ cucharadas de azúcar morena (mascabado) apretada

¾ de cucharadita de canela molida

5 láminas de masa filo (de 17" × 12"/ 43 cm × 30 cm)

3 cucharadas de mantequilla derretida

Precaliente el horno a 400°F. Cubra 2 bandejas de hornear grandes con papel de aluminio y rocíelas con aceite antiadherente en aerosol.

Extienda las rodajas de manzana en una capa uniforme sobre una de las bandejas de hornear. Hornee durante 12 minutos o hasta que se suavicen, volteándolas con un tenedor o pala a mitad del proceso de horneado (para obtener las indicaciones sobre cómo usar el horno de microondas en este aspecto, vea la Nota en la página siguiente). Mientras tanto, combine los arándanos agrios y el brandy o agua en un tazón (recipiente) pequeño apto para horno de microondas. Tápelo —dejándolo suelto— con envoltura autoadherente de plástico y cocine en el horno de microondas en alto durante 40 segundos o hasta que el líquido apenas comience a hervir suavemente. Deje reposar durante al menos 10 minutos.

Pase las manzanas a un tazón mediano (debería tener unas 2½ tazas). Incorpore las especias para pay o la nuez moscada, ⅓ de taza de azúcar, ½ cucharadita de la canela y los arándanos agrios. Ponga aparte para que se enfríe.

Mezcle en un plato pequeño 1½ cucharadas de azúcar y ¼ de cucharadita restante de canela. Ponga 1 lámina de filo sobre un papel encerado y úntela ligeramente con la mantequilla. Espolvoree uniformemente con un cuarto aproximadamente de la mezcla del azúcar y la canela. Repita con la masa filo restante, la mantequilla y la canela y el azúcar, recubriendo la última capa de filo con la mantequilla solamente y disponiendo las láminas de filo en capas unas encima de otras.

Disponga la mezcla de la pera a lo largo del lado más largo del montón de filo, dejando una orilla de 2" (5 cm) en el lado más largo y en los extremos. Enrolle el pastelito sin apretarlo mucho y utilizando el papel encerado como guía. Meta los extremos y pase a la bandeja de hornear ya preparada. Unte la parte superior del pastelito con la mantequilla restante. Divida el pastelito con un cuchillo serrado en 8 partes iguales cortando levemente a través de la parte superior del mismo, (justo hasta el relleno), diagonalmente. No lo corte todo.

Hornee durante 20 ó 25 minutos o hasta que apenas se dore. Deje que se enfríe en el molde sobre una rejilla durante al menos 10 minutos. Pase el pastelito a una tabla y córtelo por las marcas. Sirva caliente.

Nota: para "hornear" manzanas en el horno de microondas, póngalas en un tazón de vidrio apto para usarse en este tipo de hornos y cocínelas en alto durante 2 ó 3 minutos, revolviendo una vez. Las manzanas deberían estar lo suficientemente suaves como para atravesarlas con un tenedor.

Rinde 8 porciones

Por porción: 188 calorías, 1 g de proteínas, 35 g de carbohidratos, 5 g de grasa, 10 mg de colesterol, 105 mg de sodio, 4 g de fibra dietética

Unidades de intercambio: 1 de fruta, 1 de pan, 1 de grasa

Elecciones de carbohidratos: 2

PAY DE ARÁNDANOS Y JENGIBRE

Una de las virtudes de las bayas es que contienen grandes cantidades de fibra. Cuando compre arándanos frescos, busque bayas gorditas y firmes con un color añil y cubiertas de escarcha plateada. Enjuague las bayas frescas justo antes de usarlas.

Tiempo de preparación: 10 minutos • Tiempo de cocción: 18 minutos

CONCHA

1 taza de galletitas de jengibre (unas 7 onzas/198 g)

1½ cucharadas de azúcar morena (mascabado)

2 cucharadas de mantequilla derretida

RELLENO

5–6 tazas de arándanos frescos o congelados y descongelados

4 cucharadas de maicena

¼ de taza de agua

½ taza de azúcar granulada

Para hacer la concha: precaliente el horno a 325°F. Ponga las galletitas de jengibre en un procesador de alimentos y muela hasta que estén bien molidas. Agregue el azúcar morena y la mantequilla y pulse el procesador hasta que la mezcla apenas se combine.

Pase a un plato para hacer pays de 9" (23 cm) y hornee durante 8 ó 10 minutos. Deje que se enfríe.

Para hacer el relleno: ponga los arándanos, la maicena y el agua en una cacerola mediana. Deje que hierva suavemente a fuego mediano hasta que se espese un poco. Agregue el azúcar granulada y caliente a fuego bajo durante 10 ó 12 minutos, hasta que el azúcar se disuelva. Retire del fuego y deje que se enfríe un poco. Vierta el relleno en la concha ya preparada. Deje que se enfríe completamente antes de cortar.

Rinde 8 porciones

Por porción: 220 calorías, 2 g de proteínas, 45 g de carbohidratos, 5 g de grasa, 10 mg de colesterol, 135 mg de sodio, 3 g de fibra dietética

Unidades de intercambio: 1 de fruta, 2½ de pan, 1½ de grasa

Elecciones de carbohidratos: 4

CROCANTE DE FRUTAS OTOÑALES

Sin duda no hay una manera más dulce de aumentar el consumo de fibra. Diversos estudios han demostrado que consumir 40 gramos de fibra al día impide la absorción de 160 calorías. Esta combinación de vibrantes frutas es una manera sencilla de hacerlo.

Tiempo de preparación: 20 minutos • **Tiempo de cocción: 45 minutos**

FRUTA

- 2 **manzanas Granny Smith grandes, peladas, sin el corazón y picadas en rodajas finas**
- 2 **peras grandes maduras, peladas, sin el corazón y picadas en rodajas finas**
- ½ **taza de arándanos agrios frescos o congelados y descongelados**
- 2 **cucharadas de azúcar morena (mascabado) apretada**
- 2 **cucharadas de canela molida**

CUBIERTA

- ¾ **de taza de copos de avena tradicionales**
- 1½ **cucharadas de harina pastelera integral**
- 3 **cucharadas de azúcar morena apretada**
- 1½ **cucharadas de mantequilla cortada en pedazos pequeños**
- 1½ **cucharadas de almíbar de arce puro**
- ½ **cucharadita de canela molida**
- 2 **cucharadas de nueces picadas**

Para preparar la fruta: precaliente el horno a 375°F. Combine las manzanas, las peras, los arándanos agrios, el azúcar y la canela en un tazón (recipiente) grande. Mezcle bien. Pase la mezcla de la fruta a una fuente para hornear (refractario) poco honda de 2 cuartos de galón (2 l) de capacidad y extiéndala uniformemente.

Para hacer la cubierta: combine en el mismo tazón los copos de avena, la harina, el azúcar, la mantequilla, el almíbar de arce y la canela. Mezcle con los dedos hasta que se desmenuce fácilmente y tenga una textura grumosa. Incorpore las nueces. Espolvoree la cubierta sobre la mezcla de la fruta. Tape el tazón con papel de aluminio dejándolo suelto. Hornee durante 20 minutos. Destape y hornee durante 25 minutos más o hasta que la fruta esté suave al pincharla con la punta de un cuchillo afilado. Deje que se enfríe sobre una rejilla y sirva caliente.

Rinde 6 porciones

Por porción: 210 calorías, 3 g de proteínas, 42 g de carbohidratos, 5 g de grasa, 10 mg de colesterol, 25 mg de sodio, 6 g de fibra dietética

Unidades de intercambio: 1½ de fruta, 2 de pan, 1½ de grasa

Elecciones de carbohidratos: 4

TARTA DE MELOCOTÓN Y FRAMBUESA

¡Consiéntase con un pedazo de este saludable dulce! Los melocotones (duraznos) con su piel aterciopelada y su suculenta pulpa son un alimento popular del verano y constituyen buenas fuentes de fibra. *Fotografía en la página 292.*

Tiempo de preparación: 40 minutos • **Tiempo de cocción: 45 minutos** • **Tiempo de reposo: 30 minutos**

CONCHA

- 1½ tazas de harina pastelera integral
- ¼ de cucharadita de sal
- ¼ de taza de manteca vegetal
- 2 onzas (57 g) de queso crema de grasa reducida
- 2 cucharaditas de jugo de limón
- 4–5 cucharadas de agua helada

CUBIERTA

- 3 cucharadas de cereal de tiritas de salvado
- 1 cucharada de harina pastelera integral
- ¼ de cucharadita de canela molida
- 6 cucharadas de azúcar
- 1¾ libras (794 g) de melocotones frescos, pelados y sin hueso (vea la Nota)
- 1 taza de frambuesas frescas

Para hacer la concha: combine la harina y la sal en un tazón (recipiente) grande. Vaya incorporando la manteca y el queso crema hasta que la mezcla parezca unos grumos gruesos. En una taza, mezcle el jugo de limón y 2 cucharadas del agua. Esparza sobre la mezcla grumosa de la harina, la manteca y el queso crema y combine hasta que se humedezca. Agregue el agua restante, 1 cucharada a la vez, hasta que la textura de la masa tenga el aspecto del requesón y se pueda formar una bola firme con ella.

Forme con la masa un disco de 6" (15 cm). Envuelva con envoltura autoadherente de plástico y refrigere al menos durante 30 minutos antes de usarlo.

Ponga una lámina grande de papel de aluminio sobre una bandeja de hornear grande y rocíe con aceite antiadherente en aerosol. Doble las orillas del papel de aluminio hacia arriba ½" (1 cm) para formar un borde. Presione la masa entre láminas de papel encerado con un poco de harina para formar un círculo de 13" (33 cm). Ponga el círculo en la bandeja de hornear ya preparada, tape con envoltura autoadherente de plástico y ponga en el refrigerador hasta que lo vaya a usar.

Para hacer la cubierta: precaliente el horno a 400°F.

Combine el cereal, la harina, la canela y 4 cucharadas del azúcar en un procesador de alimentos o una licuadora (batidora). Muela finamente el cereal. Espolvoree la mezcla del cereal sobre la masa, dejando un borde de 2" (5 cm). Disponga los melocotones sobre la mezcla del cereal. Doble el borde de la masa sobre la fruta. Espolvoree la fruta y el borde de la masa con las 2 cucharadas restantes del azúcar.

Hornee durante 45 ó 50 minutos o hasta que la concha esté dorada y los jugos echen burbujas. Deje que se enfríe en el molde sobre una rejilla. Espolvoree con las frambuesas.

Nota: para sustituir los melocotones frescos por congelados, utilice 1½ libras (680 g) de melocotones en rodajas empacados en seco, descongelándolos en una sola capa sobre toallas de papel para absorber el exceso de líquido.

Rinde 10 porciones

Por porción: 181 calorías, 3 g de proteínas, 30 g de carbohidratos, 6 g de grasa, 5 mg de colesterol, 90 mg de sodio, 4 g de fibra dietética
Unidades de intercambio: 1 de fruta, 1 de pan, 1 de grasa
Elecciones de carbohidratos: 2

PERAS ASADAS AL HORNO CON SALSA DE NARANJA Y CARAMELO

Este exquisito postre ofrece el suave dulzor de las peras, el saborcito ácido de la naranja (china) y una impresionante cantidad de fibra que le ayudará a mantener equilibrada su azúcar en sangre (glucosa).

Fotografía en la página 293.

Tiempo de preparación: 20 minutos • Tiempo de cocción: 50 minutos

2   cucharadas de avellanas picadas

1   cucharada de mantequilla

⅓ de taza de azúcar

4   peras maduras, partidas a la mitad y sin corazón

¼ de taza de jugo de naranja (china), a temperatura ambiente

4   higos secos, sin los tallitos y picados

1   cucharada de licor de naranja (opcional)

Ponga las avellanas en un sartén seco y cocine a fuego mediano durante 4 minutos o hasta que empiecen a soltar su aroma. Revuélvalas a menudo para que no se quemen. Ponga aparte.

Precaliente el horno a 400°F. Extienda la mantequilla en la parte inferior de una fuente para hornear (refractario) de 13" × 9" × 2" (33 cm × 23 cm × 5 cm). Espolvoree con 2 cucharadas del azúcar. Ponga las mitades de las peras con el lado cortado hacia abajo en la fuente para hornear ya preparada. Hornee durante 35 ó 40 minutos o hasta que las peras estén suaves cuando se las pinche con la punta de un cuchillo.

Mientras tanto, ponga el azúcar restante en una cacerola pequeña. Cocine a fuego mediano-alto, girando la cacerola a menudo, durante 5 minutos, hasta que el azúcar se derrita y adquiera un color ámbar. Retire la cacerola del fuego y vaya agregando lentamente el jugo de naranja para evitar que el líquido caliente chisporrotee. Regrese la cacerola al fuego mediano-bajo. Cocine la salsa, revolviendo constantemente, durante 5 minutos, hasta que se espese un poco. Incorpore los higos y el licor, si lo está usando. Ponga la salsa aparte.

Pase las peras de la fuente para hornear a fuentes de servir (bandejas, platones). Agregue a la salsa los jugos que queden en la fuente para hornear.

Sirva las peras calientes o a temperatura ambiente. Vierta la salsa sobre las peras y espolvoree con las avellanas. Si la salsa se espesa después de reposar, vuélvala a calentarla a fuego bajo.

Rinde 4 porciones

Por porción: 260 calorías, 2 g de proteínas, 54 g de carbohidratos, 6 g de grasa, 10 mg de colesterol, 20 mg de sodio, 6 g de fibra dietética

Unidades de intercambio: 2$\frac{1}{2}$ de fruta, 1$\frac{1}{2}$ de pan, 1 de grasa

Elecciones de carbohidratos: 4

CROCANTE DE FRESAS Y RUIBARBO

El ruibarbo es una estupenda fuente de fibra. Cuando compre, escoja los tallos más rojos, los cuales son menos ácidos. *Fotografía en la página 294.*

Tiempo de preparación: 25 minutos • **Tiempo de cocción: 35 minutos**
• **Tiempo de reposo: 20 minutos**

2 pintas de fresas, sin los cabitos y picadas en 4 trozos a lo largo

2 tazas de ruibarbo fresco o congelado y descongelado (picado en trozos de ½"/1 cm)

1–2 cucharadas de tapioca de cocción rápida o

½–1 cucharada de maicena (vea la Nota)

¼ de cucharadita de jengibre molido

¾ de taza de azúcar

1 cucharadita de canela molida

⅓ de taza de harina pastelera integral
   Una pizca de sal

2 cucharadas de mantequilla

½ taza de copos de avena tradicionales

1½ cucharadas de miel

Combine las fresas, el ruibarbo, la tapioca o la maicena, el jengibre, ½ taza del azúcar y ¼ de cucharadita de la canela en una fuente para hornear (refractario) de 2 cuartos de galón (2 l) de capacidad. Extienda la mezcla de la fruta uniformemente y deje reposar durante 20 minutos.

Mientras tanto, precaliente el horno a 400°F. Mezcle la harina, la sal y ¼ de taza restante de azúcar y ¾ de cucharadita de canela en un tazón (recipiente) mediano. Vaya mezclando y cortando la mantequilla hasta que la mezcla tenga la textura de harina fina. Agregue los copos de avena hasta que se mezclen. Esparza la miel arriba y revuelva hasta que la mezcla tenga una textura grumosa. Espolvoree sobre la fruta en una capa uniforme.

Hornee durante 35 ó 40 minutos o hasta que la fruta eche burbujas y la cubierta esté dorada. Sirva caliente o a temperatura ambiente.

Nota: si las bayas no están muy jugosas, utilice la cantidad mínima de maicena que se recomienda en la receta.

Rinde 6 porciones

Por porción: 232 calorías, 3 g de proteínas, 47 g de carbohidratos, 5 g de grasa, 10 mg de colesterol, 0 mg de sodio, 5 g de fibra dietética

Unidades de intercambio: 1 de fruta, 2 de pan, 1 de grasa

Elecciones de carbohidratos: 3

FONDUE DE CHOCOLATE Y AVELLANA

Aplaque sus antojos de chocolate con esta suculenta y cremosa salsa. Ya que le hemos recortado la grasa saturada y las calorías, no se arrepentirá a la mañana siguiente.

Tiempo de preparación: 15 minutos ● **Tiempo de cocción: 6 minutos**

½ **onza (14 g) de chocolate sin edulcorantes, picado**

1 **lata (de 14 onzas) de leche condensada con edulcorante y sin grasa**

2 **cucharadas de cacao en polvo sin edulcorantes**

Una pizca de sal

3 **cucharadas de pasta de chocolate y avellanas**

½ **cucharadita de extracto de vainilla**

Fruta fresca variada en cubos o rodajas y cubos de pastel (bizcocho, torta, *cake*) blanco esponjoso

Combine el chocolate y la mitad, aproximadamente, de la leche condensada en una cacerola pequeña antiadherente. Caliente a fuego mediano durante 3 minutos, revolviendo hasta que el chocolate se derrita. Retire del fuego y agregue la leche restante. Espolvoree el cacao y la sal por encima. Revuelva para mezclarlo bien.

Regrese al fuego y cocine, revolviendo, durante 3 minutos más o hasta que el *fondue* apenas comience a hervir suavemente. Retire del fuego. Incorpore la pasta de chocolate y avellanas y la vainilla hasta lograr una consistencia uniforme. Sirva caliente con los cubitos de fruta y de pastel.

Nota: puede hacer el fondue *con antelación (con un máximo de 4 días) y recalentarlo en una cacerola o en el horno de microondas en mediano, revolviendo de vez en cuando. De ser necesario, puede aclarar el* fondue *agregándole cucharaditas de agua caliente hasta lograr la consistencia deseada.*

Rinde 8 porciones (1 ⅓ tazas)

Por porción: 220 calorías, 6 g de proteínas, 45 g de carbohidratos, 2 g de grasa, 5 mg de colesterol, 80 mg de sodio, 1 g de fibra dietética

Unidades de intercambio: 3 de pan

Elecciones de carbohidratos: 3

PUDÍN DE CHOCOLATE NEGRO

Esta es una versión más saludable y sofisticada de un postre universalmente popular. La textura cremosa y llenadora es todo lo que necesita para terminar una comida perfecta. *Fotografía en la página 295.*

Tiempo de preparación: 10 minutos • Tiempo de cocción: 12 minutos • Tiempo de refrigeración: 2 horas

¼ de taza de azúcar

¼ de taza de leche malteada en polvo

3 cucharadas de cacao en polvo sin edulcorantes

2 cucharadas de maicena

1 cucharadita de café en polvo instantáneo

2 tazas de leche semidescremada al 1 por ciento

1 onza (28 g) de chocolate sin edulcorantes, picado finamente

1 cucharadita de extracto de vainilla

Bata a mano el azúcar, la leche en polvo malteada, el cacao, la maicena y el café en una cacerola mediana hasta que se mezclen todos los ingredientes. Incorpore la leche gradualmente, batiendo a mano.

Cocine a fuego mediano, revolviendo constantemente, durante 10 minutos hasta que el pudín (budín) se espese y rompa a hervir. Reduzca el fuego a bajo y agregue el chocolate. Cocine, revolviendo constantemente, durante 1 minuto, hasta que el chocolate se derrita. Retire del fuego e incorpore la vainilla. Vierta el pudín en 4 flaneras. Tápelas con envoltura autoadherente de plástico y guárdelas en el refrigerador hasta que estén frías, al menos 2 horas.

Nota: una pala de goma (hule) refractaria funciona bien para revolver el pudín y evitar que se queme en la parte de abajo.

Rinde 4 porciones

Por porción: 250 calorías, 8 g de proteínas, 46 g de carbohidratos, 6 g de grasa, 5 mg de colesterol, 125 mg de sodio, 4 g de fibra dietética
Unidades de intercambio: ½ de leche, 3 de pan, ½ de grasa
Elecciones de carbohidratos: 3

PUDÍN DE ARROZ INTEGRAL

Le encantará la combinación única de sabores a fruto seco y dulce de este postre. Hemos utilizado arroz integral para que obtenga aún más fibra nutritiva.

Tiempo de preparación: 20 minutos • **Tiempo de cocción: 1 hora con 20 minutos** • **Tiempo de refrigeración: 4 horas o toda la noche**

1¼ **tazas de agua**

1 **cucharada de peladura de limón rallada**

¼ **de cucharadita de sal**

½ **taza de arroz integral**

3 **tazas de leche semidescremada al 2 por ciento**

1 **cucharada de extracto de vainilla**

3 **cucharadas de azúcar morena (mascabado) apretada**

Mango o papaya (fruta bomba, lechosa) picada (opcional)

¼ **de taza de coco rallado con edulcorante (opcional)**

Combine el agua, 1½ cucharaditas de la peladura de limón y la sal en una cacerola grande. Deje que rompa a hervir y agregue el arroz. Reduzca el fuego y deje que hierva a fuego lento, tapado, durante 40 minutos o hasta que el arroz esté suave y la mayoría del agua se haya absorbido.

Incorpore la leche, la vainilla, el azúcar y la peladura de limón restante. Deje que rompa a hervir. Reduzca el fuego a bajo y deje que hierva a fuego lento durante 40 ó 45 minutos, revolviendo a menudo para evitar que se pegue, sobre todo al final del proceso de cocción, hasta que el pudín (budín) se espese y el arroz esté muy suave. (Se espesará más cuando repose). Vierta el pudín en un tazón (recipiente) y deje que se enfríe a temperatura ambiente, revolviendo de vez en cuando. Tape con envoltura autoadherente de plástico y guarde en el refrigerador durante 4 horas (o toda la noche) hasta que esté frío.

Para servir, vierta el pudín en 6 fuentes de servir (bandejas, platones) individuales. Cubra con el mango o la papaya, si la está usando y el coco, si lo está usando.

Rinde 6 porciones

Por porción: 141 calorías, 5 g de proteínas, 25 g de carbohidratos, 2 g de grasa, 5 mg de colesterol, 160 mg de sodio, 1 g de fibra dietética
Unidades de intercambio: ½ de leche, 1½ de pan
Elecciones de carbohidratos: 2

FLANES PICANTES DE *KAHLÚA*

Convierta una taza de café normal en un gustito llenador. Este postre tipo pudín (budín) es tan cremoso y delicioso como los flanes (natillas) tradicionales pero sin la grasa y calorías de costumbre.

Tiempo de preparación: 20 minutos • **Tiempo de cocción: 45 minutos**
• **Tiempo de refrigeración: de 4 horas a toda la noche**

2   tazas de leche de soya *light* sin edulcorantes

½   taza de café norteamericano

¼   de taza de licor de café (como kahlúa)

1   cucharada de café en polvo instantáneo

1   cucharadita de canela molida

½   cucharadita de pimienta de Jamaica molida

2   huevos

2   claras de huevo

¼   de taza de azúcar

⅛   de cucharadita de sal

Granos de café exprés cubiertos de chocolate (opcional)

Precaliente el horno a 350°F. Disponga seis flaneras de 6 u 8 onzas (de 170 g o 227 g) de capacidad en una fuente para hornear (refractario) de 13" × 9" (33 cm × 23 cm).

Combine la leche de soya, el café, el licor, el café en polvo instantáneo, la canela y la pimienta de Jamaica en una cacerola mediana. Ponga a fuego mediano y cocine durante 4 minutos o hasta que apenas se formen burbujas alrededor de la orilla de la cacerola. Retire del fuego. Bata a mano en un tazón (recipiente) grande los huevos, las claras de huevo, el azúcar y la sal hasta que todos los ingredientes se mezclen bien. Vaya incorporando gradualmente la mezcla de la leche hasta que se combine bien. Vierta la mezcla en las flaneras, dividiéndola a partes iguales. Agregue agua hirviendo a la fuente para hornear hasta que quede a mitad de los lados de las flaneras.

Hornee durante 40 ó 45 minutos o hasta que al insertar un cuchillo en el centro de los flanes salga limpio. Saque las flaneras con cuidado del agua y deje que se enfríen sobre una rejilla. Tápelas con envoltura autoadherente de plástico y refrigere durante 4 horas (o toda la noche) hasta que estén fríos. Adorne con los granos de café, si los está usando.

Rinde 6 porciones

Por porción: 135 calorías, 5 g de proteínas, 20 g de carbohidratos, 2 g de grasa, 70 mg de colesterol, 135 mg de sodio, 0 g de fibra dietética

Unidades de intercambio: ½ de leche, 1 de pan, ½ de carne

Elecciones de carbohidratos: 1

YOGUR CONGELADO CON JENGIBRE Y SALSA DE CIRUELA DULCE

El yogur congelado generalmente contiene menos grasa y calorías que el helado, su primo de grasa entera. Adórnelo con ciruelas —altas en fibra— y espolvoréelo con almendras y su yogur congelado será aún más saludable y llenador. *Fotografía en la página 296.*

Tiempo de preparación: 10 minutos • Tiempo de cocción: 35 minutos

- ¼ de taza de almendras picadas en rodajas
- 1 pinta de yogur congelado de vainilla sin grasa, un poco blando
- 2–4 cucharadas de jengibre cristalizado, picado finamente
- 1 libra (454 g) de ciruelas maduras (4 grandes), sin hueso y picadas en rodajas
- 3 cucharadas de mermelada de uva sin azúcar
- 1 cucharada de azúcar

Precaliente el horno a 300°F. Extienda las almendras sobre una bandeja de hornear. Hornee durante 10 minutos o hasta que estén ligeramente tostadas. Deje que se enfríen, luego pique las almendras en trozos grandes.

Combine el yogur congelado y el jengibre en un tazón (recipiente) grande. Revuelva rápidamente para mezclarlo. Regrese el yogur al congelador.

Combine las ciruelas, la mermelada y el azúcar en una cacerola mediana. Deje que hierva suavemente a fuego mediano. Reduzca el fuego a bajo, tape la cacerola y deje que hierva a fuego lento durante 12 minutos, hasta que las ciruelas se suavicen y se rompan. Destape y deje que hierva a fuego lento durante 5 minutos, hasta que la salsa se espese un poco. Vierta la salsa en un tazón y deje que se enfríe. Tape con envoltura autoadherente de plástico y refrigere hasta que esté fría.

Para servir, vierta la salsa en 4 fuentes de servir (bandejas, platones) individuales. Agregue cucharadas del yogur congelado y espolvoree con las almendras.

Rinde 4 porciones

Por porción: 200 calorías, 6 g de proteínas, 39 g de carbohidratos, 4 g de grasa, 0 mg de colesterol, 80 mg de sodio, 2 g de fibra dietética

Unidades de intercambio: 1 de fruta, 2½ de pan, 1 de grasa

Elecciones de carbohidratos: 4

SORBETE DE VINO TINTO Y BAYAS

¡Las frutas altas en fibra nunca lucieron tan elegantes! Limpie su paladar
con este refrescante postre.

Tiempo de preparación: 15 minutos • **Tiempo de cocción: 1 minuto** • **Tiempo de reposo: 1 hora**
• **Tiempo de enfriamiento: toda la noche**

---

1 botella (750 ml) de vino tinto afrutado,
como Beaujolais

1 taza de azúcar

¾ de taza de agua

1 taza de frambuesas frescas o congeladas

1 taza de fresas frescas o congeladas, sin los
cabitos y partidas a la mitad

1 taza de arándanos frescos o congelados

1 cucharada de jugo de limón

Combine el vino, el azúcar y el agua en una cacerola grande. Deje que rompa a hervir y hierva
durante 1 minuto. Retire la cacerola del fuego y agregue las frambuesas, las fresas y los arándanos.
Tape la cacerola y deje reposar durante 1 hora.

Pase las bayas a una licuadora (batidora) con una cuchara calada (espumadera). Ponga aparte la
mezcla del vino. Licúe las bayas hasta que estén hechas puré. Pase el puré por un colador sobre un
tazón (recipiente) y revuelva para quitar las semillas. Deseche las semillas. Incorpore el puré de
bayas y el jugo de limón a la mezcla del vino que reservó. Vierta en una fuente para hornear
(refractario) poco honda. Tape con envoltura autoadherente de plástico y congele durante toda
la noche.

Rompa en pedazos la mezcla del vino con una cuchara. Muela brevemente en un procesador de
alimentos, en tandas, hasta lograr una consistencia uniforme, pero que aún esté congelado. Sirva
inmediatamente o vierta en un recipiente para guardar comida y congélelo hasta que lo vaya a
servir.

Rinde 12 porciones (1½ cuartos de galón/1,5 l)

Por porción: 126 calorías, 0 g de proteínas, 22 g de carbohidratos, 0 g de grasa, 0 mg de colesterol, 0 mg de sodio,
2 g de fibra dietética
Unidades de intercambio: ½ de fruta, 1 de pan, 1 de grasa
Elecciones de carbohidratos: 1

100 ALIMENTOS ESTELARES QUE ASEGURARÁN EL ÉXITO

Aquí los tiene: nuestros 100 alimentos estelares para bajar de peso y controlar el azúcar en la sangre (glucosa), seleccionados porque son los alimentos con más densidad nutricional y por ser los más adecuados para controlar el peso. Cada entrada indica la cantidad total de calorías, carbohidratos, fibra, proteínas, grasa y sodio por porción.

Si come porciones sensatas de los alimentos de esta lista la recompensa que puede obtener será enorme: menos grasa corporal, menos antojos de alimentos grasosos y azucarados, niveles mas saludables de azúcar en sangre e insulina, más energía y protección contra enfermedades que matan como la diabetes, el cáncer y las enfermedades cardíacas.

Quizás ya disfruta muchos de los 100 alimentos estelares. No obstante, algunos de estos alimentos serán nuevos para usted. Para probarlos, prepare una receta que los incluya. Es muy probable que quede gratamente sorprendido de lo sabrosos que pueden llegar a ser. (Vea el glosario en la página 435 si hay un término que no conoce).

Alimentos	Calorías	Carbohidratos	Fibra	Proteínas	Grasa	Sodio
Frutas y verduras						
1. Aguacate, 1 taza picado en rodajas	240	11 g	7 g	3 g	22 g	15 mg
2. Alcachofas, 1 taza al vapor	80	15 g	8 g	5 g	1 g	90 mg
3. Apio, 1 tallo mediano	5	1 g	1 g	0 g	0 g	30 mg
4. Arándanos, 1 taza frescos	80	21 g	3 g	1 g	0 g	0 mg
5. Batata dulce, 1 taza cocida	150	38 g	5 g	2 g	0 g	10 mg
6. Batatas dulces, ½ taza sin cáscara, cocidas y aplastadas	120	29 g	4 g	2 g	0 g	45 mg
7. Berenjena, ½ taza cocida y escurrida	15	3 g	1 g	0 g	0 g	0 mg
8. Berzas, ½ taza cocidas y escurridas	25	5 g	3 g	2 g	0 g	15 mg

Alimentos	Calorías	Carbohidratos	Fibra	Proteínas	Grasa	Sodio
9. *Bok choy*, 1 taza rallado	10	2 g	1 g	1 g	0 g	45 mg
10. Brócoli, 1 taza fresco	20	4 g	2 g	2 g	0 g	20 mg
11. Brócoli *rabe*, 1 taza crudo	15	2 g	0 g	2 g	0 g	15 mg
12. Calabaza, ½ taza cocida con sal, escurrida y aplastada	25	6 g	1 g	1 g	0 g	290 mg
13. Cantaloup, 1 taza fresco	50	13 g	1 g	1 g	0 g	25 mg
14. Chirivía, ½ taza cocida y escurrida	60	13 g	3 g	1 g	0 g	10 mg
15. Ciruela, 1 mediana	35	9 g	1 g	1 g	0 g	0 mg
16. Coles de Bruselas, 1 taza al vapor	60	11 g	4 g	4 g	1 g	35 mg
17. Coliflor, 1 taza fresca	25	5 g	3 g	2 g	0 g	30 mg
18. Espárragos, 1 taza, frescos	25	5 g	3 g	3 g	0 g	0 mg
19. Espinacas, 1 taza frescas	10	1 g	1 g	1 g	0 g	75 mg
20. Frambuesas, 1 taza, cocidas, sazonadas con sal y aplastadas	25	6 g	1 g	1 g	0 g	6 g
21. Fresas, 1 taza frescas, enteras	45	11 g	3 g	1 g	0 g	0 mg
22. Frutas secas (higos, ciruelas secas, pasas)						
1 ciruela seca entera	20	5 g	1 g	0 g	0 g	0 mg
1 higo entero	45	12 g	2 g	1 g	0 g	0 mg
¼ de taza de pasas	120	32 g	3 g	1 g	0 g	10 mg
23. Granada, 1 fresca	100	26 g	1 g	1 g	0 g	0 mg
24. Hojas de mostaza, 1 taza	15	3 g	2 g	2 g	0 g	15 mg
25. Kiwi, 1 sin cáscara	45	11 g	2 g	1 g	0 g	0 mg
26. Lechuga, todas las variedades, 1 taza fresca en tiras	10	2 g	1 g	1 g	0 g	15 mg
27. Mandarina, 1 mediana	45	11 g	2 g	1 g	0 g	0 mg
28. Mango fresco, 1 taza	110	28 g	3 g	1 g	0 g	0 mg
29. Manzana, 1 mediana	70	19 g	3 g	0 g	0 g	0 mg
30. Melocotón, 1 mediano	40	9 g	1 g	1 g	0 g	0 mg
31. Melón tipo, 1 taza, fresco	60	15 g	1 g	1 g	0 g	30 mg
32. Nabo, 1 taza, cocido y aplastado	50	12 g	5 g	2 g	0 g	35 mg
33. Naranja, 1 nável mediana	70	18 g	3 g	1 g	0 g	0 mg

Alimentos	Calorías	Carbohidratos	Fibra	Proteínas	Grasa	Sodio
34. Nectarina, 1 mediana	60	14 g	2 g	1 g	0 g	0 mg
35. Papaya, 1 taza, fresca	50	14 g	3 g	1 g	0 g	0 mg
36. Pera, 1 mediana	100	25 g	4 g	1 g	1 g	0 mg
37. Pimientos, de todos los colores						
1 fresco mediano, rojo	30	7 g	2 g	1 g	0 g	0 mg
1 fresco mediano, verde	25	6 g	2 g	1 g	0 g	0 mg
38. Plátano amarillo, 1 mediano	110	29 g	4 g	1 g	0 g	0 mg
39. Repollo, verde o colorado, 1 taza, fresco	20	5 g	2 g	1 g	0 g	15 mg
40. Squash invernal						
1 taza del tipo acorn squash al horno	110	30 g	9 g	2 g	0 g	10 mg
1 taza del tipo butternut al horno	80	22 g	6 g	2 g	0 g	10 mg
41. Squash veraniego, amarillo, ½ taza cocido	35	9 g	2 g	1 g	0 g	0 mg
Calabacín, ½ taza al vapor	15	3 g	1 g	1 g	0 g	0 mg
42. Tomate, 1 mediano	25	6 g	2 g	1 g	0 g	5 mg
43. Toronja, 1 taza fresca	70	17 g	3 g	1 g	0 g	0 mg
44. Uvas (verdes, moradas, rojas), 1 taza, frescas	110	29 g	1 g	1 g	0 g	0 mg
45. Zanahorias, 1 mediana	25	6 g	2 g	1 g	0 g	40 mg

Cereales integrales

Alimentos	Calorías	Carbohidratos	Fibra	Proteínas	Grasa	Sodio
46. Arroz, integral, 1 taza cocido	220	45 g	4 g	5 g	2 g	10 mg
47. Avena, cortada en máquina o copos de avena tradicionales						
1 taza cortada en máquina, cocida (⅓ de taza seca con 1 taza de agua, sin sal)	198	37 g	5 g	7 g	4 g	0 mg
1 taza de copos de avena, cocidos (⅓ de taza secos con 1 taza de agua, sin sal)	220	25 g	4 g	6 g	2 g	105 mg
48. Cebada, entera o perlada, 1 taza cocida	190	44 g	6 g	4 g	0,5 g	0 mg

Alimentos	Calorías	Carbohidratos	Fibra	Proteínas	Grasa	Sodio
49. Cereal de caja de la marca *All-Bran*, 1 taza, seco	160	45 g	18 g	8 g	3 g	150 mg
50. Cereal de caja de la marca *Bran Buds*, $\frac{1}{2}$ taza, seco	110	36 g	20 g	3 g	1 g	310 mg
51. Cereal de caja de la marca *Kashi*, 1 taza, seco	160	37 g	13 g	11 g	1,5 g	45 mg
52. Cereal de caja de la marca *Shredded Wheat*, 1 taza, seco	170	41 g	6 g	5 g	0,5 g	0 mg
53. Cuscús de trigo integral, 1 taza, cocido	140	30 g	5 g	5 g	0,5 g	0 mg
54. Millo, $\frac{1}{2}$ taza, cocido	100	21 g	1 g	3 g	1 g	0 mg
55. Palomitas de maíz, hechas a presión, 2 tazas	60	12 g	2 g	2 g	0,5 g	0 mg
56. Pan, de centeno, 1 rebanada	80	15 g	2 g	3 g	1 g	210 mg
57. Pan, de trigo integral, 1 rebanada	70	13 g	2 g	3 g	1 g	150 mg
58. Pan, *pumpernickel*, 1 rebanada	70	12 g	2 g	2 g	1 g	170 mg
59. Pasta, de trigo, 1 taza cocida	170	37 g	5 g	7 g	1 g	0 mg
60. Pasta, de trigo sarraceno, 1 taza, cocida	160	33 g	0 g	5 g	1 g	0 mg
61. Pasta, tipo *soba*, 1 taza, cocida	110	24 g	1 g	6 g	0 g	70 mg
62. *Polenta*	220	47 g	6 g	5 g	1 g	0 mg
63. Quinua, $\frac{1}{2}$ taza, cocida	130	17 g	4 g	6 g	4 g	6 mg
64. Salvado de avena, $\frac{1}{4}$ de taza seco	60	16 g	4 g	4 g	1,5 g	0 mg
65. Totopos, integrales, 1 onza (28 g)	150	18 g	1 g	1 g	8 g	85 mg
66. Trigo *bulgur*, $\frac{1}{2}$ taza, cocido	80	17 g	4 g	3 g	0 g	0 mg
67. Trigo sarraceno molido grueso, $\frac{1}{2}$ taza, cocido	90	20 g	3 g	3 g	0,5 g	0 mg

Frijoles, legumbres y frutos secos

Alimentos	Calorías	Carbohidratos	Fibra	Proteínas	Grasa	Sodio
68. *Edamame*, 4 onzas (113 g), cocidos	170	16 g	5 g	12 g	5 g	440 mg
69. Frijoles blancos pequeños o habas blancas, 1 taza, cocidos	250	47 g	19 g	15 g	1 g	0 mg
70. Frijoles, de caritas, $\frac{1}{2}$ taza, cocidos	80	17 g	4 g	3 g	0 g	0 mg

Alimentos	Calorías	Carbohidratos	Fibra	Proteínas	Grasa	Sodio
71. Frijoles, italianos *cannellini*, 1 taza, hervidos	220	40 g	0 g	15 g	1 g	0 mg
72. Frijoles, colorados, 1 taza, cocidos	220	40 g	16 g	16 g	0 g	5 mg
73. Frijoles, pintos, 1 taza, cocidos	240	45 g	15 g	15 g	1 g	0 mg
74. Frutos secos, todas las variedades						
Almendras, tostadas secas, sin sal, $1/4$ de taza	210	7 g	4 g	8 g	18 g	0 mg
Nueces, $1/4$ de taza	200	4 g	2 g	5 g	20 g	0 mg
75. Garbanzos, 1 taza, cocidos	270	45 g	12 g	15 g	4 g	10 mg
76. Habas blancas, $1/2$ taza, cocidas	110	21 g	7 g	7 g	0 g	0 mg
77. Lentejas, 1 taza, hervidas	230	40 g	8 g	18 g	1 g	0 mg
78. Mantequillas de frutos secos (de maní, de almendra, etc.), naturales, sin edulcorantes						
Cacahuates, 2 cucharadas, salados	190	7 g	2 g	8 g	16 g	80 mg
Mantequilla de almendra, 2 cucharadas natural	200	7 g	1 g	5 g	19 g	0 mg
Mantequilla de nuez de la India, 2 cucharadas natural	190	9 g	1 g	6 g	16 g	200 mg

Carne, pescado y carne de ave

Alimentos	Calorías	Carbohidratos	Fibra	Proteínas	Grasa	Sodio
79. Carne de res, cortes magros						
4 onzas de *beef bottom*, totalmente magro, en su jugo	260	0 g	0 g	37 g	11 g	48 mg
4 onzas de bistec *top round*, asado en el asador del horno	226	0 g	0 g	36 g	8 g	48 mg
4 onzas de espaldilla de res, asada en el asador del horno	213	0 g	0 g	31 g	9 g	64 mg
4 onzas de *eye of round*, asado al horno	184	0 g	0 g	33 g	5 g	43 mg

Alimentos	Calorías	Carbohidratos	Fibra	Proteínas	Grasa	Sodio
80. Cerdo, cortes magros						
Chuleta de lomo con costilla de cerdo, magra, 4 onzas, asada en el asador del horno	240	0 g	0 g	33 g	11 g	75 mg
Chuletas de cerdo *top loin*, magras, 4 onzas, asadas en el asador del horno	190	0 g	0 g	34 g	5 g	280 mg
Chuletas de lomo de cerdo y paletilla, magras, 4 onzas, asadas en el asador del horno	270	0 g	0 g	29 g	16 g	90 mg
Chuletas de *sirloin* de cerdo, magras, 4 onzas, cocidas	220	0 g	0 g	35 g	8 g	65 mg
Filete de cerdo, magro, 4 onzas, asado al horno	190	0 g	0 g	32 g	5 g	65 mg
81. Hamburguesa de res molida, magra, 5%, 4 onzas (113 g) asada en el asador del horno	201	0 g	0 g	30 g	8 g	74 mg
82. Pechuga de pollo o pavo, preparada sin grasa, sin pellejo						
Pechuga de pollo asada en el asador del horno/frita sin pellejo, 4 onzas, asada al horno	190	0 g	0 g	35 g	4 g	85 mg
Pechuga de pavo para asar, sin piel, 4 onzas, asado al horno	180	0 g	0 g	34 g	3,5 g	75 mg
83. Pescado y marisco, todas las variedades, al horno, a la parrilla (a la barbacoa) o asado en el asador del horno, preparado sin grasa						
Camarón, 6 onzas grande, al vapor	170	0 g	0 g	36 g	2 g	380 mg
Filete de bacalao del Atlántico, 6 onzas, horneado o asado en el asador del horno	180	0 g	0 g	39 g	1,5 g	135 mg
Filete de platija, 6 onzas, horneado o asado en el asador del horno	200	0 g	0 g	41 g	2,5 g	180 mg

Alimentos	Calorías	Carbohidratos	Fibra	Proteínas	Grasa	Sodio
Langosta, 6 onzas, horneada o al vapor	200	2 g	0 g	34 g	5 g	670 mg
84. Pollo o pavo, molido						
Pavo molido, 13% magro, 4 onzas (113 g) cocido	300	0 g	0 g	35 g	17 g	135 mg
Pavo molido, 8% magro, 4 onzas cocido	190	0 g	0 g	22 g	11 g	120 mg
Pollo molido, 4 onzas cocido	230	0 g	0 g	24 g	14 g	80 mg
85. *Tofu*, *tempeh*, frijoles de soya cocidos y otras proteínas de la soya						
Frijoles de soya añejos, 1 taza, cocidos	300	17 g	10 g	29 g	15 g	0 mg
Tempeh de arroz y soya, 4 onzas (113 g)	210	19 g	7 g	18 g	7	0 mg
Tempeh, 4 onzas, cocido	220	11 g	0 g	21 g	13 g	15 mg
Tofu normal con sulfato de calcio, 4 onzas	90	2 g	0 g	9 g	5 g	10 mg
Tofu sedoso y firme *lite*, 4 onzas	40	1 g	0 g	7 g	1 g	95 mg
Lácteos						
86. Huevos, claras de, 1 grande cocida	15	0 g	0 g	4 g	0 g	55 mg
87. Huevos, preparados sin grasa, 1 grande, escalfado	70	0 g	0 g	6 g	5 g	150 mg
88. Leche, de arroz o de soya						
1 taza de leche de arroz	140	28 g	2 g	3 g	2 g	85 mg
1 taza de leche de soya natural, orgánica	100	8 g	0 g	7 g	4 g	75 mg
89. Leche, semidescremada al 1 por ciento o descremada 1 taza, semidescremada al 1 por ciento	120	14 g	0 g	10 g	3 g	140 mg
Leche descremada, 1 taza	80	12 g	0 g	8 g	0 g	105 mg
Leche semidescremada al 2 por ciento, 1 taza	120	12 g	0 g	8 g	4,5 g	120 mg

Alimentos	Calorías	Carbohidratos	Fibra	Proteínas	Grasa	Sodio
90. Queso, de cabra o *feta*						
Queso de cabra duro, 1 onza (28 g)	130	1 g	0 g	9 g	10 g	100 mg
Queso de cabra suave, 1 onza	80	0 g	0 g	5 g	6 g	105 mg
Queso *feta*, 1 onza	70	1 g	0 g	4 g	6 g	320 mg
91. Queso de soya, 1 onza	10	1 g	0 g	1 g	0 g	0 mg
92. Queso, *mozzarella*, semidescremado, 1 onza rallado	70	1 g	0 g	7 g	4,5 g	130 mg
93. Requesón, de leche semidescremada al 1 ó al 2 por ciento, ½ taza de semidescremado al 1 por ciento	80	3 g	0 g	14 g	1 g	460 mg
94. Yogur, bajo en grasa, natural, 8 onzas	130	15 g	0 g	11 g	3 g	150 mg
Grasas y aceites						
95. Aceite, de cacahuate, 1 cucharada	120	0 g	0 g	0 g	14 g	0 mg
96. Aceite, de *canola*, 1 cucharada	120	0 g	0 g	0 g	14 g	0 mg
97. Aceite, de lino, 1 cucharada	120	0 g	0 g	0 g	14 g	0 mg
98. Aceite, de nuez, 1 cucharada	120	0 g	0 g	0 g	14 g	0 mg
99. Aceite, de oliva, 1 cucharada	120	0 g	0 g	0 g	14 g	0 mg
100. Margarina, envase (sin transgrasas), 1 cucharada	80	0 g	0 g	0 g	9 g	90 mg

CÓMO IR DE COMPRAS CON EL SABOR DE LA SALUD

Fotocopie esta lista y vaya marcando los alimentos que planea comprar.

Frutas

- ☐ Cantaloup (melón chino)
- ☐ Ciruelas
- ☐ Frambuesas
- ☐ Fresas
- ☐ Frutas secas (higos, ciruelas secas, pasas)
- ☐ Granadas
- ☐ Kiwi
- ☐ Mandarinas
- ☐ Mangos
- ☐ Manzanas
- ☐ Melocotones (duraznos)
- ☐ Melón tipo *honeydew*
- ☐ Naranjas (chinas)
- ☐ Nectarinas
- ☐ Papayas (frutas bombas, lechosas)
- ☐ Peras
- ☐ Plátanos amarillos (guineos, bananas)
- ☐ Toronja (pomelo)
- ☐ Uvas (verdes, moradas, rojas)

Verduras

- ☐ Alcachofas
- ☐ Apio
- ☐ Batatas dulces (camotes)
- ☐ Batatas dulces
- ☐ Berenjena
- ☐ *Bok choy*
- ☐ Brócoli
- ☐ Brócoli *rabe* (*rapini*)
- ☐ Coles (repollitos) de Bruselas
- ☐ Coliflor
- ☐ Espárragos
- ☐ Espinacas
- ☐ Lechuga (todas las variedades)
- ☐ Nabos
- ☐ Pimientos (todos los colores)
- ☐ Repollos (coles) (verdes o colorados)
- ☐ *Squash*
- ☐ Tomates (jitomates)
- ☐ Zanahorias

Cereales integrales y productos basados en cereales

- ☐ Amaranto
- ☐ Arroz, integral
- ☐ Avena cortada en máquina (*steel-cut oats*) o copos de avena tradicionales (*old-fashioned rolled oats*)

- ☐ Cebada, entera o perlada
- ☐ Cereales de caja, integrales (como las marcas *All-Bran, Bran Buds, Kashi*, etc.)
- ☐ Palomitas (rositas) de maíz (cotufo), hechas a presión
- ☐ Pan, integral (trigo integral, centeno, *pumpernickel*/pan integral de centeno, etc.)
- ☐ Pasta, integral (trigo sarraceno, trigo, fideos *soba*, etc.)
- ☐ Quinua
- ☐ Salvado de avena
- ☐ Sémola
- ☐ Trigo *bulgur*

Frijoles (habichuelas), legumbres y frutos secos

- ☐ Cremas de frutos secos, todas las variedades, sin edulcorantes
- ☐ *Edamame*
- ☐ Frijoles (habichuelas) blancos pequeños
- ☐ Frijoles colorados
- ☐ Frijoles pintos
- ☐ Frutos secos, todas las variedades
- ☐ Garbanzos
- ☐ Habas (frijoles, habichuelas, alubias) blancas
- ☐ Habas blancas
- ☐ Lentejas

Carne, pescado y carne de ave

- ☐ Carne de res, cortes magros
- ☐ Carne de res, molida, magra

- ☐ Carnes tipo fiambre magras (rosbif, jamón, pechuga de pollo, pechuga de pavo/chompipe)
- ☐ Cerdo, cortes magros
- ☐ Pavo (chompipe), pechuga
- ☐ Pavo, molido
- ☐ Pechuga de pollo, sin pellejo
- ☐ Pescado y marisco, todas las variedades, horneado, a la parrilla (a la barbacoa) o asado en el asador (*broiler*) del horno, preparado sin grasa
- ☐ Pollo, molido
- ☐ *Tofu, tempeh*, frijoles de soya cocidos y otras proteínas a base de soya

Productos lácteos

- ☐ Huevos
- ☐ Leche, semidescremada al 1 por ciento, descremada o de soya
- ☐ Queso, cualquier tipo, bajo en grasa o sin grasa
- ☐ Queso, de soya
- ☐ Requesón, con leche semidescremada al 1 por ciento o al 2 por ciento
- ☐ Sustituto del huevo
- ☐ Yogur, bajo en grasa, natural

Grasas y aceites

- ☐ Aceite, de cacahuate (maní) (monoinsaturado)
- ☐ Aceite, de *canola*
- ☐ Aceite, de lino (linaza)
- ☐ Aceite, de oliva
- ☐ Margarina, envase (sin transgrasas)

MARCAS DE CEREALES INTEGRALES

Los siguientes productos están hechos con cereales integrales.

Pan

- ☐ Alvarado St. Sprouted Sourdough Bread
- ☐ Goya Corn Tortillas
- ☐ Matthew's Whole Wheat English Muffins
- ☐ Mestemacher Three Grain Bread
- ☐ Mestemacher Whole Rye Bread with Muesli
- ☐ Pepperidge Farm 100% Stone Ground Whole Wheat Bread
- ☐ Thomas' Sahara 100% Whole Wheat Pita Bread
- ☐ Wonder Bread's Stone Ground 100% Whole Wheat Bread

Cereales fríos para desayunar

- ☐ Arrowhead Mills Steel Cut Oats
- ☐ General Mills Cheerios
- ☐ General Mills Wheat Chex
- ☐ Kellogg's Frosted Mini-Wheats
- ☐ Post Bran Flakes
- ☐ Post Raisin Bran
- ☐ Quaker Oat Bran
- ☐ Quaker Old Fashioned Oats
- ☐ Quaker Quick 1 Minute Oats

Galletas

- ☐ Ak-mak 100% Stone Ground Whole Wheat Sesame Cracker

- ☐ Kavli Hearty Thick Crispbread
- ☐ Ryvita Sesame Rye Crispbread
- ☐ Wasa Hearty Rye Original Crispbread
- ☐ Whole Foods Baked Woven Wheats

Pasta

- ☐ Annie's Whole Wheat Shells & Cheddar
- ☐ DeCecco Whole Wheat Linguine
- ☐ Fantastic Whole Wheat Couscous
- ☐ Hodgson Mill Whole Wheat Bow Tie
- ☐ Hodgson Mill Whole Wheat Lasagna

Arroz

- ☐ Fantastic Brown Basmati Rice
- ☐ Kraft Minute Instant Brown Rice
- ☐ Lundberg Family Farms Wehani Brown Rice
- ☐ Success 10 Minute Brown Rice
- ☐ Uncle Ben's Instant Brown Rice
- ☐ Wegmans Quick Cook Spanish Brown Rice

Meriendas (refrigerios, tentempiés)

- ☐ Bearitos Tortilla Chips
- ☐ Health Valley Healthy Chips Double Chocolate Cookies
- ☐ New Morning Organic Cinnamon Grahams

GLOSARIO

Aceite de *canola*. Este aceite proviene de la semilla de la colza, la cual es baja en grasa saturada. Sinónimo: aceite de colza.

Aceite de semillas de lino. *Véase* **Semillas de lino.**

Aceitunas *kalamata*. Un tipo de aceituna griega con forma de almendra, de color oscuro parecido al de la berenjena y con un sabor sustancioso a frutas. Se consiguen en la mayoría de los supermercados y en las tiendas *gourmet*. En inglés: *kalamata olives*.

Albaricoque. Sus sinónimos son chabacano y damasco. En inglés: *apricot*.

Alimentos chatarra. Una gama de alimentos populares con poco valor nutritivo. Entre los ejemplos comunes de comida chatarra están las papitas, las frituras de maíz, los totopos preempaquetados, las tabletas de chocolate, el helado, las gaseosas, la mayoría de las galletas y las galletitas, los pasteles (bizcochos, tortas, *cakes*), la comida rápida, etc. Casi toda la comida chatarra se prepara con harina refinada y es alta en calorías y grasa, por lo que no es recomendable que forme una parte significativa de nuestra alimentación.

Almíbar de arce. Sinónimo: miel de maple. En inglés: *maple syrup*.

Arándano. Una baya azul pariente del arándano agrio con un sabor dulce, no agrio. En inglés: *blueberry*.

Arándano agrio. Una baya roja de sabor agrio usada para elaborar postres y bebidas. Sinónimo: arándano rojo. En inglés: *cranberry*.

Arroz *basmati*. Un tipo de arroz de grano largo oriundo de la India. Es muy aromático, con una textura seca pero esponjosa. En inglés: *basmati rice*.

Arugula*.** Una verdura de origen italiano que se come como parte de las ensaladas. Tiene un sabor a mostaza picante y se consigue en ciertos supermercados y en tiendas de productos naturales. A veces se usa como parte del ***Mesclun (véase la página 442).

***Bagel*.** Un panecillo en forma de rosca que se prepara al hervirse y luego hornearse. Se puede preparar con una gran variedad de sabores y normalmente se sirve con queso crema.

Batatas dulces. Tubérculos cuyas cáscaras y pulpas tienen el mismo color amarillo-naranja. No se deben confundir con las batatas de Puerto Rico (llamadas "boniatos" en Cuba), que son tubérculos redondeados con una cáscara rosada y una pulpa blanca. Sinónimos de batata dulce: boniato, camote, moniato. En inglés: *sweet potatoes*.

Berza. Un tipo de repollo que no tiene forma de cabeza, con hojas largas y rectas. Sinonimos: bretón, posarno. En inglés: *collard greens*.

Bistec de lomo. Un corte de carne de res que viene del lomo corto del animal. Se conoce por ser muy tierno y bajo en grasa. Queda mejor cocinado rápidamente y por lo general no requiere un adobo. En inglés: *tenderloin steak*.

Bok choy. Un tipo de repollo (vea la página 445) chino. Se consigue en la mayoría de los supermercados (colmados) o en las tiendas de productos asiáticos.

Brócoli *rabe.* Una verdura de origen mediterráneo que consiste en un capullo rodeado por muchas hojas puntiagudas. Dado que el capullo central se parece en algo a una cabezuela de brócoli, se le ha puesto el nombre de brócoli rabe, aunque en realidad no pertenece a la misma familia que el brócoli común. Se consigue en la mayoría de los supermercados (colmados). Sinónimo: *rapini*.

Butternut squash. *Véase* **Squash.**

Cacahuate. Sus sinónimos son cacahuete y maní. En inglés: *peanut*.

Cacerola. Una comida horneada en un recipiente hondo tipo cacerola. Sinónimo: guiso. En inglés: *casserole*. También puede ser un recipiente metálico de forma cilíndrica que se usa para cocinar. por lo general, no es muy hondo y tiene mango o asas. Sinónimos: cazuela, cazo. En inglés: *saucepan*.

Calabacín. Un tipo de calabaza con forma de cilindro un poco curvo y que es un poco más chico en la parte de abajo que en la parte de arriba. Su color varía entre un verde claro y un verde oscuro, y a veces tiene marcas amarillas. Su pulpa es color hueso y su sabor es ligero y delicado. Sinónimos: calabacita, hoco, zambo, zapallo italiano. En inglés: *zucchini*.

Caldero de hierro para asar. Un caldero (caldera) de hierro grueso con una tapa muy ajustada y dos asas. A veces tiene tres patas. Se usa para cocinar alimentos lentamente durante mucho tiempo, en particular para preparar guisos (estofados), cacerolas y también para asar carnes. En inglés: *Dutch oven*.

Carne magra molida. Un tipo de carne molida hecha del *sirloin*, un corte de carne de res de la parte inferior de las costillas del animal. Se recomienda por su buen sabor y por ser bastante bajo en grasa. En inglés: *ground sirloin*.

Carnes tipo fiambre. Carnes cocinadas y a veces curadas que se comen frías, por lo general en sándwiches a la hora de almuerzo. Entre los ejemplos de las carnes tipo fiambre están el jamón, la salchicha de boloña, el *salami* y el rosbif. En inglés: *lunchmeats*.

Cebollín. Una variante de la familia de las cebollas. Tiene una base blanca que todavía no se ha convertido en bulbo y hojas verdes que son largas y rectas. Ambas partes son comestibles. Son parecidos a los chalotes, y la diferencia está en que los chalotes tienen el bulbo ya formado y son más maduros. Sinónimos: escalonia, cebolla de cambray. En inglés: *scallion*.

Cebollino. Una hierba que es pariente de la cebolla cuyas hojas altas y finas dan un ligero sabor a cebolla a los alimentos. Uno de sus usos comunes es como ingrediente de salsas cremosas. También se agrega a las papas horneadas. Debido a las variaciones regionales entre los hispanohablantes, a veces se confunde al cebollino con el cebollín. Vea las definiciones de estos en este glosario para evitar equivocaciones. Sinónimo: cebolleta. En inglés: *chives*.

Chalote. Una hierba que es pariente de la cebolla y de los puerros (poros). Sus bulbos están agrupados y sus tallos son huecos y de un color verde vívido. De sabor suave, se recomienda agregarlo al final del proceso de cocción. Es muy utilizado en la cocina francesa. En inglés: *shallots*.

Chícharos. Semillas verdes de una planta leguminosa euroasiática. Sinónimos: alverjas, arvejas, guisantes, *petit pois*. En inglés: *peas*.

Chile. *Véase* **Pimiento**.

Chili. Un tipo de guiso (estofado) oriundo del suroeste de los Estados unidos que consiste en carne de res molida, chiles picantes, frijoles (habichuelas) y otros condimentos.

Chutney. Un condimento agridulce de origin hindú que contiene frutas, azúcar, cebollas y algún tipo de chile para darle un sabor picante. Hay varios tipos de *chutney*: puede ser de coco, de tomate, de mango y de muchos otros ingredientes más. Por lo general se consigue en la sección de alimentos internacionales en los supermercados (colmados) o en tiendas que venden alimentos hindúes.

Cidrayote. Véase *Squash*.

Coleslaw. Una ensalada de repollo (col) mezclado con mayonesa y verduras.

Colesterol. Una sustancia cerosa que se encuentra en el torrente sanguíneo. Se utiliza para producir membranas (paredes) de células, así como algunas hormonas, y también ayuda en otras funciones corporales. El cuerpo fabrica cierta cantidad de colesterol y el resto lo obtiene de los alimentos. Tener demasiado colesterol en el torrente sanguíneo puede ser dañino, ya que impide la circulación y puede conducir a enfermedades cardíacas o a un derrame cerebral. El colesterol como tal es transportado por el torrente sanguíneo por dos sustancias: las lipoproteínas de baja densidad y las lipoproteínas de alta densidad. Comúnmente se conocen las lipoproteínas de baja densidad por el nombre de "colesterol LBD"; también se le dice "colesterol malo", porque puede obstruir las arterias e incrementar el riesgo de sufrir un ataque al corazón. Por su parte, las lipoproteínas de alta densidad o colesterol LAD se conocen como "colesterol bueno", porque niveles elevados de estos se relacionan con menores posibilidades de sufrir un ataque al corazón o un derrame cerebral. En inglés, el colesterol LBD se llama "LDL cholesterol" y el colesterol LAD se llama "HDL cholesterol".

Comelotodo. Un tipo de legumbre con una vaina delgada de color verde brillante que contiene semillas pequeñas que son tiernas y dulces. Sinónimo: arveja china. En inglés: *snow peas.*

Copos de avena tradicionales. Este término se refiere a los granos de avena aplanados por rodillos y tostados. Toma aproximadamente 15 minutos para cocinar este tipo de copos de avena. Muchos expertos los recomiendan en lugar de los copos de avena de cocción rápida (*quick-cooking oats*) o los instantáneos (*instant oats*) porque conservan más de los granos originales, por lo que tendrán un menor impacto en el nivel de glucosa en la sangre. En inglés los copos de avena tradicionales se llaman "*old-fashioned oats*", así que asegúrese de que los copos que compre digan esto en la etiqueta.

Crema de cacahuate. Sinónimo: mantequilla de maní. En inglés: *peanut butter.*

Cúrcuma. Una especia hindú de color amarillo fuerte. Sinónimo: azafrán de las indias. En inglés: *turmeric.*

Curry. Un condimento muy picante utilizado para sazonar varios platos típicos de la india. *Curry* también puede referirse a un plato preparado con este condimento.

Cuscús. Un tipo de cereal preparado con sémola en grano. Se hacen bolitas de la sémola y se recubren con harina de trigo bien molida, después se cocina al vapor. Es una comida típica magrebí pero se consigue ya preparado en la mayoría de los supermercados (colmados) estadounidenses. En inglés: *couscous.*

Dip. Una salsa o mezcla blanda (como el guacamole, por ejemplo), en que se mojan los alimentos para picar, como por ejemplo frituras de maíz, papitas fritas, totopos (tostaditas, nachos), zanahorias o apio.

Donut. Un pastelito con forma de rosca que se prepara con levadura o polvo de hornear. Se puede hornear pero normalmente se fríe.

Edamame. Un plato preparado con frijoles de soya que han sido cosechado durante una etapa inmadura cuando aún están verdes. Se hierven y se sirven con la vaina.

Ejotes. *Véase* **Habichuelas verdes.**

Endibia. Un tipo de repollo (col) cuyas hojas centrales no forman una cabeza. Su sabor es suave y es parecido al del repollo. Esta verdura crucífera contiene unas sustancias llamadas fitoquímicos que, según piensan algunos científicos en nutrición, protegen contra el cáncer. Sinónimo: lechuga escarola. En inglés: *kale*.

Espaldilla de res. Un corte estadounidense de carne de res tomado de la parte inferior de los cuartos traseros. Sinónimos: matambre, arrachera. En inglés: *flank steak*.

Especias tipo *Cajun*. Un tipo de condimento comercial que se basa en los condimentos tradicionales utilizados por los *Cajun*, un grupo étnico que vive en el estado de Luisiana que originalmente eran de Arcadia. Ellos cuentan con sus propias tradiciones culinarias en que preparan platos muy robustos y bien condimentados de carne y mariscos. De hecho, su cocina ha influido mucho en la cocina característica de Luisiana y Nueva Orleáns en particular.

Eye of round. Un corte de carne de res que viene de una sección del animal que abarca desde el trasero hasta el tobillo. Hay varios cortes de carne que vienen de esta sección, pero el más tierno es el *eye of round*. También es bastante magro (bajo en grasa). Se consigue en casi todos los supermercados (colmados).

Fideos *soba*. Un tipo de fideos asiáticos que se hacen de trigo sarraceno (alforjón).

Filete de cerdo. Un corte de cerdo que viene de la parte de abajo del lomo. Es el corte más blando y más bajo en grasa del cerdo. En inglés: *pork tenderloin filet*.

Frijoles. Una de las variedades de plantas con frutos en vaina del género *Phaselous*. Vienen en muchos colores: rojos, negros, blancos, etcétera. Sinónimos: alubia, arvejas, caraotas, fasoles, fríjoles, habas, habichuelas, judías, porotos, trijoles. En inglés: *beans*.

Frijoles *cannellini*. Frijoles de origen italiano de color blanco que típicamente se utilizan en ensaladas y en sopas. Se consiguen en la mayoría de los supermercados y en las tiendas de productos *gourmet*.

Frittata. *Véase* **Omelette***.*

Frutos secos. Alimentos comunes que consisten en una semilla comestible encerrada en una cáscara. Entre los ejemplos más comunes de este alimento están las almendras, las avellanas, los cacahuates (maníes), los pistachos y las nueces. Aunque muchas personas utilizan el término "nueces" para referirse a los frutos secos en general, en realidad "nuez" significa un tipo común de fruto seco en particular.

Galletas y galletitas. Tanto "galletas" como "galletitas" se usan en Latinoamérica para referirse a dos tipos de comidas. El primer tipo es un barquillo delgado no dulce (en muchos casos es salado) hecho de trigo que se come como merienda (refrigerio, tentempié) o que acompaña una sopa. El segundo es un tipo de pastel (véase la página 443) plano y dulce que normalmente se come como postre o merienda. En este libro, usamos "galleta" para describir los barquillos salados y "galletita" para los pastelitos pequeños y dulces. En inglés, una galleta se llama "*cracker*" y una galletita se llama "*cookie*".

Galletas *Graham*. Galletas dulces hechas de harina de trigo integral y típicamente saborizadas con miel.

Germen de trigo. El embrión del meollo de trigo que se separa antes de moler. Es una especie de cereal muy valorado por ser rico en nutrientes. Se consigue en las tiendas de productos naturales. En inglés: *wheat germ.*

Granola. Una mezcla de copos de avena y otros ingredientes como azúcar morena, pasas, cocos y frutos secos. Se prepara al horno y se sirve en pedazos o en barras.

Guiso. Un plato que generalmente consiste en carne y verduras (o a veces tubérculos) que se cocina en una olla a una temperatura baja con poco líquido. Sinónimo: estofado. En inglés: *stew.*

Habas. Frijoles (véase la página 439) planos de color oscuro y de origen mediterráneo que se consiguen en las tiendas de productos naturales. En inglés: *fava beans.*

Habas blancas. Frijoles planos de color verde pálido, originalmente cultivados en la ciudad de Lima, en Perú. Sinónimos: alubias, ejotes verdes chinos, frijoles de Lima, judías blancas, porotos blancos. En inglés: *lima beans.*

Habichuelas verdes. Frijoles verdes, largos y delgados. Sinónimos: habichuelas tiernas, ejotes. En inglés: *green beans* o *string beans.*

Harina pastelera integral. Un tipo de harina utilizada para la repostería pero integral (vea 441), lo cual significa que está hecha de trigo integral, no el trigo blanco bien molido que normalmente se usa para hacer la harina pastelera común. Se consigue en algunos supermercados y en las tiendas de productos naturales. En inglés: *whole wheat pastry flour.*

Hongo. Una planta talofita que no tiene clorofila. Su tamaño es muy variado y su reproducción es preferentemente asexual. Existe una gran variedad de hongos, desde los pequeños blancos (conocidos como champiñones o setas) hasta los grandes como los *portobello.*

Hongo *shiitake*. Un tipo de hongo de origen asiático que es grande y carnoso, con un sabor intenso. Se consigue en la mayoría de los supermercados (colmados) y en las tiendas de productos asiáticos.

Hummus. Una pasta hecha de garbanzos aplastados mezclados con jugo de limón, aceite de oliva, ajo y aceite de sésamo (ajonjolí). Es muy común en la cocina del Medio Oriente, donde se come con pan árabe (véase la página 443).

Índice glucémico. Un sistema de calificación para alimentos que contienen carbohidratos, el cual asigna valores bajos, medianos y altos a cientos de comidas diferentes. El valor de un alimento en el índice glucémico indica la rápidez con la que éste eleva el nivel de azúcar en sangre de una persona después de comerlo. Según ciertas investigaciones, las elevaciones bruscas en la glucosa no son saludables, particularmente cuando uno padece diabetes del tipo II. En cambio, comer alimentos con valores bajos en el índice glucémico —como por ejemplo verduras, frijoles (habichuelas) y pan integral— mantiene estables a los niveles de glucosa y a su vez eso parece ayudar a controlar la diabetes, prevenir ciertas enfermedades y promover el adelgazamiento. Para más información sobre el índice glucémico y cómo aprovecharlo para cuidarse mejor la salud, consulte los libros *Adelgace con azúcar* y *Gánele a la glucosa*.

Integral. Este término se refiere a la preparación de los cereales (granos) como arroz, maíz, avena, pan, etcétera. En su estado natural, los cereales tienen una capa exterior muy nutritiva que aporta fibra dietética, carbohidratos complejos, vitaminas del complejo B, vitamina E, hierro, zinc y otros minerales. No obstante, para que tengan una presentación más atractiva, muchos fabricantes les quitan las capas exteriores a los cereales. La mayoría de los nutriólogos y médicos recomiendan que comamos los cereales integrales (excepto en el caso del alforjón o trigo sarraceno) para aprovechar los nutrientes que nos aportan. Estos productos se consiguen en algunos supermercados y en las tiendas de productos naturales. Entre los productos integrales más comunes están el arroz integral (*brown rice*), pan integral (*whole-wheat bread* o *whole-grain bread*), cebada integral (*whole-grain barley*) y avena integral (*whole oats*).

LAD. *Véase* **Colesterol.**

LBD. *Véase* **Colesterol.**

Lechuga *mâche*. Una verdura de origen europeo con hojas oscuras muy tiernas. Tiene un sabor picante parecido al de los frutos secos (véase la página 439). Se utiliza en ensaladas o se preparar al vapor cómo una guarnición. Se consigue en algunos supermercados y en la mayoría de las tiendas de productos *gourmet*. Muchas veces la lechuga *mâche* forma parte de una ensalada de verduras mixtas llamada *mesclun* (véase abajo). En inglés se conoce bajo varios nombres, entre ellos, *mâche*, *corn salad*, *field lettuce* y *field salad*.

Lechuga repollada. Cualquiera de los diversos tipos de lechugas que tienen cabezas compactas de hojas grandes y crujientes que se enriscan. En inglés: *iceberg lettuce*.

Lechuga romana. Una variedad de lechuga con un largo y grueso tallo central y hojas verdes y estrechas. Sinónimo: lechuga orejona. En inglés: *romaine lettuce*.

Lomo de cerdo. Un corte del lomo del animal. En inglés: *pork tenderloin*.

Mâche. *Véase* **Lechuga *mâche*.**

Manzana Granny Smith. Un tipo de manzana de color verde claro que es muy jugosa y algo ácida. Sirve para comerse tanto de forma natural o como parte de postres cocinados. Originalmente fue cultivada en Australia por una señora mayor llamada Maria Sherwood Smith; de ahí su nombre de Granny Smith. "*Granny*" significa "abuelita" en inglés. Se consigue en la mayoría de los supermercados (colmados).

Melocotón. Fruta originaria de la china que tiene un color amarillo rojizo y cuya piel es velluda. Sinónimo: durazno. En inglés: *peach*.

Merienda. En este libro, es una comida entre las comidas principales del día, sin importar ni lo que se come ni a la hora en que se come. Sinónimos: bocadillo, bocadito, botana, refrigerio, tentempié. En inglés: *snack*.

Mesclun. Una mezcla de verduras de ensalada —típicamente diferentes tipos de lechuga— que se vende preempaquetada en los supermercados en la sección de verduras. Entre las verduras utilizadas en el *mesclun* están la *arugula*, el *radicchio* y la lechuga *mâche*. También se vende bajo el nombre "*field greens*".

Miel de maple. Sinónimo: almíbar de arce. En inglés: *maple syrup*.

Miso. Una pasta que se prepara al moler arroz (o cebada) al vapor, frijoles de soya cocidos y sal. Se fermenta la mezcla molida en salmuera. *Miso* es de origen asiático y se usa para preparar sopas y otros alimentos. Se consigue en la sección de productos asiáticos en el supermercado (colmado) y en tiendas que venden alimentos asiáticos.

Mostaza *Dijon*. Un tipo de mostaza francesa con una base de vino blanco. En inglés: *Dijon mustard*.

Muffin. Un tipo de panecillo que se puede preparar con una variedad de harinas y que muchas veces contiene frutas y frutos secos. La mayoría de los *muffins* norteamericanos se hacen con polvo de hornear en vez de levadura. El muffin es una comida de desayuno muy común en los EE. UU.

Naranja. Su sinónimo es china. En inglés: *orange*.

Nuez. *Véase* **Frutos secos.**

Nuez de la India. Un tipo de fruto seco cuya forma es parecida a la de un riñón y cuyo sabor es mantecoso. Sinónimos: anacardo, semilla de cajuil, castaña de cajú. En inglés: *cashew*.

Omelette. Un plato a base de huevos con relleno. Para prepararlo se baten huevos hasta que tengan una consistencia cremosa y después se cocinan en un sartén, sin revolverlos, hasta que se cuajen. El *omelette* se sirven doblado a la mitad con un relleno (como jamón, queso o espinacas) colocado en el medio. Algunos hispanohablantes usan el término "tortilla" para referirse al *omelette*. Una *frittata* es un tipo de *omelette* en que el relleno se agrega a los huevos batidos antes de que se cocinen. Típicamente esta se hornea y no se sirve doblada. En la página 88 ofrecemos una receta para una *frittata* saludable.

Palomitas de maíz. Granos de maíz cocinados en aceite o a presión hasta que forman palomitas blancas. Sinónimos: rositas de maíz, rosetas de maíz, copos de maíz, cotufa, canguil. En inglés: *popcorn*.

Pan árabe. Pan plano originario del Medio Oriente que se prepara sin levadura. Sinónimo: pan de *pita*. En inglés: *pita bread*.

Panqueque. Un tipo de pastel (véase la definición de este abajo) plano generalmente hecho de alforjón (trigo sarraceno) que se dora por ambos lados en una plancha o en un sartén engrasado.

Papas a la francesa. En este libro usamos este término para referirnos a las tiras largas de papas que se fríen en cantidades abundantes de aceite. En muchos países se conocen como papitas fritas y por lo general se sirven como acompañantes para las hamburguesas o los perritos calientes. En inglés: *French fries*.

Papitas fritas. En este libro usamos este término para referirnos a las rodajas redondas u ovaladas de papas que se fríen en cantidades abundantes de aceite y que se venden en bolsas en las tiendas de comestibles. En inglés: *potato chips*.

Pastel. El significado de esta palabra varía según el país. En Puerto Rico, un pastel es un tipo de empanada que se sirve durante las fiestas navideñas. En otros países, un pastel es una masa de hojaldre horneada rellena de frutas en conserva. En este libro, por lo general usamos "pastel" para referirnos a un postre horneado generalmente preparado con harina, mantequilla, edulcorante y huevos. Sinónimos: bizcocho, torta, *cake*. En inglés: *cake*. Ahora bien, hay dos o tres recetas en este libro que llevan carne u otros ingredientes que también les llamamos pastel debido a su forma de preparación.

Pastel blanco esponjoso. Un tipo de pastel (vea arriba) ligero que se prepara sin levadura y con varios claros de huevo batidos. En inglés: *angel food cake*.

Pay. Una masa de hojaldre horneada que está rellena de frutas en conserva. Sinónimos: pie, pastel, tarta. En inglés: *pie*.

Pepino de invernadero. Una variedad de pepino que se cultiva bajo luz artificial en un invernadero en vez de en un campo al aire libre. Se caracteriza por tener menos semillas y una piel más fina que sus homólogos, por lo que se prepara más rápidamente. En inglés: *hothouse cucumber* o *English cucumber*.

Pepino Kirby. Un tipo de pepino corto con una piel rugosa de color amarillo o verde. Al igual que el pepino de invernadero, cuenta con relativamente pocas semillas.

Perrito caliente. Un sándwich (emparedado) que lleva una salchicha de Frankfurt o vienesa (hervida o frita) en un pan alargado que suele acompañarse con algún aderezo como *catsup*, mostaza o chucrut. Sinónimos: pancho, panso. En inglés: *hot dog*.

Pesto. Una salsa italiana hecha de albahaca machacada, ajo, piñones y queso parmesano en aceite de oliva. Se puede preparar en casa o bien conseguirse ya preparado en la mayoría de los supermercados (colmados).

Pimienta de Jamaica. Un tipo de especia que se hace de la planta *Pimenta dioica*. Después de cosechar la planta, se ponen sus granos a secar al sol y se vende en forma de granos secos o en polvo. Se consigue en la mayoría de los supermercados (colmados) en la sección de las especias. En inglés: *allspice*.

Pimiento. Fruto de las plantas *Capsicum*. Hay muchísimas variedades de esta hortaliza. Los que son picantes se conocen en México como chiles picantes, y en otros países como pimientos o ajíes picantes. Por lo general, en este libro nos referimos a los chiles picantes o a los pimientos rojos o verdes que tienen forma de campana, los cuales no son nada picantes. En muchas partes de México, estos se llaman pimientos morrones. En el Caribe, se conocen como ajíes rojos o verdes. En inglés, estos se llaman *bell peppers*.

Plátano. Fruta cuya cáscara es amarilla y que tiene un sabor dulce. Sinónimos: banana, banano, cambur y guineo. No lo confunda con el plátano verde, que si bien es su pariente, es una fruta distinta.

Polenta. Un plato oriundo del norte de Italia que consiste en harina de maíz hervida combinada con diferentes ingredientes, entre ellos mantequilla, varios tipos de queso, pescado, hongos y verduras.

Pretzel. Golosina hecha de una pasta de harina y agua. A la pasta se la da la forma de una soga, se le hace un nudo, se le echa sal y se hornea. Es una merienda muy popular en los EE.UU.

Psilio. Una fibra soluble derivado de las semillas de una planta euroasiática. El psilio se vuelve gelatinoso y pegajoso cuando está en agua y termina siendo descompuesto en el intestino grueso por las bacterias saludables que viven en el colon. a su vez estas bacterias, al descomponer el psilio, les dan volumen a las heces para que estas se vuelvan más grandes y blandas y por consiguiente más faciles de excretar. Debido a esto, el psilio se incluye en productos con fines laxantes (como *Metamucil*) aunque realmente el psilio de por sí no es un laxante. Sinónimos: semilla de pulguera, zaragatona. En inglés: *psyllium*.

Queso azul. Queso suave con vetas de moho comestible de color azul verdoso. En inglés: *blue cheese*.

Queso *feta*. Un tipo de queso oriundo de Grecia que se hace de leche de oveja y cabra. Se cura en salmuera durante varios meses y tiene un sabor salado que puede oscilar entre suave a fuerte.

Queso Jarlsberg. Un queso noruego de sabor suave que se caracteriza por tener huecos grandes y irregulares parecido a los del queso suizo. En inglés: *Jarlsberg cheese*.

Queso *ricotta*. Un tipo de queso italiano blanco con una consistencia parecida a la del yogur. Es húmedo y tiene un sabor ligeramente dulce, por lo que se presta para hacer postres. En inglés: *ricotta cheese*.

Rábano picante. Una hierba de origen europeo cuyas raíces se utilizan para condimentar los alimentos. Se vende fresco o bien embotellado en un conservante como vinagre o jugo de remolacha (betabel). Sinónimo: raíz fuerte. En inglés: *horseradish*.

Relish. Un condimento que por lo general se hace de pepinos encurtidos, tomates verdes, verduras picadas y rábano picante (raíz fuerte); suele servirse con carnes.

Repollo. Planta verde cuyas hojas se agrupan en forma compacta y que varía en cuanto a su color. Puede ser casi blanco, verde o rojo. Sinónimo: col. En inglés: *cabbage*.

Requesón. Un tipo de queso hecho de leche descremada. No es seco y tiene relativamente poca grasa y calorías. En inglés: *cottage cheese*.

Round sirloin tip. Un corte de carne de res del *round*, el cual abarca desde el trasero del animal hasta el tobillo. Es lo suficientemente tierno para asarse en el horno o servirse en brochetas.

Salsa para chili. Un tipo de salsa de tomate comercial que lleva condimentos como chiles, ajo en polvo, etc., que normalmente se utiliza para preparar el *chili*, un tipo de guiso (estofado) que lleva carne de res molida, frijoles y otros ingredientes. (Vea la página 437). Esta salsa se consigue en tarros en la mayoría de los supermercados (colmados) en la sección de alimentos "mexicanos", aunque realmente muchos de los últimos no son realmente mexicanos sino están basados en la cocina de la tierra azteca.

Salsa Worcestershire. Nombre comercial de una salsa inglesa muy condimentada cuyos ingredientes incluyen salsa de soya, vinagre, melado, anchoas, cebolla, chiles y jugo de tamarindo. La salsa se cura antes de embotellarla. En inglés: *Worcestershire sauce*.

Sazonador tipo *Cajun*. *Véase* **Especias tipo *Cajun*.**

Semillas de lino. Durante años sus usos eran más bien industriales. Se extraía aceite de estas semillas para elaborar pintura y tintes. Sin embargo, hoy en día se reconoce que cuentan con mucho valor nutritivo. Las semillas de lino son una fuente de minerales como calcio, hierro y vitamina E, así como de ácidos grasos omega-3, los cuales promueven la salud cardíaca. Se consiguen en las tiendas de productos naturales. Sinónimo: linazas. En inglés: *flaxseed*.

Sémola. Trigo sarraceno (alforjón) molido de manera gruesa. Se consigue en algunos supermercados (colmados) y en las tiendas de productos mediorientales. En inglés: *kasha*.

***Squash*.** Nombre genérico de varios tipos de calabaza oriundos de América. Los *squash* se dividen en dos categorías: el veraniego (llamado *summer squash* en inglés y el invernal (*winter squash*). Los veraniegos tienen cáscaras finas y comestibles, una pulpa blanda, un sabor suave y requieren poca cocción. Entre los ejemplos de estos está el calabacín (calabacita, zambo). Los invernales tienen cáscaras dulces y gruesas, su pulpa es de color entre amarillo y naranja y más dura que la de los veraniegos. por lo tanto, requieren más tiempo de cocción. Entre las variedades comunes de los *squash* invernales están el cidrayote, el *acorn squash*, el *spaghetti squash* y el *butternut squash*. Aunque la mayoría de los *squash* se consiguen todo el año en los EE.UU., los invernales comprados en el otoño y en el invierno tienen un mejor sabor. Los *squash* se preparan al picarlos, quitarles las semillas y hervirlos. También se pueden picar a la mitad y hornearse o bien cocinarse al vapor.

Suero de leche. En inglés: *buttermilk*. Se consigue en la sección de los lácteos en el supermercado (colmado).

***Tempeh*.** Un alimento parecido a un pastel (vea la definición de este en la página 443) hecho de frijoles de soya. Tiene un sabor que recuerda tanto los frutos secos como a la levadura. Es muy común en las dietas asiáticas y vegetarianas. Se consigue en las tiendas de productos naturales y en algunos supermercados en la sección de los alimentos asiáticos.

Tirabeque. Una variedad de chícharos (véase la definición de estos en la página 437) en vaina que se come completo, es decir, tanto la vaina como las semillas (los chícharos). Es parecido al comelotodo (véase la página 438), pero su vaina es más gorda que la del comelotodo y su sabor es más dulce. En inglés: *sugar snap peas*.

***Tofu*.** Un alimento un poco parecido al queso que se hace de la leche de soya cuajada. Es insípido, pero cuando se cocina junto con otros alimentos adquiere el sabor de estos.

Toronja. Esta fruta tropical es de color amarillo y muy popular en los EE.UU. como una comida en el desayuno. Sinónimos: pamplemusa, pomelo. En inglés: *grapefruit*.

Torreja. Sus sinónimos son torrija y tostada francesa. En inglés: *French toast.*

Tortitas de arroz. Meriendas (refrigerio, tentempié) hechas de arroz con una forma redonda parecida a la de una torta (pastel, bizcocho, *cake*). Se consiguen en la sección de productos dietéticos del supermercado. En inglés: *rice cakes.*

Trigo *bulgur.* Un tipo de trigo del Medio Oriente cuyos granos han sido cocidos a vapor, secados y molidos. Tiene una textura correosa. Se consigue en las tiendas de productos naturales. En inglés: *bulgur wheat.*

Trigo sarraceno. Realmente no es un tipo de trigo, sino es una planta de la familia de las poligonáceas, como de un metro de altura, con tallos nudosos, hojas grandes y acorazonadas, flores blancas sonrosadas, en racimo, y fruto negruzco y triangular, del que se hacen productos panificados, entre ellos el pan común, panqueques y ciertos postres, así cómo los fideos *soba* (pagina 439) y la sémola (página 446). Normalmente se consigue en los supermercados (colmados) en forma natural en granos o en harina en la sección de los cereales. Sinónimo: alforjón. En inglés: *buckwheat.*

Tzatziki. Un tipo de salsa oriundo del Medio Oriente que se hace de yogur, pepino y ajo. Normalmente se usa para mojar los alimentos.

Vieiras. Unos mariscos pequeños caracterizado por una doble cáscara con forma de abanico. Las que se cosechan en las bahías son pequeñas pero muy valoradas por su carne dulce y de hecho son más caras que las que se cosechan en el mar. Sinónimo: escalopes. En inglés: *scallops.*

Waffle. Una especie de pastel hecho de una masa líquida horneada en una plancha especial cuyo interior tiene la forma de un panal. Se hornea en la plancha y se sirve con almíbar. Sinónimos: wafle, gofre.

Zanahorias cambray. Zanahorias pequeñas, delgadas y tiernas que son más o menos 1½ pulgadas (4 cm) de largo. En inglés: *baby carrots.*

ÍNDICE DE TÉRMINOS

Las referencias de páginas subrayadas indican que el tema se trata en un recuadro en la página señalada. Las referencias de páginas en **negritas** indican que hay una fotografía de una receta o de un alimento en la página señalada.